国家自然科学基金(72174204、72274209、71673291)
上海市软科学项目(23692113200)

研究型医院
创新实践与展望

主编　张鹭鹭　丁　陶

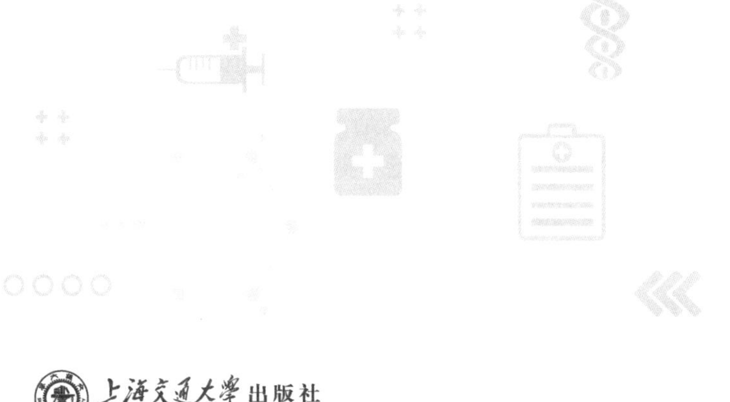

上海交通大學出版社
SHANGHAI JIAO TONG UNIVERSITY PRESS

内容提要

本书分为三篇十四章。第一篇总论，介绍研究型医院在理论实践创新方面的经验与成果，并展望未来的发展趋势。通过研究型医院的起源发展、理论演进、国外案例、思想内涵等内容，对研究型医院的理论进行深化。从多个角度分析了研究型医院在创新实践方面的优势和挑战，并提出了相应的对策和建议。第二篇实践，着重介绍了研究型医院在学科发展、科研创新、团队建设、文化引领、机制保障、评价体系等方面的实践经验。第三篇展望，从深化医改、新技术变革、大数据、智能医疗等方面对研究型医院的发展趋势进行深入探讨。

本书适用于医院管理者及医药卫生事业相关专业工作者学习，也可为综合医院建设研究型医院提供参考。

图书在版编目(CIP)数据

研究型医院创新实践与展望 / 张鹭鹭，丁陶主编.
上海：上海交通大学出版社，2024.7 -- ISBN 978-7-313-31133-7

Ⅰ. R197.324

中国国家版本馆 CIP 数据核字第 2024V0V084 号

研究型医院创新实践与展望
YANJIUXING YIYUAN CHUANGXIN SHIJIAN YU ZHANWANG

主　　编：张鹭鹭　丁　陶
出版发行：上海交通大学出版社
地　　址：上海市番禺路 951 号
邮政编码：200030
电　　话：021-64071208
印　　刷：上海文浩包装科技有限公司
经　　销：全国新华书店
开　　本：710mm×1000mm　1/16
印　　张：20.25
字　　数：326 千字
版　　次：2024 年 7 月第 1 版
印　　次：2024 年 7 月第 1 次印刷
书　　号：ISBN 978-7-313-31133-7
定　　价：88.00 元

编 委 会

主　　编　张鹭鹭　丁　陶

副 主 编　栗美娜　王　君　王露尧

编　　者　（按姓氏笔画排序）

丁　陶　王　君　王　洁

王佳玥　王露尧　吴　强

张　颖　张鹭鹭　栗美娜

陶金云　常　林　靳文瑜

前 言

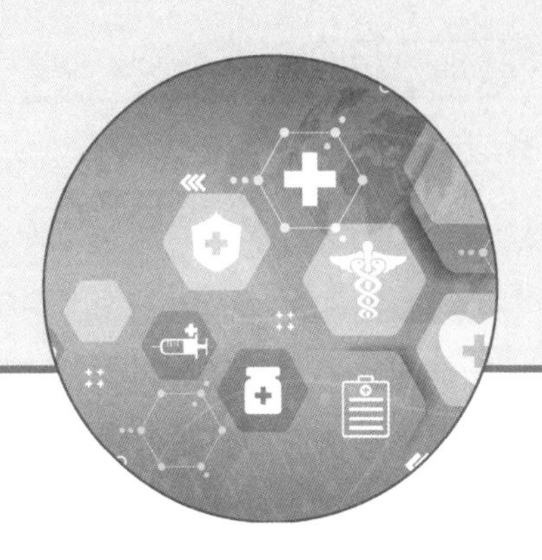

随着医疗技术的快速发展和患者需求的不断升级，研究型医院已经成为医疗领域的重要发展方向。研究型医院与研究型大学一样，是国家基础科学研究的主体，是国家知识创新、科技创新的重要力量，对推动医疗技术的进步，惠及全人类的健康，以及推动人类文明和社会的进步与发展发挥了重要的作用。

本研究是在国家自然科学基金项目(72174204、72274209、71673291)和上海市软科学项目(23692113200)的持续支持下，重点研究研究型医院在理论实践创新方面的经验与成果，并展望未来的发展趋势。通过研究型医院的起源与发展、理论演进、国外案例、思想内涵等内容对研究型医院的理论进行深化。从多个角度分析了研究型医院在创新实践方面的优势和挑战，并提出了相应的对策和建议。本书着重介绍了研究型医院在学科发展、科研创新、团队建设、文化引领、机制保障、评价体系等方面的实践经验，从深化医改、新技术变革、大数据、智能医疗等方面对研究型医院的发展趋势进行深入探讨。

全书共包括3篇14章。第一篇：总论，包括第1～4章；第二篇：实践，包括第5～10章；第三篇：展望，包括第11～14章。

《研究型医院创新实践与展望》是课题组《研究型医院资源——二类卫生资源配置与转化》书稿的继承和发展，是军队卫生事业管理研究所基于研究型医院研究的又一次创新，也是课题组持续攻关、相互协作的科研成果，是集体智慧的结晶。本书在撰写过程中，得到海军军医大学卫生勤务学系、卫生勤务学教研室各位领导和同事的支持与帮助，在此表示感谢。同时感谢所有参与本书撰写和出版的人员，感谢他们的辛勤付出和无私奉献。

我们期待本书能起到抛砖引玉的作用，引发读者对研究型医院的理论和实践进行深入思考。由于编写时间仓促，作者水平有限，希望广大专家学者对书中存在的不足之处不吝赐教，帮助我们修改完善，进一步丰富研究型医院理论，共同推动研究型医院的建设发展。

编 者

2024.6

目 录

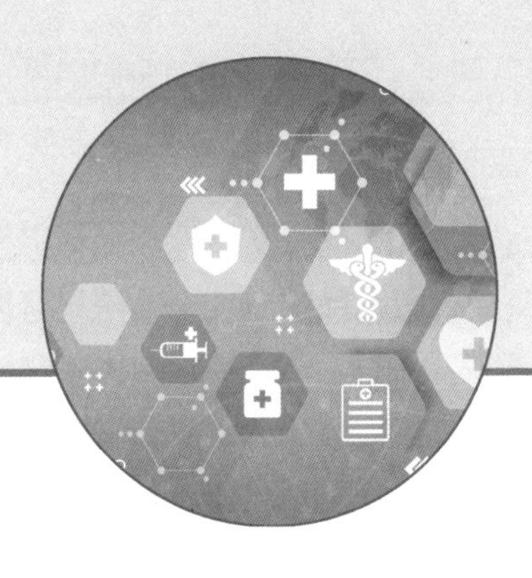

第一篇 总 论

第二篇 实 践

第一篇　总　论

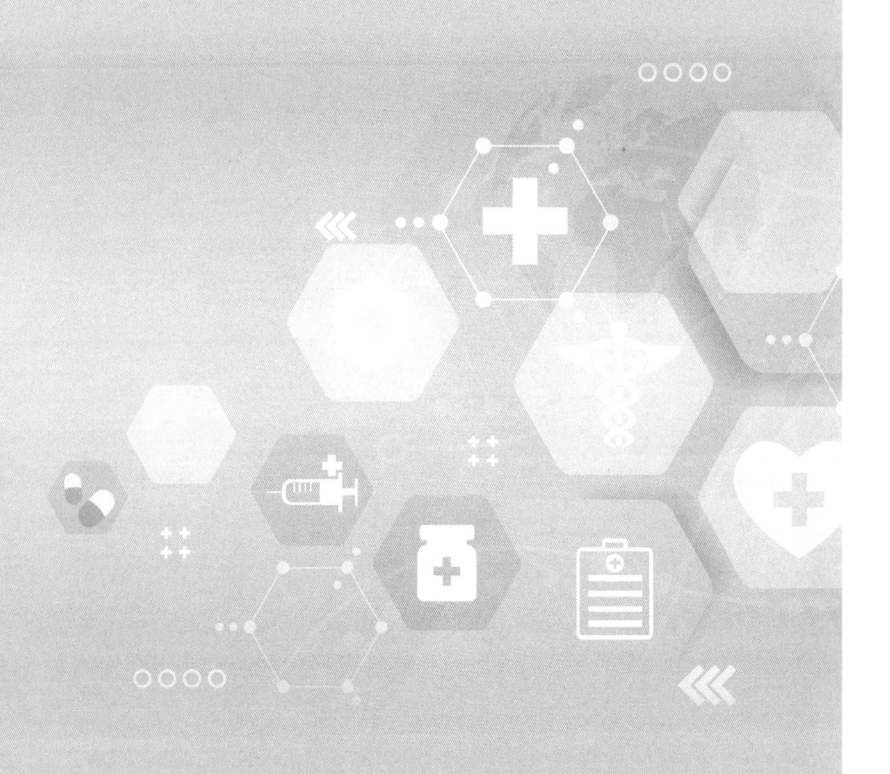

第一章 研究型医院的起源发展

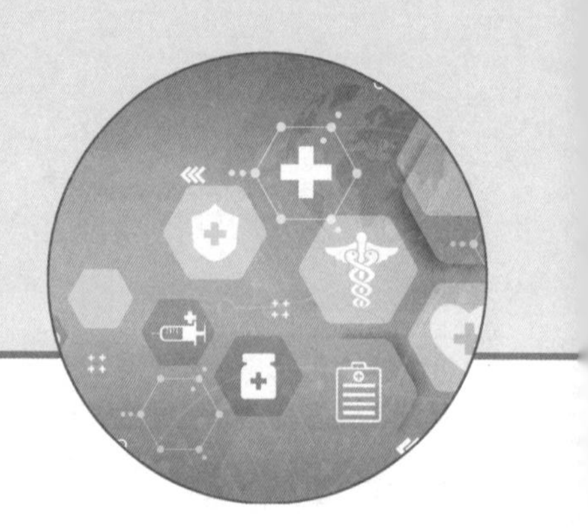

2006 年，我国确立了建设创新型国家的战略目标，创新型国家的建设必须有健康的人群作为支撑和依托。研究型医院的概念是基于创新型国家建设目标和“健康中国”战略而提出的。本章主要阐述了研究型医院提出的政策背景、时代背景、行业背景，重点阐明研究型医院的建设意义和发挥的作用，以及目前研究型医院的建设进展。

第一节　研究型医院的提出

一、研究型医院的政策背景

我国政府在推进改革开放和现代化建设的征程中，始终把发展科学技术摆在突出位置，党中央站在社会主义现代化建设全局的高度，着眼中华民族的长远发展和根本利益，科学分析我国基本国情，全面判断我国战略需求，作出了建设创新型国家、走中国特色自主创新道路的重大战略决策，并于 2006 年确定了创新型国家的战略目标。进入 21 世纪，科学技术是解决社会发展的重要推动力量和财富形成的主要源泉。但我国科技创新能力还处于较低水平，科学技术对经济社会发展的支撑作用还不显著。加强自主创新，建设创新型国家，是党和政府综合分析世界发展大势和我国所处历史阶段后提出的面向未来的重大战略。2006 年 1 月，在新世纪召开的第一次全国科学技术大会上，总书记指出：

“本世纪头 20 年，是我国经济社会发展的重要战略机遇期，也是我国科技事业发展的重要战略机遇期，面对汹涌澎湃的世界新科技革命浪潮，我们必须认清形势、坚定信心、抢抓机遇、奋起直追。到 2020 年，使我国的自主创新能力显著增强，科技促进经济社会发展和保障国家安全的能力显著增强，基础科学和前沿技术研究综合实力显著增强，取得一批在世界具有重大影响的科学技术成果，进入创新型国家行列，为全面建设小康社会提供强有力的支撑。”建设创新型国家，核心就是把增强自主创新能力作为发展科学技术的战略基点。自主创新能力是国家竞争力的核心，是我国应对未来挑战的重大选择，是统领我国未来科技发展的战略主线，是实现建设创新型国家目标的根本途径。我国增强自主创新能力，建设创新型国家的奋斗目标，向研究型医院提出了不断加强基础研究能力的迫切需要，也为研究型医院建设提供了历史机遇。

创新型国家的建设必须要有健康的人群作为支撑和依托，人群的健康也直接影响到一个国家的经济发展和社会进步。同时，也是国家发展水平的具体表现。要推进国家建设的全面，就要医院积极融入国家整体发展战略，依靠科技创新，推动医学模式由疾病治疗为主向预测与干预为主转变，将当代生命科学前沿与我国传统医学优势相结合，在健康科学方面走在世界前列，构建满足我国十四亿多人口需要的普惠健康保障体系。坚决贯彻落实这一重大决策，对医院来说，既是发展需要，也是政治要求。依托创新提高疾病的诊治能力，提升人群健康水平。此外，医学科技发展对大型医院的建设发展提出了客观需求。科技创新是医疗技术进步原始动力，只有依托科技创新，开展基础、临床及两者结合的转化医学研究，才能形成疾病预防诊疗的新手段、方法。作为拥有众多基础和临床学科的大型医院，具有医学研究的先天优势，医学科技创新更是其义不容辞的责任。

创建研究型医院，就是要优化整合医院的医疗资源和科技资源，对于影响我国人民群众健康水平和我军核心卫勤保障能力的医学重点领域、重大问题、核心技术，医院必须理清发展思路，研究实现途径，超前布局，重点突破，进一步增强自主创新能力，不断催生医疗新技术、新成果，培养大批高素质创新医学人才，把医院锻造为医疗卫生战线的科技创新基地，有效支持我国的医学科技发展和全面建设小康社会，为建设创新型国家和现代化医学科技强国增添力量、发挥作用。研究型医院是创新的主体，是实现创建创新型国家的有力举措，是引领行业发展的旗帜。

二、研究型医院的时代背景

当今世界正处在科技创新和新科技革命的重大机遇期，生命科学、物质科学、信息科学、认知科学与复杂性科学的融合孕育着重大的科学突破，成为创新最活跃、竞争最激烈、发展最快速、进步最明显的领域之一。随着医学科技的迅猛发展和医疗卫生体制改革的不断深化，医院所处的历史环境和时代条件发生了深刻变化，生物学基础研究与临床应用研究的结合更加紧密，研究成果向产业和临床转化的速度进一步加快，对提高人类生活质量起到越来越关键的作用，成为国际科技竞争的又一制高点。生命科学的进步推动了人类对自身健康和疾病的认识，使传统临床医学转变为以现代生物学知识和实验方法为基础的生物医学。传统的医学发展模式已远远跟不上现代医学科技的发展步伐，这就要求研究型医院必须将更多的医疗资源投入生物医学科技创新及临床应用转化，不断产生新的医学知识和新的医疗技术，不断催生新成果、推出新业务。为了适应生命科学的飞速发展，研究型医院成为自主创新的主体、技术开发的主体和成果转化的主体，也承担起新的医学知识和医疗技术产生的职责，通过在医学知识生产与创新中贡献成果，为人类医学科学技术知识的更新和扩展提供不竭动力。发达国家也纷纷加大投入，美国历年来国家科研经费中，65%以上用于生物医学研究。大型医院作为我国生物科技战线的主力军，在增强我国生物医学创新能力、丰富我国科技竞争战略资源方面，肩负着义不容辞的责任。

随着物质文化生活水平的提高，人类对新发疾病、重大疾病的认知不断加深的同时，民众对健康的需求也在不断增长。在临床实践中，每天都会遇到大量的疑难危重病，依靠传统的医疗经验和现有的诊疗技术、方法手段难以有效应对，无法从根本上解决问题；人类疾病谱发生了显著变化，早期威胁人类健康的传染性疾病的危害范围和程度有了明显下降，而心脑血管病、肿瘤、代谢性和神经性疾病等慢性病已成为人类健康的主要威胁。2006 年，世界卫生组织发布的一份慢性病报告指出，慢性病造成的死亡人数已经占人类死亡总数的 60%，给临床医学带来了新的挑战。由于我国经济快速发展、社会竞争加剧、工作学习压力增加、精神活动方式转变和人口老龄化越来越明显，导致情绪应激、心境障碍、神经精神疾病的发病率显著增加，使我国常见病、多发病的发生发展呈现出多样化、复杂化的趋势。“没有全民健康，就没有全面小康”已成为社会的广泛共识，研究并解决影响健康的难点和焦点问题，是现代医学面临的重大挑战。

研究型医院具备临床和科研紧密结合的优势，弥补研究机构远离临床和临床型医院不具备研究实力的弱点，可以围绕人类健康需求和临床需要，及时消化吸收科技进步成果，尤其在分子生物学、免疫组织化学、生物工程学、纳米医学等前沿领域，通过研究和创新，促进成果转化，破解医学难题，不断提高临床诊治水平。科学技术的进步推动信息学、材料学、工程力学、光化学等领域的发展，对生命科学产生了重大影响，为医学发展提供了前所未有的机遇。

三、研究型医院的行业背景

中共中央、国务院在《关于深化医药卫生体制改革的意见》(2009 年 3 月 17 日)中提出：中央、省级可以设置少量承担医学科研、教学功能的医学中心或区域医疗中心，以及承担全国或区域性疑难病症诊治的专科医院等医疗机构；健全各类医院的功能和职责，优化布局和结构，充分发挥城市医院在危重急症和疑难病症的诊疗、医学教育和科研、指导和培训基层卫生人员等方面的骨干作用。

从国际上来看，吸取研究型大学成功发展的启示，建设集医疗、科研与教学于一体的研究型医院已成为国际大型医院发展的潮流，一些高水平、顶尖的医疗中心自身具备很强的科学研究能力，如哈佛大学医学院附属医院、杜克医学院附属医院、耶鲁大学医学院附属医院、梅奥医学中心等，以临床为基础开展科学研究，通过研究提高临床水平，对疾病的认识、诊断、治疗都通过研究来实现，这样一种良性互动，保持了可持续发展的动力。

70 多年来，我国的医院特别是大型医院的发展，都经历了一个从无到有、从小到大、从弱到强的过程。经过长期的建设发展，特别是改革开放以后，医院在规模、设备、平台等方面取得了长足进步。但也要清醒地认识到，今后医院的发展虽然还不能放松硬件建设，但一定要把发展的重点放在内涵建设上，要由依靠量的扩张转变到依靠质的提升，由依靠物质投入转变为依靠提高科技创新贡献率。而研究型医院就是强调以创新为核心动力，不断推出创新性医学成果，不断培养具有创新能力的复合型人才，推动医疗技术水平和医疗服务质量不断提升，发挥医院员工的主体作用，维护患者的健康利益，真正把科学发展观落实到医院建设的各个环节、各个领域,实现医院建设又好又快发展。它充分体现了以人为本的核心理念,强调"健康是人全面发展的基础",坚持把提高临床医疗水平、提高为患者服务的能力作为中心任务,坚持把会看病、看好病、看一般医院看不了的疑难复杂病作为战略基准点,坚持把高素质的复合型人才作为重要依靠力量,把医院的发展与人民群众的健康利益和保障需求、国家的医疗卫生事业、社会的发展进步和人类的健康水平紧密联系在一起,充分体现了医院以患者为中心、全心全意为患者服务的办院宗旨,体现了把推动医院发展与促进医务人员全面发展有机统一起来的办院思想,把以人为本落实到了医院建设发展的各方面全过程。同时,研究型医院强调要统筹好临床与科研的关系,坚持使临床与科研有机互动,相互促进,带动医疗质量的整体提高;强调要统筹好规模、数量与质量、效益的关系,既要注重门诊量、手术量、收治量和医疗效益等数量指标,更要强调新技术、新业务、新方法、创新率、疑难危重病诊断符合率和治愈成功率等质量指标;强调要统筹好原始创新、集成创新和引进消化吸收再创新的关系,既要善于学习、引进发达国家的先进技术、药品器械和途径方法,更要加强科研协作,集智攻关、自主突破一批生命科学领域的关键技术。

研究型医院一方面强调要把医院现代化建设纳入国家医疗卫生服务和科技创新体系,实现与国家深化医药卫生体制改革协调发展;另一方面强调对医院现代化建设的各层次、各领域统筹规划,整体推进医疗服务理念、体制机制、方法手段和人才队伍的全面进步,由资源主导向创新主导、由数量规模向质量效益整体转型,走出一条投入较少、效益较高的医院现代化建设与医疗保障新路子,符合时代要求,顺应历史潮流。

2000年以前,我国个人支付比例非常高,占整个医疗费用的60%以上。通过近几年的改革,个人支付的比例明显下降,下降幅度达到30%左右。也就是说,医改后,通过医保、医药分开这样一些改革制度,个人的支付比例,或者个人的医疗卫生服务的费用负担已经下降了,但这并没有解决了公立医院改革的高成本问题。医学技术的进步,给寻医无门、久治不愈的患者带来了希望。但不容忽视的是,技术进步也带来了负面效益。医学技术的进步,带来高昂到普通人承担不起的费用。医学技术进步的承担主体是公立医院,是国家举办、向人民群体提供低价医疗服务的公立医院,是体现政府责任为穷人服务的公立医院。在我国及大多数国家,公立医院在医疗卫生系统中占主体地位。全国范围内90%的三级医院开展了临床教学和实习;东部的省份,能开展临床教学实习的医院几乎达到了100%。研究型医院是从事临床教学的医院,并具有研究型的资质,而且大多是三级医院。所以从这个意义上来说,研究型医院不能走高成本路线,研究型医院同样是公益性回归的主体。研究型医院在实现医改"人人享有基本医疗卫生服务"目标中,应当尖兵、作表率,创新发展理念和管理思路,责无旁贷做别人不愿意做的研究,承担其应有的责任,重点诊治疑难复杂病,重点培养高水平、复合型人才,提高对临床型医院的技术帮带能力;重点研发带有普遍性、应急性疾病防治技术和规范,并迅速推广应用,惠及广大患者,为推进医改做出积极贡献。研究型医院建设必须走公益性回归的道路,符合中国人均支付能力,不断约束成本实现公益最大化。因此,研究型医院的改革不能与公益性相矛盾,而应具有公益性回归的示范作用。研究型医院成功与否,某种程度也就是公立医院改革成功与否的关键。

第二节 研究型医院的建设意义

一、研究型医院创建的意义

(一)研究型医院是创新型国家建设的需要

研究型医院响应创新型国家建设的号召,与研究型大学一样,是国家基础科学研究的主体,是国家知识创新、科技创新的重要力量,对人类文明和社会进步与发展具有不可低估的推动作用。研究型医院是建设创新型国家的有力举措,是引领行业发展的旗帜。当前,我国很多的医疗设备和技术都是引进自国外,很容易受制于人,研究型医院的提出,就是要将优质的资源集中起来,将临床与科研结合起来,开展医学科技自主创新,不断产生新的医学知识、新的医疗技术,不断催生新成果、推出新业务,摆脱对国外医疗设备和技术的依赖,提升国家医学科技整体水平。

(二)研究型医院是技术进步发展的需要

当今世界正处在科技创新和新科技革命的重大机遇期,生命科学、物质科学、信息科学、认知科学与复杂性科学的融合孕育着重大的科学突破。研究型医院就是顺应生命科学呈现交叉汇聚、多点呈现的时代潮流，抓住新科技变革的历史机遇，打破基础医学、临床医学、公共卫生、药物研发、工程技术等学科领域之间的屏障，搭建跨学科、跨领域的医学研究体系，立足当代科学的前沿技术优势，围绕人类健康需求和临床需要，及时消化吸收科技进步成果，尤其在分子生物学、免疫组织化学、生物工程学、纳米医学、人工智能等前沿领域，通过研究和创新，促进成果转化，破解医学难题，不断提高临床诊治水平，

（三）研究型医院适应当今医疗模式转型的需要

全面创建研究型医院，是我国医院一次深刻、系统、全面的整体转型。当今世界，医疗模式已由治疗为主向预防—治疗—保健一体转变，由重视生理健康为主向生理—心理—社会健康并重转变，这种三位一体模式的转换，使社会和心理的治疗在整个治疗过程中所起的作用越来越大。因为它不仅重视人的生物生存状态，更重视人的社会生存状态，把人看作是完整的社会人。它不仅注重人的生物因素在致病和治病中的作用，更注重人的心理和社会因素在疾病发生发展和转归中的作用，倡导以患者为中心，强调人的权利、人格和尊严，强调在更高的层次上实现对人的尊重，为服务对象提供人性化、个性化的服务，提供院前、院内、院后全过程和医疗、预防、保健、康复、心理、生活、文化全方位的服务，实现从以疾病为中心向以患者为中心的医疗服务模式转型，体现在以服务对象满意为标准，医患关系实现共同参与。这种新的医学模式在认识、诊断和治疗疾病方面，较之生物医学模式更加优越，因为它不仅表现在思维方式上，还表现在医学道德、人文伦理上。研究型医院的建设，不仅符合这种医学模式的转变，而且进一步丰富了其内涵和外延；不仅是医学思维方式进步的标志，而且是医学人文进步的表现。

此外，研究型医院是适合当今医院发展模式的转型。改革开放以来，全国医院普遍进入了一个快速发展的时期，为今后的再发展奠定了坚实的基础。而随着国家经济发展方式的转变、我国医院的办院模式必须主动自觉地从数量规模型向质量效益型转变。据不完全统计，发达国家 80%的患者在社区治疗，不到 20%在医院治疗。以北京地区而言，有 70%患者在大医院治疗，医院的门诊量、收容量依靠常见病患者来支撑的比重较大。而随着我国医疗体制改革的发展，未来要大力发展社区医院，实现“小病在社区、大病到医院”的层级医疗模式，大医院的主要职能是解决疑难危重病和技术创新。因此，医院发展模式也

会实现重大转型，突出综合创新能力培育，进一步深化理念创新、质量创新、技术创新和管理创新，不断整合临床部、科室资源，大力聚焦和勇于突破特色疑难病症和新业务、新技术，持续提升医院的核心竞争力，使医院在未来发展中继续夺得先机，在常见病患者缺失的情况下，始终保持全面、协调和可持续发展，充分地挖掘医疗资源的社会价值和经济价值，推进医疗事业的持续发展。

（四）研究型医院是“健康中国”战略的需要

随着物质文化生活水平的提高，人类对新发疾病、重大疾病的认知不断加深的同时，民众对健康的需求也在不断增长，“没有全民健康，就没有全面小康”已成为社会的广泛共识。我国正在快速进入老龄化，人群疾病谱发生根本性改变，心血管疾病、代谢性疾病、癌症等患者人数与日俱增。习近平总书记强调“人类同疾病较量最有力的武器就是科学技术，人类战胜大灾大疫离不开科学发展和技术创新。”研究并解决影响健康的难点和焦点问题，是现代医学面临的重大挑战。创建研究型医院，就是要树立“大健康理念”，将医院的功能由疾病治疗向终身健康维护拓展，强调及时的个性化预测、预防和干预，从而构建以研究型医院为核心，辐射各类社区医院、养老院、防疫机构等健康保障单位的医疗体系。创建研究型医院是全面落实“健康中国 2030”规划纲要的战略需要，是推动我国医疗卫生事业全面进步的战略抓手，对实现中华民族伟大复兴具有重要的社会价值和时代意义。

（五）研究型医院是构建新型医疗卫生服务体系的需要

当前，我国存在卫生资源不充分与人民日益增长的医疗健康需求的矛盾。因此，着力加强供给侧结构性改革，为社会提供面向全人群、覆盖全周期、系统、连续、整合的健康服务，在更深层次更高水平上实现全面健康。这就要求深化卫生服务供给侧结构性改革探索未来医院建设发展模式，重新审视医院职能定位。创建研究型医院就是探索创新医疗模式，实现智能医疗模式，满足绝大多数人的医疗需求。未来可以探索建立移动互联网、手机 APP 和可穿戴监测诊断设备等广泛应用的移动医疗体系，为随时随地获取医疗服务探索新模式、新路径。

二、研究型医院应发挥的作用

(一)持续引领高新技术在医学领域的应用

研究型医院应推进生物技术融合转化,持续加强基因工程、细胞工程、酶工程、蛋白质工程、微生物发酵工程等技术手段在医学上的应用,推动精准医学、再生医学等领域不断产出新成果;推进信息技术融合转化,持续提升信息科学技术特别是互联网、物联网、大数据和云计算等核心数字技术在医学领域的应用,不断催生基于数字化人体的医学新理论、新知识、新技术和新产品;要推进材料技术融合转化,持续研究合金材料、纳米材料、分子材料、生物陶瓷等新型材料在基础医学、军事医学、临床医学和药材制剂上的研发应用,力争步入和保持国际先进水平,引导医疗技术的革新;要推进智能技术融合转化,持续探索智能机器人、模式识别与智能系统、计算机神经网络和医学专家系统等人工智能技术在疾病预防、诊断治疗、功能康复、智能养老中的广泛应用,切实提升医疗服务的科技化和智能化水平。

(二)持续引领新型医疗模式健康发展

研究型医院应推动创新养老医疗模式,面向老年人、家庭、社区、医疗和养老机构,探索建立符合人口老龄化新国情的医养结合、居家照护和智能养老模式,实现医疗和养老服务普惠化、家庭化、一体化的创新移动医疗模式,探索建立移动互联网、手机 APP 和可穿戴监测诊断设备等广泛应用的移动医疗体系,为随时随地获取医疗服务探索新模式、新路径;推动创新智能医疗模式,探索建立以电子健康档案为基础,以智慧医院系统、区域卫生系统和家庭健康系统为主要组成的互联网+医疗新体系,实现对健康数据的实时感知、动态分析、有效处理和资源共享;推动创新远程医疗模式,探索建立集医学教育、医疗会诊、病例讨论和手术指导于一体,覆盖城乡基层和边远地区,联通各级各类医疗机构的远程医疗体系,实现大医院、名专家的优质医疗资源整合,方便快捷、更多更好地惠及广大人民群众。

(三)持续引领医疗科技供给侧结构性改革

研究型医院要积极参与制订符合我国医疗技术和行业发展阶段性特征的医疗科技产业战略规划,编制医疗科技产业目录,为科研机构技术研发和企业谋划战略定位提供产业指导;推动集智创新产业进步新思路,建立和完善医疗科技成果与产业项目、产业资本的常态化、规模化、市场化对接平台，实现医疗科技资源的战略重组，为科技成果转移转化铺路架桥；要创新技术发展新方式，引领医疗科技围绕临床、深入临床、服务临床，从源头上找准医疗科研与临床应用的融合点，把握医疗科技供给和临床需求结构的动态平衡，提高医学科研成果的转化性、实用性和针对性；要构建成果转化新体系，建立医疗技术成果评估机构和价值认定体系，建立医疗技术推广转化信息服务网络，建立健全医疗技术市场相关法律法规，规范医疗技术交易行为，消除无效技术供给。

第三节 研究型医院的建设进展

一、研究型医院的发展历程

(一)酝酿与提出

为了更好地顺应国家医药卫生体制改革的新形势，解决人民群众“看病贵、看病难”的问题，基于对现代医学科学技术发展趋势的正确预测、对国际一流医院发展规律的准确把握，2004 年 12 月，解放军总医院率先提出了建设一流现代化研究型医院的战略构想，并迅速组织全院开展了创建研究型医院的实践活动。这标志着研究型医院的理论探索和实践创新正式起步。为了在更大范围内推广研究型医院的建设理念，2005 年 8 月，在安徽省黄山市召开的全军大医院高层管理论坛上，解放军总医院提出“以质量建设为核心，实现医院快速发展及创建研究型医院的思考”的专题报告，第一次提出了创建研究型医院的理论，引起了与会院长们的强烈反响。这是研究型医院首次向解放军总医院以外传播，从此，全军和武警部队研究型医院建设相继展开。

为了进一步推动研究型医院的发展建设和管理实践，2005 年 10 月，《建设研究型医院的探索与实践》一文对研究型医院的特征功能、分类及评估等基本内涵做了深入的探讨，对我国未来研究型医院的建设目标提出了初步设想，分析了研究型医院建设中的相互关系，提出了建设研究型医院的基本思路和主要措施。

(二)探索与实践

2007 年 9 月,《创建研究型医院:301 医院管理与实践》一书出版。该书从理论与实践相结合的高度,全面论述了创建研究型医院的时代背景、理论渊源、学科人才、技术进步、科研创新、成果转化、评价标准、创建路径和模式机制,初步形成了研究型医院的理论体系。

2010 年 7 月,原解放军总后勤部卫生部召开了“全军和武警部队师级医院管理创新研讨会”,总结推广了解放军总医院等 8 家医院创建研究型医院、推进医院管理创新的经验,明确提出了全军和武警部队师级以上医院创建研究型医院的目标任务、总体设想、阶段步骤和具体要求,从而明确了军队医院建设研究型医院的战略。随后,制订下发了全军医院开展研究型医院建设的实施规划及建设标准等系列文件,开展了创建专科或专病研究型医院、建设研究型科室、培养研究型人才等活动,全军创建研究型医院的目标进一步明确,步伐进一步加快,取得了卓有成效的理论和实践成果。

自建设研究型医院被广泛认同和开展以来,研究型医院建设已被地方政府纳入卫生事业发展规划;中国工程院已将研究型医院建设列入中国科技中长期发展规划;上海市明确提出“十二五”时期创建 10 所左右现代化研究型医院的发展目标;深圳市制订了研究型医院建设工作指引,指导三级医院建设研究型医院。国内各级各类医院都把研究型医院作为一种医院建设发展战略,尽管其提法不尽相同,但其临床与科研并重,相互促进共同提高的内涵实质完全相同。

此外,在生命科学和医学快速发展的新趋势下,近年来,我国实力雄厚的综合性大学医学院、研究所及医院也通过强强联合,组建转化医学研究机构,促进了研究型医院的发展。上海交通大学与全球知名的医药企业阿斯利康公司建立阿斯利康中国创新中心,3 年内斥资 1 亿美元,建立精神疾病基因及药物研发领域合作基地,开展新药研发,首次在华开展针对中国人基因的转化医学研究。复旦大学生物医学研究院依托复旦大学附属医院,在全国率先成立出生缺陷研究中心。中南大学湘雅转化医学研究中心,重点针对重大疾病恶性肿瘤的研究,建立国际水平的生物医学转化型研究平台,以引领生物学基础研究向医学临床应用的转化。中国科学院上海生命科学研究院与上海交通大学医学院合作共建了健康科学研究所并建立了生物医学转化型研究平台;同时与海军军医大学成立转化研究院。北京协和医院成立协和转化医学中心,联手全国医界精英,打造国际化高端转化医学研究平台。

同时,地方医院也越来越多地开展研究型医院建设工作。目前,中国医学科学院提出在三所附属医院建设研究型医院,其中西苑医院提出要建设研究型医院;湘雅二医院计划实现高水平研究型医院建设的新跨越;浙江大学医学院附属二医院提出要建设有鲜明专科特色的研究型医院;湖南省直中医医院提出要建设现代综合性研究型医院;佛山市第一人民医院提出要取得示范效率的研究型医院;四川省人民医院计划建成国内一流的临床研究型医院;上海中医药大学附属曙光医院提出了创建研究型中医医院的战略目标。军队研究型医院建设进入广泛试点阶段,共计 14 个试点大单位,包括 27 个试点医院。

(三)成长与完善

2008 年 11 月,解放军总医院制订了研究型科室和研究型人才评选标准,同时开展了研究型科室和研究型人才评选,全院评选出 18 个研究型科室,27 名研究型人才。从学科人才建设上为创建研究型医院注入了新的内容。2009 年 9 月,时任卫生部部长陈竺为吉林中日联谊医院亲笔题词"继承白求恩精神,建设高水平研究型医院"。充分体现了卫生部对开展创建研究型医院工作给予的充分肯定与大力支持,研究型医院建设开始由军队向地方辐射。2010 年 7 月,原解放军总后勤部卫生部主持召开了"全军和武警部队师级医院管理创新研讨会",标志着研究型医院正式成为全军和武警部队医院的建设方针。2012 年 12 月,原解放军总后勤部卫生部相继组织了全军医院管理专业委员会年会暨研究型医院建设研讨会,连续举办 2 期研究型医院培训班,新组建了全军转化医学专业委员会,编写出版了《军队医院转化医学艺术》等书籍,推动创建研究型医院的目标进一步明确,步伐进一步加快。2011 年 12 月,党和国家领导人对军队研究型医院建设作出重要批示:"把医疗实践与医学研究结合起来,这是医院建设的正确方向""解放军总医院等军队系统大型综合性医院建设研究型医院的经验很好,促进了基础研究和应用研究的结合,有利于科技成果的转化应用,提高临床诊治技术水平,是创新型国家建设的重要组成部分"。这就充分肯定了创建研究型医院取得的成绩和做法,进一步指明了研究型医院的建设方向和发展思路。2012 年 5 月,全国各大媒体对军队医院创建研究型医院的成就进行了集中宣传,赢得了人民群众的广泛赞誉。2012 年 5 月,原解放军总后勤部卫生部举办了全军医院研究型医院学术研讨会和建设经验交流会,制订和下发了全军医院开展研究型医院建设的实施规划等系列文件，进一步明确了军队医院建设研究型医院的方向。

(四)发展与推广

为了使研究型医院建设理论与实践成果惠及全国更多医院，民政部于2013年4月批准成立了中国研究型医院学会。学会成立后，先后在北京、西安、郑州、南昌等地举办了“中国研究型医院建设高峰论坛”，在南京、青岛召开了“中国研究型医院文化峰会”，开通了中国研究型医院学会网站及微信平台，出版了《中国研究型医院通信》，制订印发了《中国研究型医院建设指南》，创办了《中国研究型医院》杂志，并先后成立了中国研究型医院学会分会及专业委员会30个。这标志着研究型医院建设有组织地面向全国、走向世界全面推广、深入普及的全面发展阶段。至此，自2004年解放军总医院率先开展创建研究型医院以来，军内外数百家医院相继加入到创建行列中来。上海、深圳等地方政府将研究型医院建设纳入地区医疗卫生事业发展规划，上海交通大学医学院附属瑞金医院、中南大学湘雅医院、北京中日友好医院、天津市第一中心医院等一批大型综合医院，均明确把建设研究型医院作为战略目标，北京大学、厦门大学、中南大学、上海交通大学、同济大学等50余家院校、医院成立了转化医学中心、转化医学与生物技术创新联盟，以及全军转化医学专业委员会，全军生物技术转化医学中心等专业机构。创建研究型医院呈现出方兴未艾、前途光明、生机勃勃的发展态势。2014年11月，原解放军总后勤部卫生部组织召开了全军研究型医院疗养院建设试点工作总结会，对全军14个大单位32所医院疗养院开展的研究型医院试点工作进行了全面总结，通过统一部署、科学筹划、整体推进，军队研究型医院的发展取得了预期效果和不俗成绩，研究型医院建设已成为军队大部分医院和医务人员孜孜以求的发展目标。同时，《研究型医院管理学》一书出版，该书全面论述了创建研究型医院10年来取得的经验，提出了一系列内涵清晰、指向准确、逻辑严密的新概念和新观点，从理论与实践相结合的高度，完善提升了研究型医院建设发展成果，标志着研究型医院建设进入了全面推广、深入普及的崭新阶段。

二、研究型医院的理论奠定进程

医院发展模式不是一成不变的，而是与时俱进、不断发展的。从一定意义上讲，有什么样的医学模式，就有什么样的医院发展方式。研究型医院的发展理念和建设模式是一个不断发展和持续创新的过程。

（一）初步定义并确定内涵

2005年10月，解放军总医院《建设研究型医院的探索与实践》一文，将研究型医院定义为：以高质量完成临床医疗工作为基本任务，以培养优秀拔尖人才为突出优势，以创新性科学研究为重要使命，以制订或修改临床医学标准和规范为水平标志的大型综合型医院。这个定义包含有四个突出特点，一是医院的基本任务是“看病”，并且要“很会看病”“能看其他医院看不了的病”；二是医院的突出优势是能够培养和产生复合型医学人才，为学科持续快速发展注入活力；三是医院的重要使命是以临床问题为导向，以创新性的科学研究推动临床医学的发展；四是医院的水平标志是能够制订和修订临床医学治疗标准和规范。这四个特点从不同方面诠释了研究型医院的内涵。

（二）完整阐述含义内容

2007年9月，《创建研究型医院：301医院管理与实践》一书中，完整、明确地提出了研究型医院的定义，即研究型医院是以新的医学知识和新的医疗技术的产生与传播为使命，坚持临床和科研并举，在自主创新中不断催生高层次人才和高水平成果，推动临床诊疗水平持续提高，为医疗卫生事业和人类健康做出重要贡献的一流医院。这个定义包含五层含义，一是强调自主创新的重要作用，要不断产出新成果，推出新技术、新业务；二是强调临床与科研工作的关系，科研是为临床服务的，通过临床与科研的相互促进，共同提高；三是强调自主创新的重要地位，在医院发展规划、资源配置、工作安排等方面，要充分体现以创新为先导的理念；四是强调人才在推进研究型医院建设中的重要作用，既在自主创新中不断培养高层次人才，又为临床诊治水平的提高提供保证；五是强调研究型医院的社会责任，要不断产生新的医学知识、新的医疗技术、新的医学规范、新的管理模式等，为人民群众提供优质的医疗服务。这五层含义是一个有机联系的整体，相辅相成，缺一不可。

（三）不断完善理论体系

2014年11月《研究型医院管理学》一书中进一步强调，一是随着科学技术飞速发展，临床与科研越来越密不可分，临床与科研并举要向临床与科研高度融合转变；二是研究型医院的发展建设要注重“研究型”，这里的“研究型”不同于申请课题、发表文章、获得成果之类的"研究",而是要构建体现医院发展观念、思路、模式的制度、机制、动力、流程、规范等文化体系,强调医院建设的创新理念、先进理念、质量理念与学术精神、科学精神人文精神等价值体系,以及一切可以使医院人、财、物发挥最大效益的组织架构和管理方式的转型升级和创新驱动,由此提出了研究型模式、研究型学科、研究型人才、研究型科研、研究型护理、研究型教学、研究型后勤等发展新理念;三是研究型医院的创建主体,不仅是指大型医院,也包括那些具有"研究型"特征的中小型医院。随后又提出,研究型医院的发展建设是以尊重生命、关爱生命、敬畏生命的生命观为主旨主线,以创新驱动发展、质量内涵建设的发展观为核心要义,以时代性、先进性、引领性的新理念为指导原则,以预测化、个体化、精准化的医疗服务为目标定位,以转化医学、循证医学、整合医学等医疗模式为方法路径,以全方位、全流程、全时空的健康维护为举措抓手,以数字化、数据化、智慧化的移动互联为方法手段,构建创新、协调、绿色、开放、共享的现代医院管理制度。

参考文献

[1] 王发强.研究型医院发展简述[J].中国研究型医院,2014,1(1):18-26.

[2] 郝瑞生,郑静晨,刘惠亮.研究型医院建设回顾与展望[J].解放军医院管理杂志,2016,23(1):25-27.

[3] 叶平,谭艳,沈君,等.军队研究型医院建设实践回顾[J].西南国防医药,2017,27(4):410-411.

[4] 秦银河.研究型医院管理学[M].北京:人民军医出版社,2014.

[5] 夏良伟,王建新,周智.试论公立医院改革背景下的研究型医院建设[J].医院与医学,2015,3(2):16-18.

[6] 王发强.中国研究型医院学会成立的意义及使命[J].解放军医院管理杂志,2013,20(4):301-302.

[7] 王继荣,罗国金,王佳斌.登高望远谱新篇:解放军总医院建设研究型医院记事 [EB/OL].http://news.xinhuanet.corn/politics/2011-12/07/e-111224515.htm.[2013-11-18].

[8] 杨坤,姬军生,杨景慧,等.我国研究型医院文献计量分析[J].中国医院,2016,20(10):21-23.

[9] 何振喜，周先志，姚军，等.中国研究型医院建设指南[J].中国研究型医院，2021，8(5)：7－11.

[10] 王延军.研究型医院建设和发展需要深化探讨的几个问题[J]. 中国研究型医院，2022，9(1)：27－31.

[11] 康琦，杨浩，许明飞.我国研究型医院建设的实践与思考[J].中国卫生资源，2022，25(3)：346－351.

[12] 余飞.推进上海高水平研究型医院建设研究[J].科学发展，2022 (6)：57－65.

[13] 中国研究型医院学会.中国研究型医院建设指南[J].中国研究型医院，2021，8(5)：7－11.

[14] 范先群，余飞，高红.中国研究型医院高质量发展理论与实践:大型公立医院的“突围”之战[M].上海：上海浦江教育出版社，2023.

[15] 姚军.论研究型医院建设与高质量发展[J].中国研究型医院,2024，11(1):1－6.

[16] 张明奎，文镇宋.创建研究型医院的战略思考与实践[J].中国研究型医院，2020，7(4)：10－13.

[17] 张小娟，胡丹，巫蓉.国内研究型医院相关文献可视化分析[J]. 中国医院，2024(3):33－36.

[18] 周小明，王丹，尹永超.研究型医院的实践经验与路径探索[J]. 中国医院院,2023(24):75－77.

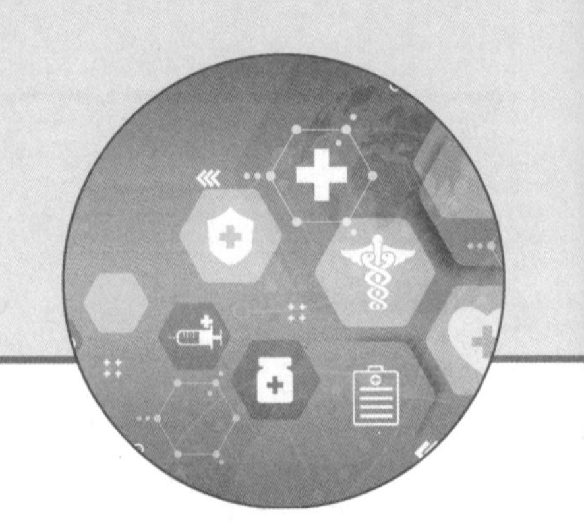

第二章 研究型医院的理论演进

随着科技进步与社会发展，医学模式由治疗为主逐步转向预防为主。21 世纪，中国医院面临着如何将当代生命科学前沿技术与中国特色医院发展相结合，构建满足我国 14 亿人口需要的健康保障体系。为此，新的医院发展模式——“研究型医院”应运而生。本章对研究型医院理论演进进行介绍，重点关注研究型医院理论建设初期，循证医学和转化医学对研究型医院理论的意义，以及从研究型大学到研究型医院理论的转变。

第一节　循证医学

一、循证医学的概述

循证医学(evidence-based medicine，EBM)是一种医学诊疗方法，强调应用完善设计与执行的研究证据将决策最佳化。虽然所有医学都从科学角度出发，并具备一定程度的经验支持，但是循证医学更进一步，将证据依知识论上的强度分类，并要求只有强度最高的证据(如元分析、系统性评论和随机对照试验)才能归纳为有力的建议证据；相对较无力的证据(如专家意见、动物实验、细胞实验和基本原理推论)只能归入有力程度不高的建议。这个词本意是阐述一种方法，用于医学诊疗教学及改善不同医师面对不同患者时的决策方式。此名称的应用范围快速扩大到包罗更广的循证实践，以设计适用于患者群和整个群体的指引及政策（循证诊疗政策），包含教育、管理、法律、公共政策、建筑安全等其他研究领域。

循证医学主张决策和政策皆应尽可能根据证据，而非单纯依据从业人员、专家或管理者的信念，无论是应用于医学教育、个人决策、适用于群体的指引和政策，还是一般健康服务的管理上。因此，它试图确保临床医师的意见（可能受限于知识差距或偏误），有基于科学文献的所有可用知识补足，保证服务为最佳诊疗。循证医学与传统医学的不同之处是，它并不依赖于经验主义或过往案例，提倡使用正式且明确的方法来分析证据，并提供给决策者。它推动课程向医学生、从业人员和决策者传授这个方法。

早期循证医学倡导者多为医学院校临床流行病学的教授，其用意在于呼吁提高临床医生检索、阅读、理解和应用临床研究文献的意识和能力：在临床实践中，能够根据实践需要提出问题，识别需要解决的问题的性质、特征和构成，并依此制订出检索文献的方案；针对具体问题，选择合适的文献库，检索和收集现有最好的相关证据；评估收集到的文献的方法学质量，判断结果的可信性，总结和解释研究显示的结果，并分析结果的外推性；依据现有的证据提示，兼顾现有资源的多寡和患者的价值取向，制订出合理的处理方案。

该定义最大的不足在于未能充分重视医疗主体——医务人员的临床经验和患者的意愿，因此引起了广泛的批评和讨论。1996 年，Sackett 重新定义循证医学是“慎重、准确、明智地应用所能获得的最好研究证据来确定个体患者的诊治方案，实施 EBM 意味着医师需综合参考研究证据、临床经验和患者意见进行实践”。2000 年，Sackett 在《循证医学：如何实践和教学循证医学》（*Evidence-Based Medicine：How to Practice and Teach EBM*）书中将循证医学定义为“慎重、准确和明智地应用当前所能获得的最好的研究依据，同时结合医生的个人专业技能和多年的临床经验，并考虑患者的价值和愿望，将三者完美结合制订出患者的治疗措施”。该定义综合考虑了临床经验和患者的意愿，明确了任何一项决策都必须包括三要素：当前最佳的研究证据、医师的临床经验和患者的意愿；但什么是最好的研究证据并未明确定义。因此 2014 年 Guyatt 进一步完善循证医学的定义为“临床实践需结合临床医生个人经验、患者意愿和来自系统化评价和合成的研究证据”，重新强调了在循证实践中，需要结合医生经验和患者意愿。

二、循证医学的发展

(一)国际

20 世纪 70 年代,Cochrane 提出了一个具有远见卓识的建议:医学界应着手系统地总结和传播随机对照试验的证据,并将这些证据用于指导医学实践,提高医疗卫生服务的治疗和效率。在英国政府及 WHO 的支持下,Chalmers 领导的团队历时 14 年,于 1989 年完成了对产科各种方法临床效果的研究证据的评价,表明临床使用的很多治疗可能是无效的,这一结果震惊了医学界,也表明循证医学的思想萌芽已经形成。循证医学一词的正式出现则是在 1991 由 Guyatt 在《美国内科医师学会杂志俱乐部》(*ACP Journal Club*)上撰文正式提出。1992 年 Guyatt 牵头成立了循证医学工作组,并在《美国医学会杂志》发表《循证医学:医学实践教学的新途径》(*Evidence-based medicine: A new approach to teaching the practice of medicine*)一文,标志着循证医学正式诞生。

以 1992 年英国 Cochrane 中心和 1993 年正式成立的 Cochrane 协作网为起点,各种循证医学相关的学术组织、数据库、期刊和会议得到了蓬勃发展。1999 年,循证医学被列为全球医学教育最低基本要求——"运用循证医学原则,在挽救生命的过程中采用恰当的诊断和治疗手段"。

当下,循证医学已经发展为循证科学(evidence-based science, EBS),在各个领域得到了广泛的研究、传播与应用,如循证教育学、循证司法与犯罪学、循证生态学、循证天文学、循证情报学等。

(二)国内

1996 年循证医学正式引入我国,王吉耀教授发表了第一篇介绍其相关概念的文章并将其翻译为"循证医学",在港澳台地区也被翻译为"求证医学"和"实证医学"。

1997 年,卫生部下文成立的中国循证医学中心和国际 Cochrane 中心的第 14 个分中心——中国 Cochrane 中心落户四川大学华西医院(原华西医科大学),2002 年由教育部下文正式成立了循证医学教育部网上合作研究中心,均由李幼平研究员担任主任。此外,北京大学、香港中文大学、武汉大学、兰州大学、复旦大学、中国中医科学院等高校及其附属医院均成立了循证医学相关的中心，这些中心中有的已成为循证医学教育部网上合作研究中心分中心（现全国共有 18 所分中心）。

在学会方面，先后创建了中国医师协会循证医学专委会、中华预防医学会循证预防医学专委会、中国医疗保健国际交流促进会循证医学分会、中华医学会心血管病学分会循证医学评论专家组等多个国家二、三级学术组织；先后创建了《中国循证医学杂志》《循证医学》《中国循证儿科杂志》《中国循证心血管医学杂志》《循证护理》5 本循证冠名的中文学术期刊。

2008 年，教育部和卫生部联合发文明确将循证医学列为临床医学专业必修课——"'运用循证医学原理，针对临床问题进行查证、用证的初步能力'为医学本科生必须要达到的技能目标之一"，至今众多高校都已建立了循证医学教研室，并出版了相关的本科及研究生教材。在全国各地一大批各个专业专家、学者的努力下，循证医学在国内也已经发展为循证科学，国家自然科学基金等也都有较多的循证科学类课题。

（三）医疗大数据时代的循证医学

循证医学的核心内容包含三个要素：最佳研究证据、临床技能以及患者需要。这三个要素的结合将会为患者提供最佳的临床决策。循证医学的实践对实施"健康中国 2030"规划纲要至关重要。

随着医疗技术的进步，我们正处于大数据的时代，临床医生可以比以往任何一个时代更"精准""数字化"地描述病情，更贴近患者的"真实情况"。一方面，产生的医疗数据急速膨胀：传统病历数据化，经典检验检查普及，多模态生理监测技术应用，以及基因、蛋白、影像等组学分析纷纷出现。另一方面，诊疗技术的迭代速度空前：新的诊断方法、治疗靶点，新的术式与手术器械不断涌现。这使得对疾病的认识不断深入，医生可选择的诊疗手段、条件处于不断变化之中。传统的循证证据，难以获得每一种情况的最佳证据，经典流行病学方法也难以处理庞杂的数据。如何在大数据时代，面向真实世界，实现真正的诊疗精准化、个体化，为临床医生决策提供依据，需要积极探索相关的新方法。

现今，中国仍缺乏高质量的研究证据。虽然中国领土广阔，人口众多，增加了研究的复杂程度，但同时也为疾病管理研究以及卫生体系设计提供了前所未有的机遇。真实世界数据和证据在卫生保健决策中发挥着越来越重要的作用。然而，在中国，真实世界证据的产出方面仍然存在几个挑战，尤其是在数据访问、知情同意以及隐私保护方面。此外，注册研究是真实世界研究大数据的重要来源。超过90%的中国医院使用电子病历，然而因为医院之间采用的病历系统来自300多个供应商，使用的数据标准不同，从而使医院的信息共享变得很困难。医院信息系统中的医疗大数据分析问题仍待解决。这需要政府和研究者们共同合作，推动临床数据交换标准的制订。中国已经开始制订以证据为依据的卫生政策，然而，研究证据的数量仍然有限，且需要更高质量的研究。

三、循证医学与研究型医院

（一）在“研究型”建设中循证医学的应用

1. 整合研究证据并应用于临床实践

针对同一临床问题有多项研究。这些研究的结果可能各不相同，而医护人员可能无法获得所有的研究结果。因此，有效评估和快速获取不同研究的结果是临床实践中的一项挑战。例如，在临床实践中，Cochrane发现在1972—1979年间进行的七项随机对照试验中，早产孕妇使用氢化泼尼松治疗可将早产死亡率降低30%～50%，但遗憾的是，大多数产科医生并不知道氢化泼尼松治疗早产的效果，导致1%的早产儿因没有应用此项治疗而死亡。1989年，Chalmers团队对英国产科医生进行的系统审查发现，在产科使用的226种方法中，20%是有效的（即疗效大于不良反应），30%是有害的或疗效可疑，50%缺乏高质量研究证据支持；这一研究结果的推广应用使欧洲新生儿死亡率降低30%～50%。1994年，美国国立卫生研究院（NIH）制订了一项官方政策，鼓励使用有效的干预措施，为每个婴儿节省3000多美元，每年为全美节省15.7亿美元。因此，循证医学的作用在于通过整合已有研究结果，产生更可靠的证据，将经过仔细分析的最新数据以最简洁的形式直接呈现给医生，为其从大量新研究中选择最有用的信息提供了便捷的途径，最终作为临床实践的依据。

2. 为未来研究提供指导

虽然可以通过循证医学对同一主题的不同研究进行科学整合，从而得出更科学的结果，但重要的是要知道整合后的结果是否具有最终结论性，即未来的研究是否会改变现有结果。因此，评估证据质量、计算样本量和统计能力可为临床实践和未来研究提供指导。通过循证评价，有助于找出当前研究中的不足，确定是否需要进一步开展相关研究，并确定今后应如何开展研究。前哈佛大学医学院院长、著名心脏病专家 Burwell 教授对学生说过:“在十年之内,作为医学生你们学到的一半知识都会被证明是错误的,而且麻烦的是没有老师能够告诉你们哪一半是错误的。”因此,更新知识(即内部证据)是所有医生都面临的挑战。系统评价/Meta 分析是最常用的方法,其结果并非一成不变,而是应随着新研究的发表而不断更新。

3. 有助于减少医患矛盾

《柳叶刀》(*Lancet*)主编 Summerskill 认为循证医学的发展将有助于减少医患矛盾,增强相互信任度。因为循证医学要求以患者为中心,以现有的最佳证据为基础,为患者获取有效信息提供便利,使患者能够参与临床决策。因此,循证医学研究是一种社会责任。同时,循证评价可以为临床研究对象的选择提供良好的基准。尤其是在当今中国,医患关系严峻,基于循证医学的临床决策有助于为患者提供更适合的医疗服务。

(二)在“研究型”建设中循证医学的注意事项

1. 明确循证医学与系统评价/Meta 分析之间关系

Meta 分析中有多种评价方法,其中某一种评价方法的结果值并不等同于 Meta 分析的结论;而 Meta 分析只是循证医学的证据合成的一种工具,其结论也不等同于循证医学的结论,早在 1996 年,Sackett 就特别提出不要一提到 EBM 就将其和随机对照试验和 Meta 分析联系在一起。因此,不能将系统评价或 Meta 分析的某一个结果完全等同于循证医学。

2. 明确循证医学与医务工作者经验之间关系

这里需要明确“证据”的内涵,证据应该包括了医学决策的一切信息和知识。在长期的医疗实践中,以及进入医学院校学习及毕业后对医学知识的学习,都形成了记忆储存在医务工作者的大脑中,我们称为“内部证据”,这都是由外部证据转化而来的。当面对具体的临床问题时,医师首先调动的是内部证据来处理,但内部证据往往是不完全可靠的,需要随着新的证据出现而不断更新,这时候就需要去寻找当前最佳的外部证据了。因此,可以说千百年来医学实践一直是基于证据的。再者,根据后来循证医学的定义来看,医师经验是循证决策必须的三要素之一。故循证医学并未否认临床经验,临床经验也是证据,只不过“证据要分级、证据要更新”。

3. 明确循证医学与个体患者之间关系

这一问题的出发点是认为研究证据是平均的一般性结论，而医师所面对的是一个个具体的患者，需要明确平均的研究结果如何用来有效地指导个体的治疗。2015年循证医学的提出者Guyatt在《美国医学会杂志》(*JAMA*)上撰文，再次指出"循证医学是以患者为中心的医学"。必须承认一点，任何研究提供的都是归纳总结的结果，这些结果形成的证据，包括临床实践指南都只是决策的三要素之一，而开展循证决策的目的就是融入临床经验和患者的意愿，使决策变得个性化。因此，需注意，证据不等同于决策，循证医学历来倡导个性化诊治，并非菜谱式的诊疗。

4. 明确循证医学与基础研究之间关系

循证医学的产生背景之一是源于基础研究与临床应用之间的鸿沟，如维生素E预防癌症机制明确，已经作为预防癌症发生的有效方法写入了教科书；但人群随机对照试验显示其毫无作用，甚至增加患癌风险。因此有认为基础与临床实践之间存在鸿沟，不能作为循证实践的证据。实际上，从证据分级体系来看，基础研究的证据等级较低(如在2001年美国学者推出的证据金字塔中，基础研究位于最低层)。基础研究虽然不能直接用来指导医学实践，但可依据其进行分析与推测，以协助决策。再者，证据有直接证据与间接证据之分，基础研究可以视为间接证据；此外，对于突发性疾病，如SARS、H_7N_9等，进行诊治时是没有直接证据的，只能依据相关的基础研究及相近的临床研究结果，结合该领域医疗权威的意见进行治疗。这也说明，对于任何疾病，不会没有证据，只是证据等级高低、直接与间接的区别。

综合来看，在"研究型"建设中应用循证医学时，需廓清循证医学的误区，把握一点：证据≠决策，只是要素之一；有用≠对我有价值≠我会选择，证据只是证明有用。举例，假设一对夫妻中丈夫患了前列腺癌，怀疑有骨转移，当前证据表明诊断骨转移的最佳手段为PET-CT，那么有4种情况：①这对夫妻属于下岗工人，那么一次检查的费用对于他们来说是昂贵的，他们应该会选择普通的CT；②这对夫妻经济条件很好，但他们依据掌握的知识，坚持认为PET-CT的辐射量很大而拒绝，要求使用普通的CT；③这对夫妻经济条件很好，且愿意选择PET-CT，但是所在地区的医院没有PET-CT设备，只能选择普通CT；④这对夫妻经济条件很好，在长海医院住院，且愿意选择PET-CT并使用它做了检查。这就是"有用≠对我有价值≠我会选择"。此外，决策还受到政策法规的影响。例如超声检查是鉴别胎儿性别的最佳证据，可以用来进行选择性妊娠，但国家政策法规不允许，这也是“证据≠决策”。

第二节　转化医学

一、转化医学的概述

随着生命科学研究的不断深入和人们对生命科学研究本质认识的不断深化，转化医学（translational medicine）应运而生并在国际上迅猛发展，已逐渐从一个医学研究的理念演变成为一种新的医学研究模式。这种新的医学研究模式强调以患者为中心，从临床实践中发现并提出问题，以此为依据进行深入的基础研究，然后再将基础研究成果迅速应用于临床实践，从而提高整体医疗水平，惠及更多患者。在当前以自主创新能力为焦点的新一轮全球竞争中，大力推进转化医学研究，建设转化型医院，对于促进基础研究与临床实践的深度整合，快速提升生物医药研究领域的原始创新能力，并在重大疾病发病机制上取得突破性进展，为医院的建设发展不断创造新的增长点，持续保持竞争优势具有十分重要的意义。

（一）概念的提出

1992 年，美国华盛顿大学医学院 Choi DW 在《自然》(*Science*)中首次提出“bench to bedside”的概念。1996 年，欧洲癌症研究所 Geraghty J 在《柳叶刀》(*Lancet*)中正式提出“转化医学”这一名词。目前，通常将转化医学解释为“bench to bedside”，即从实验室到病床，简称为“B2B”，意思是从实验室的研究发现转化成临床使用的诊疗技术和方法的过程。这一过程的实现需要反复验证，也就是说“B2B”是双向的，即“bench to bedside and bedside to bench (B2B2B)”。

（二）出现的背景

事实上，医学研究的问题一般首先是从临床提出来的，因此对“转化医学”的理解是从临床提出的实际问题，经过实验室研究后应用于临床进行验证，然后再回到实验室进一步深入研究并逐步完善，经过多次往复，逐步转化成临床疾病的诊断、评价和治疗实践的全过程。实际上，在医学的发展进程中，人们一直都在践行“转化医学”的理念。从古代麻沸散的提炼，到近代青霉素的发现和各类疫苗的研制，直至现代实验诊断技术、影像技术、微创技术等先进技术的发明，无不包含“转化医学”的思想。时至今日，“转化医学”这一新的概念出现，并受到医学界广泛关注，究其原因主要包括以下几个方面。

1. 基础研究与临床应用之间脱节

随着学科分工越来越精细和医学研究越来越深入，基础医学与临床应用之间的距离也不断加大。虽然在医学科学技术飞速发展的大环境下，产生了大量在基础医学领域出类拔萃的科学家，以及在临床医学领域成绩卓著的医师，但是这两类人才在各自的研究进程中，彼此之间的沟通和交流却逐渐减少，致使基础研究的低转化率和临床研究的浅层次化，无法适应人民群众日益增长的健康需求。就肿瘤研究来说，分子机制研究进步很快，但肿瘤患者的长期生存率并未得到明显提高。在我国，每年取得的约 3 万项重大科技成果中，平均转化率仅为 20%，而医药科技成果的转化率更是不足 8%。转化医学的任务就是缩短基础研究和临床应用间的距离，架起基础研究和临床应用之间的桥梁，使得临床上急需解决的问题能及时反馈到基础研究领域，以引导其研究方向，并使基础研究的成果能及时为临床所用，最终让更多的患者受益。

2. 疾病谱变化推动研究模式转变

当前，疾病谱在不同的国家差异很大。发达国家疾病谱以慢性病为主，发展中国家则以传染性疾病和营养缺乏病为主。在我国，随着经济的快速发展，疾病谱也已从急性病转向以慢性病为主，兼有发达国家和发展中国家 2 种疾病谱的特征。随着人类疾病谱的变化和慢性疾病发病率的增高，以肿瘤、心血管疾病、遗传和代谢性疾病等为代表的多因素致病的危险性急剧增加，疾病的预防和早期干预已成为一个重要的时代课题。传统的单因素致病研究方法已经无法满足疾病的诊断、治疗、预后判断、危险因素评估和预防措施的需要。这就需要在转化医学理念的指导下，采用多因素研究模型的思路，联合基础和临床等多学科进行协作攻关。

3. 大量医学研究数据需要解析

医学的发展离不开临床病例的观察和基础医学研究的积累。生物信息学的发展积累了大量的基础研究数据，医务人员在医疗实践中也积累了宝贵的临床资料。如果不能有效利用这些数据，将是对医学研究资源的一种严重浪费。如何将大量的基础研究数据转化为解决临床医疗问题的可用信息，如何利用海量的临床数据为基础研究提供支撑，这就需要生命科学、数学、计算机科学和医学领域专家的密切协作。生命科学研究从微观走向宏观，系统生物学时代的来临，为充分利用大量的数据资源，促进医学研究模式的改变，让患者能更快受益于医学科技成果增添了动力。

4. 医疗资源利用效率亟待提高

传统医学研究模式下，基础研究、药物开发、临床实践三者各谋其事，不仅降低了解决问题的针对性和实用性，也浪费了大量的医疗资源。尽管医疗费用和医学研究的投入成倍上涨，但是很多医学研究领域的根本性问题并未得到有效解决。转化医学以患者的需求为导向，可以有效整合基础研究、药物开发和临床实践多方面力量。联合开展医学研究，对于提高医疗资源的利用率具有十分重要的意义，这也是提高解决医学重大问题效率的一个有效途径。

二、转化医学的发展

（一）国外转化医学的发展

转化医学意义及价值已引起了全球范围的重视，自转化医学这一概念出现以来，各国纷纷制订并实施各种计划，鼓励发展转化医学，并将成果及时应用于临床实践，服务于广大患者，有效地提高了医学研究的转化效率和应用效果。2003 年 7 月，转化医学的首份杂志《转化医学杂志》（*Journal of Translational Medicine*）创刊，随后很多杂志开辟了转化医学专栏。2009 年 9 月，《科学转化医学》（*Science Translational Medicine*）创刊。这些杂志为转化医学研究提供了一个交流和展示的平台，有力推进了国际上转化医学研究的发展进程。

1. 美国

2003 年，美国国立卫生研究院（NIH）发布发展生物医学的长期计划，提出培养不同背景、能在基础科研和临床工作间互相协作研究的团队，包括培养面向转化研究的临床工作者。2006 年，NIH 设置临床与转化科学基金（Clinical and Translational Science Award，CTAS），并将其纳入 NIH 路线图的医学研究部分。CTAS 不仅推动了自身协作组之间的合作，也带动该基金与其他基金类型之间的互动，促进医学研究的基础、临床以及与其他学科的高度融合。截至2021年，有66家医学研究机构获得CTAS每年5亿美元的资助，从事临床与转化科学研究工作。

2. 英国

2004年，英国推出“科学和创新投资框架(2004—2014)”，确立了国家创新研究目标与投资框架，推行医学研究基金改革。2006年5月，在苏格兰启动了世界上第1个转化医学合作研究中心。2007年1月，成立健康研究战略协调办公室(The Office for Strategic Coordination of Health Research，OSCHR)，明确提出基础研究新发现转化为新的治疗方法、服务于临床实践的医学研究战略，并成立转化医学委员会(Translational Medicine Board，TMB)。2010—2011年OSCHR投入17亿英镑，其中用于转化医学研究为1610万英镑。在TMB的组织下，英国的转化医学研究进展显著，先后启动了药物发现与早期研制、诊断学、方法学、实验医学、大规模临床试验和卫生技术评估等领域新规划。

3. 法国

1993年，法国卫生部首次制订了临床研究项目，使得其生物医学研究方式得到明显改变。面对临床多学科、技术交叉性的研究项目困难日益增多的现状，由特殊人员组成的临床研究平台相继成立。这些名为临床研究中心(clinical investigation centers，CICs)的单元，为本地临床和基础研究团队提供服务，并对医学学术和相关产业研究人员开放。2008年，法国已建立覆盖全国的23家临床研究中心网络，并且每4年接受1次专业机构的评估，其研究经费来自国家各级卫生部门、各类基金会和医药企业。CICs从生理学、遗传学、流行病学、药理学和临床诊疗过程等方面提供了良好的基础研究与临床试验条件，极大促进了法国临床研究工作的开展。

4. 欧盟

2007年，欧盟第七框架计划(FP7)资助的欧洲策略论坛开展生物医学项目——欧盟转化医学基础设施(EATRIS)，为维持欧洲在生物医学研究和健康产业的竞争力而致力于开展转化医学研究。这些基础设施设立在已开展转化医学研究并且具有良好记录的研究机构和诊所。EATRIS整合诊所和研究中心的转化医学研究工作流程将其发展成真正的欧盟转化医学基础设施中心，涵盖诊疗的全产品开发链条。通过EATRIS，创新药物或诊断开发项目人员可以利用欧洲80多个顶级机构的高端设施、资源和专业知识。EATRIS致力于先进治疗药物(ATMP)和生物制剂、小分子药物以及疫苗等的研究开发,药物研发的成像和示踪技术,精准医疗的生物标志物研发等,同时开展转化医学相关的教育和培训工作。

5. 澳大利亚

2007 年项目开始规划设计,到 2013 年正式运营的昆士兰州转化医学研究院(translational research institute, TRI),是以开放理念建设的创新服务平台。TRI 最早由子宫颈癌疫苗的共同发明者伊恩·弗雷泽(Ian Frazer)教授倡导成立,汇集了股东组成单位的领军研究人员,从事人类疾病防治及新型疗法的研发,旨在发现、制造和测试针对一些常见的和重大疾病(如癌症、糖尿病等)的治疗方法。该研究院实行企业化运作,设有董事会,成员来自股东组成单位、政府等机构;股东组成单位由亚历山德拉公主医院(PA)、马特医学研究所、昆士兰大学、昆士兰科技大学等四家机构组成。

6. 其他

其他国家也纷纷成立转化医学研究组织,推动转化医学研究。例如,巴西于 2008 年 11 月启动国家转化医学研究所(INCT-TM),并与加拿大、英国、美国、西班牙等国家广泛开展联系与合作。在亚洲,2008 年,新加坡国立大学依托其附属医院建立了他们的第一个转化医学中心。一些欧美等制药巨头,也瞄准这一新兴的医学研究模式,投入巨资寻求与众多大学及科研院所合作,启动建立转化型合作研究中心。

(二)国内转化医学的发展

转化医学的理念一进入中国,就得到包括政府、学术界和临床医师的高度重视。2006 年 5 月,阿斯利康宣布建立阿斯利康中国创新中心,开展针对中国人基因的转化医学研究,成为国内转化医学的开端。随后,与转化医学相关的会议迅速召开,国内开启了转化医学领域探讨和建设的热潮。

2010 年 6 月,总书记在中国科学院、中国工程院院士大会上就健康科学技术问题发表重要演讲,其核心内容就是强调生命科学的研究成果向临床、公共卫生服务转化,为人民健康造福。科技部、卫生部、教育部、中国科学院和中国工程院等部门及各类学术组织,也在医学研究领域积极倡导建立转化医学组织,开展转化医学研究,举办转化医学学术活动。

1. 国家实施“健康中国 2020”战略规划

2007年国家卫生部启动“健康中国2020”战略规划制订工作，以解决人民群众当前和长远健康问题，全面提高国民健康素质，实现人人享有基本卫生保健的目标。科技支撑研究作为“健康中国2020”战略规划的重要组成部分，在医学科技战略思路中提出了动态性、系统性转化整合的战略，具体包括：基础—临床—预防转化整合，临床—康复—预防转化整合，药学—临床—预防转化整合，上游—中游—下游转化整合，遗传—环境—机能转化整合，引进—消化吸收—自主创新转化整合，高新—适宜技术转化整合，医学—人文转化整合，人—环境—生态转化整合，中医—西医转化整合。这一战略规划思路，充分体现转化整合的理念，将为推进转化医学研究提供有力的指导。

2019年启动的“健康中国2030”战略计划中更是明确指出：要充分发挥国家临床医学研究中心及其协同网络在临床研究、成果转化、推广应用方面的引领示范带动作用，持续提升我国癌症防治的整体科技水平；加强科技攻关和成果转化，运用临床综合评价、鼓励相关企业部门研发等措施，提高新型疫苗、诊断技术、治疗药物的可及性，降低患者经济负担。

2. 国家推动临床医学研究中心建设

2012年7月，为加强医学科技创新体系建设、打造临床医学和转化研究高地，科技部、卫生部、总后勤部卫生部等部门正式启动国家临床医学研究中心申报工作，并于2013年8月最终确定首批13家国家临床医学研究中心。国家临床医学研究中心的任务涵盖搭建专业化的临床研究公共服务平台、培育临床研究人才、搭建协同研究网络和开展基础与临床紧密结合的转化医学研究等。截至2021年，以病种为分类已建立四批50家国家临床医学研究中心。在国家层面的支持和引导下，国内各地方也随之开展省级或市级临床医学研究中心的建设布局。

3. 国家启动转化医学国家重大基础设施建设

国务院《国家重大科技基础设施建设中长期规划(2012—2030)》将转化研究设施列入“十二五”优先建设的重大科学基础设施。根据申请，分批次建设5个国家级转化医学研究重大科技基础设施，俗称“1+4”项目。其中转化医学国家重大科技基础设施(上海)上海交通大学，作为综合性转化医学中心；转化医学国家重大科技基础设施(北京)北京协和医院，作为疑难病研究中心；解放军总医院/清华大学，作为老年病研究中心；转化医学国家重大科技基础设施

（成都）四川大学华西医院和转化医学国家重大科技基础设施（西安）空军军医大学，作为再生医学中心。其中，上海转化医学中心已经建成并投入运行使用，包括闵行基地和瑞金基地，其以肿瘤、代谢性疾病、心脑血管疾病等三类重大疾病转化研究，药物、试剂、材料有效性验证，大型高端医疗装备关键共性技术转化应用为目标进行设计建设。

4. 单位自主探索转化医学机构建设

自转化医学新兴理念传入国内，众多高校院所及医院纷纷成立转化医学机构，探索转化医学领域新的突破点。2007 年 11 月，上海交通大学在国内率先建立转化医学研究中心。2009 年，中南大学湘雅医学院成立湘雅转化医学研究中心。2010 年 9 月，协和转化医学中心在北京成立，多达 54 名院士参与其中。同年 12 月，同济大学转化医学高等研究院宣告成立，并先后与多家医院签约，共建“转化医学联合研究中心”。之后，国内医药企业也开始成立转化医学研究机构。截至 2013 年 4 月底，国内自主建立的各类临床和转化医学研究中心及平台机构近 130 家。这些中心的成立，为充分利用地区人才、技术设备和资源优势，整合多学科研究力量开展转化医学研究创造了有利条件。

5. 学术界开展转化医学研讨

随着生命科学的发展和转化医学的兴起，国内医学研究人员已充分认识到转化医学在未来医学研究中的重要作用，纷纷利用转化医学的理念开展医学科学研究，使转化医学渗透到医学研究的各个领域。自 2007 年协和医院在国内召开首次“转化医学国际会议”以来，各学术机构、科研院所、医学院校及医院纷纷组织转化医学研讨，举办转化医学研究国际研讨会议，围绕遗传、心血管、骨科、肿瘤等各个方面探讨转化医学在各自领域中如何开展等问题，推进国际合作，紧跟国际研究热点与关键领域，更新研究理念，拓宽研究思路，并针对严重影响我国人群健康和生活质量的重大疾病，探讨创建重点领域的转化医学平台建设。国内很多学者在转化医学领域的学术地位得到世界同行的认可，解放军还专门成立了全军转化医学专业委员会，以推进转化医学研究。

三、转化医学与循证医学

2008 年 Woolf 在《美国医学会杂志》（*JAMA*）上撰文将转化研究分为了两型：T1 型和 T2 型。T1 型是通过对发病机制的新认识，从实验室研发新的诊断、治疗和预防的方法,以及应用到临床前期,指的是“从实验台到病床”,是将基础研究应用到临床前期或者临床研究,主要解决基础研究成果如何进行转化的问题。T2 型是将临床研究的结果应用于日常的临床实践和卫生决策中,指的是研究证据在循证基础上的应用推广,主要解决如何在疾病的临床诊断、治疗及预防上进行应用推广的问题。T2 型转化医学还可以进一步分为两型:T2 型(临床实践到指南)和 T3 型(临床指南到实践,即推广性转化)。

循证实践是转化医学的一个重要步骤,属于转化医学的第二阶段(T2),转化的手段是通过实施临床实践指南和临床路径,将临床干预研究最终应用到临床诊疗决策中。循证医学在有效转化到临床的过程中发挥着不可替代的作用,循证临床实践是最大的转化医学。

四、转化医学与研究型医院

(一)转化医学与研究型医院建设的内涵联系

转化医学在基础医学和临床实践之间建立起一座桥梁,强调基础与临床之间双向的交流与互动,旨在推进医学基础研究与临床应用的结合,将基础研究成果尽快转化为临床实践中新的诊疗措施或手段,体现了多学科的融合与交叉,实现医院科研与临床的互相促进,建设研究型医院,最终实现医院进步与发展。

研究型医院建设的根本任务是将不断深化的基础生物医学研究成果转化为改善人类健康的诊断治疗措施和策略。研究型医院应着重于临床基础——临床之间的转化研究,这和转化医学的思维和理念是一致的,因此,研究型医院为实践转化医学提供了系统化、规范化、基地化的医院模式,是转化医学的思维在医院建设中的延伸和实践。由此可见,转化医学研究与研究型医院建设之间是相辅相成、协调发展的,重视转化医学的作用是研究型医院建设与发展的必然要求。

(二)转化医学对研究型医院建设的促进作用

1. 转化医学研究是研究型医院的核心竞争力

研究型医院的根本任务是解决人类健康面临的重大、疑难、复杂性临床问题,临床医疗工作是其基本着眼点,目的是为患者提供高质量的医疗服务,通过创新临床中新理论、新技术、新疗法,不断提升疾病诊治水平。而转化医学的“临床—基础—临床”创新研究循环模式体现了研究型医院的概念、本质和特征。因此，转化医学的发展实现了基础研究与临床应用的有机结合，使研究型医院的建设明确了目标和方向，也成为研究型医院建设是否具有竞争力的重要标志。

2. 转化医学是建设研究型医院的重要途径

研究型医院建设需求是以临床科研为指导，促进临床和转化合作研究，而转化医学的发展趋势恰恰深刻反映了这一需求，充分体现了研究型医院建设背景下医学研究转型的客观要求，是推动临床与基础科研相互转化的研究型医院发展与管理模式的重要途径。原卫生部部长陈竺在2010年12月香山科学会议上的讲话《推动转化医学发展应对人民健康挑战》中明确指出：创建研究型医院是解决医学转化问题的最重要举措。把转化医学作为研究型医院建设的重要理念与策略是保障人民健康的必然要求，是符合时代要求的，也是医学科学发展必然的战略选择。

3. 转化医学是研究型医院科技创新的源泉

研究型医院有其特殊运行模式或管理方式，其发展理念是以临床科研为指导，根本目的就是提升医疗诊治水平，更好地为患者服务。且临床诊治水平的提高，必须通过更多的科技创新成果来推动和实现，而转化医学创新的研究模式即将重大疾病的临床问题转化为基础科学问题，以现代化的技术和手段开展研究，并将基础研究成果转化为临床应用技术，从而揭示重大或疑难疾病的发病机制，并为诊断和治疗提供理论基础和新的技术。转化医学缩短了基础实验研发与临床实践应用之间的距离，是研究型医院诊断和治疗新技术和新方法产生的重要途径，因此，转化医学必将成为研究型医院科技创新的源泉。

第三节　研究型医院的探索

一、研究型大学理论的发展

（一）教学型大学阶段

大学是一种功能独特的文化机构，是与社会经济和政治机构既相互关联又相对独立的传承研究、融合和创新高深学术的高等教育机构。一般认为世界上第一所大学是成立于 1088 年意大利的博洛尼亚大学(University of Bologna, UNIBO);而成立于 12 世纪初法国的巴黎大学(University of Paris),由于其所开办学科众多,因此被认为是世界上第一所系统性大学。紧接着英国于 12 世纪末成立牛津大学(University of Oxford),于 13 世纪初成立剑桥大学(University of Cambridge)。直至 15 世纪,全欧洲成立了 70 多所大学。

当时的教育方式主要是辩论,即任何学生都可以提出问题,之后老师和学生展开辩论,在辩论中产生知识和推理的火花,最后由老师决定正确答案。这种教学方式至今仍在剑桥大学和牛津大学中保留。由此,大学成为后来文艺复兴、宗教改革运动和启蒙运动的主要思想阵地,而这些运动则带领欧洲迈出中世纪,走向工业革命。

此后,又经历数百年演变,大学在数量上、规模上和层次上都发生了巨大变化,但教育方式主要还是老师教—学生学这种单纯的传知解惑。事实上,中世纪大学唯一职能就是培养人才,英国大学也不例外,以牛津为例,“大学不鼓励从事高深的研究,它们只是大学教师作为个人爱好来追求”。

1636 年,美国哈佛学院(现哈佛大学,Harvard University)成立,该学院按照英国学院教育模式建立,建校初期就似英国中世纪学院的翻版。随后,美国又相继出现 8 所类似的学院。这些传统学院的目的是“研习(宗教)知识并使之流传后世”。

宗教对教育统治依然严格,大学偏重传统人文学科,校园内没有任何科研机构和学术探讨。此阶段属于教学型大学阶段。

(二)研究型大学阶段

1. 欧洲

研究型大学的形成开始于 19 世纪初德国大学的改革。1810 年德国柏林大学(现柏林洪堡大学,Humboldt University of Berlin, HU Berlin)成立,可以被认为是世界上最早的研究型大学。威廉·冯·洪堡率先提出把研究引入大学,提倡“学术自由”“教学与科研相结合”,“为科学而生活”成为新大学的理想。

柏林大学的成立具有划时代意义,是世界第一所标志着现代意义上的大学。现代大学与中世纪大学的根本区别在于大学职能的转变:中世纪大学主要是传授已有知识,将研究和发现新知识排斥在大学之外;而现代大学则将科学研究作为主要职能之一,将探索新知识和培养科学工作者加入主要任务,推崇

“学术自由”和“教学与研究相结合”。此次大学变革也被誉为中世纪以来首次学术革命。德国研究型大学以研究和创造知识相统一的发展特质使其迅速超越其他大学，推动德国科学事业迅猛发展，使德国成为当时世界科学中心。其精神也激发了世界各国大学学习仿效的兴趣，并结合自身传统，形成并发展起了自己的研究型大学。

2. 美国

(1)初创时期。

一方面，美国研究型大学依据德国模式新建或者改造而来。整个 19 世纪，美国有近 1 万多名学者到德国学习。1876 年美国约翰斯·霍普金斯大学(Johns Hopkins University，JHU)成立，借鉴了德国柏林大学的办学理念和方式，把研究生教育和高层次人才培养作为重要使命，成立了研究生院，成为美国第一所真正意义上的研究型大学。美国教育史专家布鲁巴克曾经指出：“德国大学的成就对 19 世纪美国高等教育的冲击，是现代文化史上最有意义的论题之一。”

另一方面，美国实用主义特色促使美国研究型大学的创建。随着南北战争结束，美国进入资本主义经济快速发展时期，美国古典学院人才培养明显滞后于美国浓厚的“即刻有用”实用主义要求，大学入学人数锐减。1862 年美国国会通过《莫里尔法案》(即增地法案)，法案规定，以每名议员一万英亩土地的标准向各州赠送土地，所得经费用于建设永久性基金，资助各州大学开展应用型教育和研究工作。19 世纪末，美国的增地学院已达 69 所，申请学习人数、农业试验站、农民认可度、政府财政资助等因素相互激励，将增地学院发展成为一场教育运动。于 1865 年成立的康奈尔大学(Cornell University)首次提出“世俗性、职业性和学术性统一”，便是过度偏重古典教育的传统大学向社会需要的实用性大学转型的代表。这场教育运动也成为美国研究型大学兴起的基础。

(2)黄金时期。

一方面，研究型大学获得了政府更多资助。第二次世界大战及其后一段时间，哈佛大学、麻省理工学院(Massachusetts Institute of Technology，MIT)等研究型大学参与了武器项目制造(如雷达、原子弹等)，对战争胜利和美国国防实力的增强作出了卓越贡献，极大鼓舞了联邦政府以前所未有的力度支持大学基础研究。1957—1968 年间，政府资助科研经费从 2.17 亿美元增加至 15.09 亿美元，增长了6倍，其中60%科研经费拨给了排名前二十的研究型大学。

另一方面，研究型大学和产业联系更为紧密。例如，于1956年成立的北卡罗来纳州研究三角区，以哈佛大学、麻省理工学院等研究型大学为首，集科研、教学、社会服务、知识创新等多种功能一体。这些研究区逐步成为美国高科技产业发展的“发动机”，使得美国产业对大学投入的研发经费在20世纪70年代末超过了联邦政府的投入。自此，美国大学的数量、地位和多样化构成逐渐取代了德国大学在世界大学的中心位置。

(3)挑战时期。

20世纪80年代起，研究型大学和产业的界限逐渐模糊，研究型大学的职能不仅是产生和传播知识，而且体现在推广新知识和新技术，并使之成为社会财富。也有学者将此定义为第二次学术革命，把经济发展作为一种学术使命引入了大学。美国研究型大学也被称为创业型大学。大学可以作为市场主体，与企业、其他组织和个人进行知识交换，也面临着市场不确定、价格机制失灵、信息不对称等潜在风险。

二、研究型大学概念的定义

20世纪70年代，美国卡内基教学促进基金会(Carnegie Foundation for the Advancement of Teaching)最早提出了研究型大学的定义及其分类标准，引发了世界范围内的研究，分别于1973、1976、1988、1994、2000和2005年发布了美国大学分类的研究结果。即，“研究型大学”概念首次提出是在1973年美国卡内基教育促进基金会出版的《高等教育机构分类》中。

虽然“研究型大学”概念已被普遍接受，但目前并没有一个统一的定义(见表2-1)。

表2-1　代表性“研究型大学”定义

学者/机构	主要观点
杰拉德・卡斯帕尔	三项基本要求：精选学生，主要致力于探索知识，富于批评性的追根究底的精神；四种特性：对大学工作不断认识，教学与研究的辩证关系，学术自由，自我管理和相互竞争的灵活结构。

（续表）

学者/机构	主要观点
美国卡内基教学促进基金会	在广泛的领域提供学士学位计划，承担从学士直到博士的研究生教育，给研究以高的优先权；分类标准：在 15 个学科有 50 个以上的博士学位授予权，或在 3 个学科有 10 个以上的博士学位授予权。
丁学良	大学不仅仅是一个教育的机构，大学更应该是一个研究的中心，大学还应该是一种服务的机构，能够集三种大学理念于一身、以研究作为自己最突出特点和出发点的少数大学被称为研究型大学；其标准：大学教员的素质，学生的素质，常规课程提供的广度和深度，通过公开竞争所获得的研究基金，师生比例，大学硬件设备的量和质，财源，各届毕业生的声望和成就，学校的学术声望。
王战军	以知识的传播、生产和应用为中心，以产出高水平的科研成果和培养高层次精英人才为目标，在社会发展、经济建设、科教进步和文化繁荣中发挥重要作用；基本特征：高品位的师资和高质量的学生生源，充足的科研经费和高层次的科研成果，通过科学研究培养高水平人才。
李勇 闵维方	显性特征：外部贡献特征，内部建设特征；隐性特征（办学理念）：坚持求是崇真的办学宗旨，具备以教学和科研为中心并以此服务于社会的多种职能，奉行以学术自由为核心的大学精神。
史万兵 娄成武	以学术研究为主要任务，教学体现科研，侧重研究生教育，通过科技成果转化而服务于社会来实现大学有用性，占大学总数比重较小，国内名牌、国际知名大学。
马陆亭	三大基本职能不变：教学，科研，社会服务；明显特征：学科综合性强，学术水平高，培养人才层次为本科及本科以上（其中研究生要占到 20%～25% 甚至更高），每年授予研究生学位多（硕士学位授予集中度应达 50%，博士学位授予集中度应达 70%），满足社会对高层次研究型成果需求，具有自我生成新专业的权限。

综合各学者或机构对研究型大学概念的定义，有以下几个方面是共同的：致力于科学研究和知识创新，具有卓越的学术能力和水平，有较强的科技资源竞争优势，开展广泛的博士研究生教育，提供高质量的大学本科教育，有出类拔萃的师资队伍，积极服务于国家战略需求。因此，可以将“研究型大学”理解为：

以科学研究为主要任务，以产出高水平科研成果和培养高层次精英人才为目标，承担创建世界一流大学和现代大学制度的历史使命，在社会发展、经济建设、科教进步和文化繁荣中发挥重要作用的大学。

三、我国“研究型”职能的探索

中华人民共和国成立以来，科学研究职能在国家科技工作中的地位经历了从“游击队”到“方面军”，再到“基础研究的主力军、应用研究的重要方面军、高新技术产业化的生力军”的演进过程。尤其是在中央领导人提出创新型国家建设之后，研究职能受到了前所未有的重视，大量的人力资源和财力资源持续投入其中，在国家科技中的地位从从属地位逐渐发展成为主导地位。

（一）我国研究型大学的实践

在我国，研究职能首先也是在研究型大学中逐步开始探索和发展。

我国研究主导型大学诞生较晚，直至19世纪末才有北洋大学堂（现天津大学）、京师大学堂（现北京大学）等出现，可以认为是我国研究型大学的雏形。

中华人民共和国成立初期，我国仿照当时苏联的高等教育和科学技术体制模式，没有将高校科技放到国家科技体系的应有位置。国家把科学研究的资源集中到科学院系统，弱化了以大学为依托的科学研究。1977年8月，邓小平发表“关于科学和教育工作的几点意见”的谈话。他指出：“高等院校，特别是重点高等院校，应当是科研的一个重要方面军，这一点要定下来。它们有这个能力，有这方面的人才。事实上，高等院校过去也承担了不少科研任务，随着高等院校的整顿，学生质量的提高，学校的科研能力会逐步增强，科研的任务还要加重。朝这个方向走，我们的科学事业的发展就可以快一些……我们现在还不能让所有的高等院校普遍加重科研的分量，但是重点大学都要逐步加重科研的分量，逐步增加科学的任务。从科研队伍的数量来说，若干年后，学校的科研机构也许同专业研究机构大致相等。”邓小平关于高等院校应成为科研中心的思想开辟了“研究型”职能探索的新局面。

20世纪90年代起，我国创建研究型大学的呼声越来越高，研究型大学在提升国家科技竞争力方面的重要性越来越受到我国政府和全社会的重视。很多学者或机构对研究型大学的内涵、特征以及发展建设等进行了研究。“两个中心”方针的提出和一系列具体措施的落实，使高等学校的科学研究工作更加普及和深入,使高等学校的功能开始以教学为主,科学研究、生产劳动为辅,逐步向既是教育中心、又是科研中心过渡,研究职能的地位得到进一步发展。

经过改革开放40多年来的发展,我国高等学校科学研究职能在学校中的地位不断提高,一批高水平大学在政策的支持下正成为国家创新体系的重要力量。在借鉴美国卡内基教育促进基金会关于研究型大学分类标准的基础上,上海交通大学高等教育研究院根据我国高校人才培养和科学研究的实际情况,制订了定量指标体系,将我国103所大学划归为研究型大学,并进一步将我国研究型大学分为世界知名大学、国内著名大学、学科/区域特色大学和一般大学。

2004年2月,教育部发布《2003—2007年教育振兴行动计划》,提出“继续实施‘985工程’,努力建设若干所世界一流大学和一批国际知名的高水平研究型大学”。“研究型大学”这一概念首次正式在我国官方文件中被提及,成为我国高等教育发展重要目标之一。

(二)“研究型”职能的深化

研究型医院的提出将“研究型”职能进一步深化。我国大多数公立医院集合了大量优秀的人力资源,并拥有较好的科研设施和基础条件。因此,大多数公立医院开展科研,根据疾病治疗和患者护理的需求进行临床研究,应用科研成果,产生直接及间接的经济效益和社会效益。研究型医院的提出势必进一步提升医院的研究型职能,充分发挥医院的科研与临床优势,进一步落实国家创新战略,提高我国的自主创新能力。

(三)研究型医院的理论基础

1.转化医学研究是研究型医院的实质

研究型医院创新的重点是提高临床诊治水平,创新的聚焦点是生物医学领域,创新的模式是转化医学。研究型医院为转化医学的发展和应用提供了极好的平台,基本内涵从根本上是一致的。诊治疾病再也不能满足于临床技术的重复和治疗经验的复制,而是通过越来越多的科技创新成果推动临床诊治水平的提高。不断将重大疾病的临床问题转化为生物学科学问题,以现代科学技术手段开展研究,然后将这些研究成果转化为临床研究,从而揭示重大疾病的发病机制,并且为新的诊断技术及治疗方法提供理论依据和新技术。转化医学研究已成为提升诊治水平的重要途径,以及解决临床疑难问题的经典和有效途径。

普遍认为,转化医学是研究型医院的实质。研究型医院的建设就是促进转化医学逐渐走向成熟。研究型医院要发展为高端形态，必须具有高水平的临床科学家、高平台的学科资源和较强的成果转化应用能力。因此，研究型医院不能靠准入，而要靠建设，是一个动态的过程。

2. 循证医学研究是研究型医院的重要特征

循证医学的核心是所有 T1 型转化医学临床诊断和治疗决策必须建立在最佳证据的基础之上。它强调临床医师应在仔细采集病史和体格检查的基础上，根据临床实践中需要解决的问题，进行有效的文献检索，并对其进行评价，找到最适宜和有力的证据，通过严谨的判断，将最适宜的诊断方法、最精确的预后估计及最安全、有效的治疗方法用于对每个具体患者的服务。循证医学的突出特征在于，任何医疗决策都应建立在新近最佳临床科学研究证据基础上，以保证决策的科学化。研究型医院的创建应具有一定的证据证明研究型医院的内涵，并具备其固有的特征以区别于其他医院。

参考文献

[1] 赵晨，田贵华，张晓雨，等.循证医学向循证科学发展的内涵和思考[J].中国循证医学杂志，2019，19(05)：510－514.

[2] 刘哲然.从经验医学、循证医学到精准医学的演变及评价[J].医学与哲学，2017，38(20)：81－84.

[3] 李幼平，李静，孙鑫，等.循证医学在中国的起源与发展：献给中国循证医学20 周年[J].中国循证医学杂志，2016，16(1)：2－6.

[4] 喻佳洁，李琰，陈雯雯，等.循证医学的产生与发展：社会需求、学科发展和人文反思共同推动[J].中国循证医学杂志，2019，19(1)：107－113.

[5] 曾宪涛.再谈循证医学[J].武警医学，2016，27(07)：649－654.

[6] 徐静，张林，张晓文，等.循证医学实践与转化医学的关系探讨[J].中国医学伦理学，2013，26(04)：479－480.

[7] 常健博，陈亦豪，冯铭，等.医智融合开启循证医学新时代[J].中华医学杂志，2022，102(5)：382－384.

[8] 董尔丹，胡海，洪微.浅析转化医学与医学实践[J].科学通报，2013，58(1)：53－62.

[9] 李鹏，户宏艳，孟若娟.秉持转化医学理念 促进研究型医院的建设与发展

[J].中华医学科研管理杂志.2017,30(3):161-168.
[10] 唐汉庆,黄照权.转化医学指导下研究型医院建设的探讨[J].中国医院管理,2012(10):7-8.
[11] 李永昌,杨晓丽,罗冰等.以转化医学推动研究型医院建设[J].解放军医院管理杂志,2015,22(03):254-256.
[12] 王延军.论研究型医院的转化医学体系机制建设[J].中国研究型医院,2014,1(01):51-56.
[13] 王政.从研究型大学到研究型医院的偶然性和必然性[J].中国研究型医院,2020,7(03):3-6.
[14] 李平,王丽敏.国外研究型大学国际化发展战略研究综述[J].世界教育信息,2011(8):44-47.
[15] 徐峰,夏海萍,贾冠春,等.不同英文译法背景下的研究型医院内涵研究[J].中医药导报,2017,23(14):120-123.
[16] 王怡,张家文,王艺,等.研究型医院创新发展的关键要素研究[J].产业与科技论坛,2023,22(17):34-37.
[17] 泰银河.研究型医院管理学[M].北京:人民军医出版社,2014.
[18] 李晓雪,刘海峰,郝昱文,等.研究型医院的历史溯源与发展定位[J].中国医院,2016,20(4):20-22.
[19] 周娇娇,陈齐山.转化医学发展背景下医学生临床科研复合型人才的培养[J].中国继续医学教育,2023,15(20):187-192.
[20] 郜恒骏.临床转化CBDTM新模式:实践到理论[J].实用器官移植电子杂志,2023,11(5):400-403+383.
[21] 郝晓赛,龚宏宇,郑直.构建医学研究与医学实践的桥梁:北京地区研究型病房设计初探[J].新建筑,2023(1):11-16.
[22] 代倩倩,王燕平,商洪才,等.从循证医学与转化医学谈中医药临床研究发展[J].生物医学转化,2022,3(03):2-6.
[23] 张雨桐,刘健,陈诗雨,等.转化医学发展对科研管理工作的启示[J].经济师,2022,(9):249-250.
[24] 李玲,葛春雷.转化医学的科研组织模式研究:以德国为例[J].科研管理,2022,43(8):129-139.

[25] 郎景和. 医学的观念和医学的发展(英文)[J]. Chinese Medical Sciences Journal, 2022, 37 (2): 91 - 94.
[26] 王畅,王蒲生. 欧洲转化医学平台对中国医学转化中心建设的启示[J]. 科技管理研究, 2022, 42 (4): 60 - 65.
[27] 李慧,李闻涓,侯志伟,等. 将基础研究转化为产业化研究的探索[J]. 中国合理用药探索, 2022, 19 (1): 11 - 14.
[28] 张建. 中美转化医学发展比较研究[J]. 药品评价, 2022, 19 (1): 60 - 64.
[29] 陈颖,侯宁宁,陈荣荣,等. 将临床需求转化成开发研究的探索[J]. 中国合理用药探索, 2021, 18 (11): 6 - 9.
[30] 阿依谢姆古丽・阿力马斯,温浩. 试述转化医学的发展与实践[J]. 生物医学转化, 2021, 2 (3): 93 - 98.
[31] 鄢闻,刘文庸. 基于文献计量学的国内外转化医学研究热点与前沿分析[J]. 第二军医大学学报, 2021, 42 (9): 1021 - 1031.
[32] 胡玮薇,汪凯,柯道平. 某地方高校转化医学发展的实践与对策[J]. 江苏卫生事业管理, 2021, 32 (6): 812 - 814.
[33] 刘智洁,郑紫薇,肖元梅,等. 医学研究生循证能力的表现形式及培养方式[J]. 医学教育管理, 2023, 9 (5): 599 - 604.
[34] 李佳斌,张萌,张优良. 地方高水平研究型大学文化建设思考与实践[J]. 大众文艺, 2024, (5): 183 - 185.
[35] 王洪才. 新型研究型大学: 优势・挑战・前景[J]. 大学教育科学, 2024, (02): 32 - 38.
[36] 赵建龙. 关于我国研究型大学发展规划的战略思考[J]. 公关世界, 2024, (2): 124 - 126.
[37] 马宏伟. 应用研究型大学:理论内涵、功能定位与路径探索[J]. 高等工程教育研究, 2024 (1): 10 - 15.
[38] 周小明,王丹,尹永超,等. 研究型医院的实践经验与路径探索[J]. 中国医院院长, 2023, 19 (24): 75 - 77.

第三章 国外研究型医院建设启示

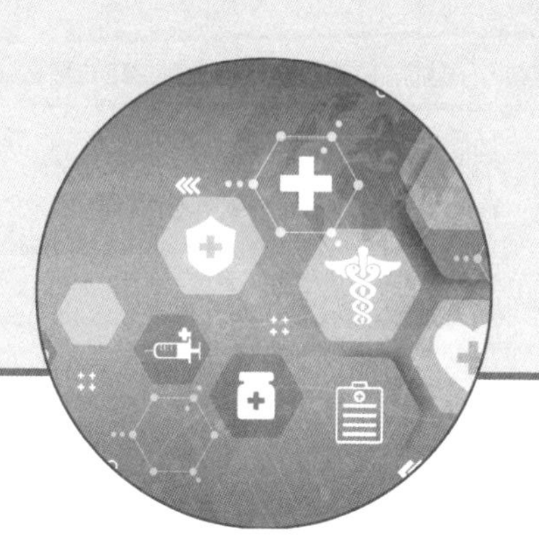

研究型医院是一种可持续发展模式和医院管理理念，成果转化、人才培养、科学研究和诊疗水平是研究型医院建设的重点。国外医院在其研究型大学成功发展的经验和基础上，在建设中通过逐步完善研究与教育转化、重视人才培养、丰富科研成果与资源、提高医疗服务质量与诊疗水平，逐渐激发医院的创新能力，推动医院发展。本章选取了10所国外著名医院，重点分析其成果转化、人才培养、科研投入和诊疗水平四个方面特征，为我国研究型医院发展提供借鉴。

第一节 国外研究型医院建设

国外并没有明确提出研究型医院(research oriented hospital)这一概念，文献中多是关于研究型大学(research oriented university)的描述，基本没有提及研究型医院。但是在研究型大学成功发展的经验和基础上，国外著名医院的发展模式基本都符合研究型医院的发展理念。他们多数隶属于大学，也有部分不隶属于大学的医学中心。这些著名医院的发展经验对我国探索适合本国的研究型医院的建设道路有重要借鉴意义。

根据美国《新闻周刊》(*Newsweek*)发布的2022年度世界最佳医院榜单(World's Best Hospitals 2022)，选取其中排名前10的医院作为国际上研究型医院的代表，分析其建设和发展特征，以期为国内研究型医院建设提供参考。

一、北美

（一）美国

榜单中排名前列的10所医院中有5所都位于美国，包括梅奥诊所（Mayo Clinic）、克利夫兰诊所（Cleveland Clinic）、麻省总医院（Massachusetts General Hospital，Mass General or MGH）、约翰斯·霍普金斯医院（Johns Hopkins Hospital，JHH）和罗纳德·里根医学中心（Ronald Reagan UCLA Medical Center，RRMC）。

梅奥诊所（Mayo Clinic）是明尼苏达州的第二大非营利性组织，虽被称为“诊所”，但实际上是一所拥有悠久历史的综合医学中心。其前身是由梅奥医生于1864年开设的一家私人诊所，于1889年在明尼苏达州罗切斯特正式成立，又分别于1986年在佛罗里达州杰克逊维尔和1987年在亚利桑那州斯科茨代尔开设了分院。1992年成立的梅奥诊所卫生系统（Mayo Clinic Health System，MCHS）还包含了明尼苏达州、艾奥瓦州和威斯康星州的多个小诊所和医院，从最初19个发展到2020年86个。2020年，梅奥诊所接诊了来自全美50个州以及近140个国家和地区的100多万名患者，拥有63个研究中心，如阿尔茨海默病、多发性硬化症、肾脏病等研究中心，年研究经费约9.3亿美元，全职研究人员超过4000名。2021年，梅奥诊所再次荣登《美国新闻与世界报道》（*U.S. News & World Report*）公布的2021—2022全美最佳医院综合排名榜首，其中14个成人专科和8个儿童专科名列前茅。此外，梅奥诊所还经营着梅奥诊所医学科学院（Mayo Clinic College of Medicine and Science，MCCMS），是一所仅招收研究生的私立研究型大学，始于1915年，下设五个学院，其中医学院（Alix School of Medicine）在2021—2022全美最佳医学院（研究生院）排名中位列第11位。

克利夫兰诊所（Cleveland Clinic）是美国的一所非营利性学术医疗中心，集医疗、研究和教育三位一体，始建于1921年2月28日，隶属于俄亥俄州一家非营利性公司——克利夫兰临床基金会，并由其经营，是凯斯西储大学克利夫兰诊所勒纳医学院（Case Western Reserve School of Medicine，CWRU SOM）、俄亥俄大学骨科医学院（Heritage College of Osteopathic Medicine，OU-

HCOM)和肯特州立大学足科医学院(Kent State University College of Podiatric Medicine, KSUCPM)的教学医院。克利夫兰诊所本部位于克利夫兰市,在佛罗里达州、内华达州、加拿大多伦多、阿联酋阿布扎比和英国伦敦开设有分院。克利夫兰诊所始终将患者作为核心,在临床运营、患者体验和护理质量方面有着近百年的优秀医疗实践经验,创造了许多医学突破,包括冠状动脉搭桥手术和美国首例面部移植手术,是被美国以及全世界所公认的顶级医疗中心之一,尤其是在医疗技术和医疗管理系统,以及心血管疾病治疗方面。

麻省总医院(MGH)是哈佛医学院(Harvard Medical School, HMS)最早和规模最大的教学医院,位于马萨诸塞州波士顿市西区,是美国历史最悠久的三所医院之一;1810 年哈佛医学院迁至波士顿之后,麻省总医院便开始进行规划,最终于 1811 年建成。该院是生物医学研究领域的领导者,每年研究经费逾 10 亿美元,是美国国立卫生研究院(National Institute of Health, NIH)资助最大的医院研究项目,研究计划横跨全院 30 多个临床科室和中心,拥有因创新性而闻名世界的 5 大跨学科医学中心——癌症中心、心脏中心、消化中心、移植中心和血管中心,大部分医师同时也在哈佛医学院承担教学任务。2021 年,麻省总医院研究人员在高影响因子期刊上发表的文章数量远超美国其他医院,位居自然指数(Nature Index)医疗机构榜首。

约翰斯·霍普金斯医院(JHH)是一所位于美国马里兰州巴尔的摩市的大型综合医院,是约翰斯·霍普金斯大学医学院(Johns Hopkins University School of Medicine, JHUSOM)的教学与科研医院;受商人约翰斯·霍普金斯遗赠资助,于 1889 年建成。约翰斯·霍普金斯医院及其医学院被认为是美国现代医学的创始机构,创造了医学史上的多项第一,包括第一例完全变性手术、第一例心脏搭桥、第一例新生儿法洛四联症手术等。许多今天在医院里习以为常的操作,如在外科手术中使用橡胶手套、心肺复苏术、肾透析等,都是在约翰斯·霍普金斯医院开始的。人类第一次分离出脊髓灰质炎病毒、发现 DNA 的限制性内切酶、发现脑内啡等,也都是由约翰斯·霍普金斯医院的研究人员完成的。

罗纳德·里根医学中心(RRMC),通常也被称为加州大学洛杉矶分校医学中心(UCLA Medical Center),位于美国加利福尼亚州洛杉矶市,被《美国新闻与世界报道》评为在美国西海岸排名第一的医院。加州大学洛杉矶分校医学中心最早建于1955年,发展半个多世纪之后,1994年洛杉矶发生强烈地震,随后应加州法案要求,于2008年搬迁至新址,正式被命名为罗纳德·里根医学中心。罗纳德·里根医学中心拥有涵盖几乎所有主要医学和护理专业及牙科的研究中心,是加州大学洛杉矶分校的主要教学医院,其急诊科是经过认证的成人及儿童患者一级创伤中心。罗纳德·里根医学中心是加州大学洛杉矶分校健康中心(UCLA Health)的组成部分,加州大学洛杉矶分校健康中心是一个由加州大学洛杉矶分校附属的研究型医疗机构组成的综合联盟,包括罗纳德·里根医学中心、圣莫尼卡医学中心(UCLA Medical Center, Santa Monica)、雷斯尼克神经精神病院(Resnick Neuropsychiatric Hospital at UCLA)和美泰儿童医院(UCLA Mattel Children's Hospital)。

(二)加拿大

多伦多综合医院(Toronto General Hospital, TGH)是加拿大安大略省多伦多市的主要教学医院,与多伦多大学医学院关系密切。该院建于1812年,最初为战争期间的军事医院;于1913年迁至现址,并进行多项扩建及改善;1999年与多伦多西部医院(Toronto Western Hospital, TWH)、玛格丽特公主癌症中心(Princess Margaret Cancer Centre)正式联合形成加拿大大学医疗网络(University Health Network, UHN),是加拿大规模最大和资金最雄厚的研究机构。该院拥有北美最大的移植中心,可以为患者进行心脏、肺、肾、肝脏、胰脏、小肠以及其他器官的移植;其彼得·蒙克心脏中心(Peter Munk Cardiac Centre, PMCC)闻名世界,被认为是心脏移植手术和心血管健康的全球领导者。

二、欧洲

(一)德国

夏里特医院(Charité)是一所位于德国柏林的大型医院,也是欧洲最大的教学医院之一。该院拥有300余年的悠久历史,起源于传染病防治,最初是1710年欧洲瘟疫流传时建于柏林城郊的一所隔离检疫机构。2003年,柏林洪堡大学(Humboldt University of Berlin, HU Berlin)与柏林自由大学(Free University of Berlin, FU Berlin)的医学院合并为现在的柏林夏里特医学院(Charité-Universitätsmedizin Berlin),现为柏林大学联盟成员之一。夏里特医院拥有隶属于德国科学基金会的合作研究中心(Collaborative Research Centers),是德国研究最密集的医疗机构之一。德国一半以上的诺贝尔生理学或医学奖获得者,包括埃米尔·冯·贝林、罗伯特·科赫和保罗·埃利希,都曾在夏里特医院工作过。夏里特医院分为 4 个医疗区域,横跨柏林,包括 17 个夏里特中心和 100 多个门诊与科学研究单位,致力于 1000 多个以患者为导向的研究项目。

(二)法国

皮提耶-沙普提厄医院(Pitié-Salpêtrière University Hospital)位于巴黎第十三区,是索邦大学的一所教学医院,也是法国最大和最古老的公立医院,是欧洲最大的医院之一。皮提耶-沙普提厄医院最初是一个火药工厂,于 1656 年被改造为巴黎贫困妇女的临终关怀机构,又于 1657 年与专为乞丐的孩子和孤儿设计的临终关怀中心合并。皮提耶-沙普提厄医院是巴黎医院援助集团(Assistance Publique-Hôpitaux de Paris, AP-HP)的一部分,巴黎医院援助系统是巴黎及其周边运作的大学医院合作系统,是欧洲最大的医院系统,在 52 个医学分支中提供医疗保健、教学、研究、预防和紧急医疗服务。

(三)瑞典

卡罗林斯卡大学医院(Karolinska University Hospital)与卡罗林斯卡学院(Karolinska Institute)是合作关系,主院区位于瑞典首都斯德哥尔摩郊外的索尔纳,建于 1810 年。卡罗林斯卡学院最初是一所军医学校,如今是一所以研究为主导的医科大学,同时也是世界上最大、最负盛名的医学院之一。学院中有一个委员会,专门负责颁发诺贝尔生理学或医学奖。除此之外,该院也是欧洲研究型大学联盟成员之一。卡罗利斯卡大学医院是瑞典最大的训练研究中心之一,主导了全瑞典 30%医学训练与 40%医学和生命科学学术研究;以心脏外科、生殖医学、胎儿医学、泌尿外科、神经外科等科室而闻名,是欧洲 18 个主要关注罕见病的转诊医院之一。

三、亚洲

舍巴医疗中心(Sheba Medical Center)成立于 1948 年,位于以色列特拉维夫,是以色列乃至中东地区规模最大、最全面的医疗中心,也是以色列第一所为患者提供人造心脏和第一例试管婴儿出生的医疗中心。这家隶属于特拉维夫大学(Tel Aviv University，TAU)的三级转诊医院涉及几乎所有专科，其产科、妇科、儿科、新生儿科、康复科等专业都在国际上享有较高声誉，每年为超过 100 万名患者提供服务。以色列超过 25%的医学临床研究都在舍巴医疗中心进行，舍巴医疗中心还与几乎所有以色列医疗机构合作，提供医学教育，推动医学专业的未来发展。

第二节 国外研究型医院特征

一、转化医学成熟

转化医学是将医学基础实验室研究成果快速有效地转化为临床医学应用，即形成从实验室到临床、再从临床到实验室的连续过程，主要目的是为打破基础研究与临床医学之间壁垒，在两者之间架起桥梁，努力缩短从基础研究到临床应用的时间，使基础研究成果快速转化为临床诊疗新技术、新药品、新方法等，从而有效促进研究型医院建设发展。

(一)美国转化医学系统化发展

美国转化医学发展主要由国家统筹规划，以国家基金为开端，系统化发展前进。2005 年，美国国立卫生研究院发布新的医学研究路线图，率先倡导临床与转化医学研究实践。NIH 将自 1960 年开始资助实施的临床研究中心计划(General Clinical Research Center，GCRC)终止，重新规划其项目资金，与研究专业发展化基金等 NIH 其他资源合并，将原先基金整合之后新设立临床与转化科学基金(Clinical and Translational Science Awards，CTSA)项目。

NIH 以基金形式资助建立临床与转化科学中心，引导和推动转化医学发展。项目基金采用合作协议模式，5 年为一个周期。首先，机构可以通过多项基金组合申请，成为转化医学中心；例如，一般机构需要申请到 UL1 基金(与特定机构的合作协议)和与其相关的 KL2 基金(指导职业发展基金)，同时也应包括选择性的 TL1 基金(相关训练基金)。然后，机构应对自身转化医学发展进行布局，形成主线。此外，其他机构也可以申请临床与转化科学基金，参与该机构的转化医学项目，促进多方合作，形成转化支线。如此，主线和支线组合形成转化医学网络,集聚研究资源,共同开展转化医学研究。

2012年,NIH设立国家转化科学促进中心(The National Center for Advancing Translational Sciences, NCATS),将CTSA项目并入。对于整个庞大的转化医学研究体系来说,最主要的推动机构就是NCATS,下设行政管理办公室、基金管理与科学审查办公室、罕见疾病研究办公室、政策/沟通和教育办公室、策略联盟办公室、临床前创新分部、临床创新分部7个部门。该机构作为NIH下属27个机构之一,致力于开发创新方法,减少、消除或绕过转化医学研究进程中昂贵、耗时的瓶颈问题,以加快向患者提供新技术、新药品和新设备的速度。

截至2021年,NCATS在全美已资助66个临床与转化科学中心(Clinical and Translational Science Centers, CTSCs)(见表3-1),定期根据申请和评估滚动资助资金,年均资助5亿美元左右。

表3-1 美国66个临床与转化科学中心

临床与转化科学中心依托机构	设立时间	所在地
哥伦比亚大学健康科学中心	2006	纽约
杜克大学	2006	达勒姆
梅奥医学中心	2006	罗切斯特
俄勒冈健康与科学大学	2006	波特兰
洛克菲勒大学	2006	纽约
加州大学戴维斯分校	2006	戴维斯
加州大学旧金山分校	2006	旧金山
宾夕法尼亚大学	2006	费城
匹兹堡大学	2006	匹兹堡
罗切斯特大学	2006	罗切斯特
得克萨斯大学健康科学中心	2006	休斯敦
耶鲁大学	2006	纽黑文
凯斯西储大学	2007	克利夫兰
埃默里大学	2007	亚特兰大
约翰斯·霍普金斯大学	2007	巴尔的摩

（续表）

临床与转化科学中心依托机构	设立时间	所在地
芝加哥大学	2007	芝加哥
爱荷华大学	2007	爱荷华城
密歇根大学安娜堡分校	2007	安娜堡
华盛顿大学	2007	西雅图
威斯康星大学麦迪逊分校	2007	麦迪逊
得州大学西南医学中心	2007	达拉斯
范德比尔特大学医学中心	2007	纳什维尔
圣路易斯华盛顿大学	2007	圣路易斯
康奈尔大学威尔医学院	2007	纽约
斯坦福大学	2008	加利福尼亚
阿尔伯特·爱因斯坦医学院	2008	布朗克斯
波士顿大学医学院	2008	波士顿
哈佛医学院	2008	波士顿
印第安纳大学—普渡大学印第安纳波利斯联合分校	2008	印第安纳波利斯
西北大学芝加哥分校	2008	芝加哥
俄亥俄州立大学	2008	哥伦布
斯克里普斯研究所	2008	拉霍亚
塔夫茨大学波士顿分校	2008	波士顿
北卡罗来纳大学教堂山分校	2008	教堂山
阿拉巴马大学伯明翰分校	2008	伯明翰
科罗拉多大学丹佛分校	2008	奥罗拉
得克萨斯大学健康科学中心	2008	圣安东尼奥
犹他大学	2008	盐湖城
西奈山伊坎医学院	2009	纽约
南卡罗来纳医科大学	2009	查尔斯顿
纽约大学医学院	2009	纽约
辛辛那提大学	2009	辛辛那提

（续表）

临床与转化科学中心依托机构	设立时间	所在地
佛罗里达大学	2009	盖恩斯维尔
伊利诺伊大学芝加哥分校	2009	芝加哥
得克萨斯医科大学加尔维斯顿分校	2009	加尔维斯顿
阿肯色大学医学科学院	2009	小石城
国立儿童研究所	2010	华盛顿
乔治城大学	2010	华盛顿
威斯康星医学院	2010	密尔沃基
马萨诸塞大学医学院	2010	伍斯特
加州大学圣地亚哥分校	2010	拉霍亚
加州大学欧文分校	2010	欧文
新墨西哥大学健康科学中心	2010	阿尔伯克基
南加州大学	2010	洛杉矶
弗吉尼亚联邦大学	2010	里士满
宾夕法尼亚州立大学赫尔希医学中心	2011	赫尔希
加州大学洛杉矶分校	2011	洛杉矶
堪萨斯大学医学中心	2011	堪萨斯城
肯塔基大学	2011	列克星敦
明尼苏达大学	2011	明尼阿波利斯
迈阿密大学医学院	2012	珊瑚山墙区
达特茅斯学院	2013	汉诺威
纽约州立大学布法罗分校	2015	阿默斯特
维克森林大学健康科学中心	2015	温斯顿-塞勒姆
罗格斯大学生物医学与健康科学中心	2019	新不伦瑞克
弗吉尼亚大学	2019	夏洛茨维尔

数据来源：NCATS 官网

NCATS 持续推动覆盖整个转化医学发展周期的项目和方案，涉及基础研究、临床前研究、临床研究、临床实施、公共卫生等各方面:3D 组织生物打印项目、创新研究探索专业平台(ASPIRE)、大流行抗病毒项目(APP)、检测开发和筛选技术(ADST)、试验指导手册、定制基因治疗联盟(BGTC)、生物医学数据转化、弥合干预性发展差距(BrIDGs)、化学技术、临床和转化科学基金(CTSA)项目、罕见病(CTR)临床试验资助项目、现有分子新治疗用途、早期转化分支(ETB)、功能基因组学实验室、遗传和罕见病信息中心(GARD)、帮助结束成瘾长期倡议、信息学研究与科学应用、基质组合筛选、缩短罕见病诊断的多学科机器辅助/基因组分析和临床方法、国家 COVID 队列协作(N3C)、以患者为中心的治疗开发工具包、NIH 共同基金项目、开放数据门户、辉瑞治疗创新中心(CTI)、平台载体基因治疗(PaVe-GT)、罕见病临床研究网络(RDCRN)、罕见病登记项目(RaDaR)、小企业创新研究(SBIR)和小企业技术转让(STTR)、干细胞转化实验室(SCTL)、罕见和被忽视疾病治疗(TRND)、药物筛选组织芯片、21 世纪毒理学(Tox21)、COVID-19 转化方法。

综合来看,美国转化医学发展模式已较为成熟,以各临床与转化科学中心为"点"、转化医学研究项目为"线",形成转化医学研究网络,系统化推动转化医学发展。

美国医院也由 NCATS 资助分别成立了各自临床与转化科学中心(表 3-2)。2006 年,梅奥诊所临床与转化科学中心(Mayo Clinic Center for Clinical and Translational Science)推进了 63 个转化医学项目。2007 年,克利夫兰诊所勒纳研究所(Lerner Research Institute)推进了 14 个转化医学项目。2008 年,麻省总医院研究所(Mass General Research Institute)成立,推进了 40 多个转化医学项目,20 多个科室参与其中。2007 年约翰斯·霍普金斯临床与转化研究所(Johns Hopkins Institute of Clinical and Translational Research),拥有 60 多个合作单位,转化医学项目涉及药物、生物疫苗、生物标记、临床诊断检测、社区行为与系统干预等。2011 年罗纳德·里根医院临床与转化研究中心(Clinical and Translational Research Centers at UCLA)成立。

表 3-2 美国 5 所医院相关转化医学机构

医院	国家	转化医学机构	资助单位	成立时间
梅奥诊所	美国	梅奥诊所临床与转化科学中心	国家转化科学促进中心	2006

（续表）

医院	国家	转化医学机构	资助单位	成立时间
克利夫兰诊所	美国	克利夫兰诊所勒纳研究所	国家转化科学促进中心	2007
麻省总医院	美国	麻省总医院研究所	国家转化科学促进中心	2008
约翰斯·霍普金斯医院	美国	约翰斯·霍普金斯临床与转化研究所	国家转化科学促进中心	2007
罗纳德·里根医院	美国	罗纳德里根医院临床与转化研究中心	国家转化科学促进中心	2011

数据来源：各医院和机构官网

（二）欧洲转化医学整合式发展

欧洲各国转化医学发展主要通过制订转化医学相关战略协调框架，整合各医疗机构和学术中心现有临床研究资源而实现发展。

1993年，法国首次制订临床研究项目，成立临床研究中心（clinical investigation centers，CICs），由专业临床—科研人员组成，重点对多学科、技术交叉性强的临床项目进行研究，将临床研究平台从临床单位转移至临床研究中心，极大地改变了在法国进行生物医学研究的方式。

2001年，瑞典成立瑞典研究委员会（Vetenskapsrådet），支持和促进瑞典科学领域的基础研究，资助瑞典临床研究项目（Clinical Studies Sweden）。

2004年，英国推出科学与创新投资框架（Science and Innovation Investment Framework 2004—2014），进行医学研究基金改革。2007年，健康研究战略协调办公室（The Office for Strategic Coordination of Health Research，OSCHR）和转化医学委员会（Translational Medicine Board，TMB）成立，将“基础研究新发现转化为新治疗方法并服务于临床实践”列入医学研究战略。

直至2007年，欧洲转化医学基础设施（EATRIS）成立，为维持欧洲在生物医学研究和健康产业的竞争力而致力于开展转化医学研究，欧洲转化医学研究资源正式得到整合。EATRIS陆续由欧盟第七框架计划（FP7，2007—2013）、地平线 2020 计划(Horizon 2020, 2014—2020)和欧洲地平线计划(Horizon Europe, 2021—2027)资助,但其服务对象不局限于欧盟成员国,还包括已脱欧的英国。EATRIS 通过整合欧洲 14 个国家医学研究中心和医疗机构的转化医学研究工作流程,覆盖医学诊疗全产品开发链条,使其成为真正的欧洲转化医学基础设施中心。EATRIS 为欧洲 127 个顶级学术中心提供大量临床前和临床专业知识和设施,以改善和优化药物、疫苗和诊断工具的临床前和早期临床开发;为医疗机构在各医学研究领域提供广泛的研究服务;同时与公共资助机构、慈善机构和政府部门合作,共同优化转化医学研究和创新环境。

欧洲医院少有独立转化医学机构,更多是与其他医院或医学院合作进行(见表 3-2)。

夏里特医院转化医学机构为柏林卫生研究所(Berlin Institute of Health, BIH),最早由夏里特医学院和亥姆霍兹协会(Helmholtz Association, MDC)于 2013 年联合创立,2021 年全部并入夏里特医院;资助经费 90%来自德国联邦教育与研究部(Federal Ministry of Education and Research, BMBF),10%来自柏林州政府;下设 4 个主要部门,BIH 学院(BIH Academy, BIA)不断培养具有转化技能和兴趣的医生和科学家,BIH QUEST 中心(BIH QUEST Centre)开发并应用能提高各阶段研究质量和可持续性的新方法,BIH 转化中心(BIH Translation Booster)研究能克服医学转化链条上障碍的机制和激励措施,BIH 创新中心(Charité BIH Innovation)旨在将各阶段创新理念转化为有针对性的临床解决方案,涉及再生疗法、血管生物医学、个性化单细胞治疗 3 个重点方向。

皮提耶-沙普提厄医院转化医学机构主要有巴黎转化神经科学研究所(Paris Institute for Translational Neurosciences, IHU-A-ICM),包括成像和电生理学平台、数据处理和生物统计学中心、2 个建模中心(动物和细胞模型、分子筛选)以及 1 个临床研究中心,研究涉及帕金森病、阿尔茨海默病、多发性硬化症、癫痫和精神疾病等;合作参与罕见病生物疗法研究所(Biotherapies Institute for Rare Diseases, BIRD)和生物医学成像研究所(Insititute of Biomedical Imaging, I2BM);资助主要来自 NeurATRIS(EATRIS 法国部分,致力于对神经系统生物学和病理生理学机制的转化医学研究,包括神经影像学检查、功能评估、神经退行性疾病模型、治疗方法等)。

卡罗林斯卡大学医院也是EATRIS成员之一，其转化医学机构主要有瑞典国家生物质谱基础设施(Swedish National Infrastructure for Biological Mass Spectrometry, BioMS)，于2015年由卡罗林斯卡大学、隆德大学(Lund University)、查尔姆斯理工大学(Chalmers University of Technology)、哥德堡大学(University of Gothenburg)联合成立，由瑞典研究委员会(Vetenskapsrådet)和参与大学共同资助。

(三)其他

多伦多综合医院未建立独立转化医学机构，该医院与多伦多西部医院、玛格丽特公主癌症中心共3所医院，以及多伦多康复研究所(Toronto Rehabilitation Institute)、米切纳研究所(Michener Institute)共同组成，加拿大大学医疗网络(UHN)，进行转化医学研究。研究重点包括癌症、心脏病学、器官移植、免疫学、传染病、卫生服务、康复、健身和运动、神经和视觉科学、肌肉骨骼疾病、社区和人口健康等。

舍巴医疗中心本身就是转化医学研究主要机构，该中心整合了各学科基础研究、转化研究和临床研究，联合本土和全球各医学研究中心、大学和医疗产业，构建独特协作网络。临床研究人员、科学家、医生和学术界组成多学科研究团队，努力将科学技术最新突破转化为新治疗方法、设备和诊断工具，促进“bench to bedside”的有效转化。合作对象包括以色列国内与国际顶级生物技术和医疗公司，还获得美国联邦政府资助。

二、人才培养严格

人才培养工作作为医院教学工作的重要组成部分，以培养优秀医学人才为主要目标，以开展科研实践为培养手段，对研究型医院的建设起到了积极的推动作用。医学院和医院对人才的培养，包括研究生教育和临床诊疗高素质人才，这已经成为人才培养的主要方式，各国都很重视人才的培养，但各具特色。

国外医学人才的培养基本都遵循研究型大学科教研相结合的培养理念，采用精英教育的模式，对学生的准入和毕业及教员的选拔进行严格把关，为学生提供连续的合作的学习环境、优秀的导师、世界一流学习资源、独特的教学模式和充足的资金支持，有利于学生取得成功。国外著名医院基本都有着与其紧密相关联的医学教育机构(见表3-3)。大部分情况下，这些教学医院可以理解为其所属医学教育机构校园的一部分。医院医师大多同时在医学院任教,促进了科教研的融合,通过小组教学和研讨班,学生可以与世界顶尖的专家面对面进行学术交流,共同提升团队中每位成员的职业素质,追求卓越。

大部分国外医院都隶属于研究型大学医学院,即医院是研究型大学医学院的教学医疗机构。麻省总医院是哈佛医学院最早和规模最大的教学医院;哈佛医学院是哈佛大学的研究生医学院,是美国最古老的医学院之一,在《美国新闻与世界报道》医学院排名中常年位居榜首。多伦多综合医院是多伦多大学医学院的主要教学医院;多伦多大学医学院与 10 个医院共同组成教育体系——加拿大大学医疗网络,为加拿大国内外患者提供医疗、研究和咨询服务,医院医师可以同时担任医学院教员职位,他们构成了加拿大最大的医学及生命科学科研集群。夏里特医院是柏林夏里特医学院的教学医院;夏里特医学院为柏林洪堡大学与柏林自由大学的医学院合并而成,在 2022 年泰晤士高等教育医学排名中位列德国第 1 位,欧洲第 7 位。约翰斯·霍普金斯医院是约翰斯·霍普金斯大学医学院的教学与科研医院;约翰斯·霍普金斯大学医学院在全美医学院排名中始终名列前三,且是每年接受来自美国国立卫生研究院研究资助最多的单位。皮提耶-沙普提厄医院是索邦大学医学院的教学医院;索邦大学医学院为法国最好的医学院,其校区位于皮提耶-沙普提厄校区和圣安东尼校区,即两家教学医院内。卡罗林斯卡大学医院是卡罗林斯卡学院的教学医院;卡罗林斯卡学院在全世界高等教育中,是最大的一所单一医学院,设有专门负责颁发诺贝尔生理学或医学奖的委员会,在 2022 年泰晤士高等教育医学排名中位列瑞典第 1 位,欧洲第 4 位。罗纳德·里根医学中心是加州大学洛杉矶分校的主要教学医院;加州大学洛杉矶分校健康科学专业包括大卫·格芬医学院、护理学院、牙科学院和费尔丁公共卫生学院,与附属医学中心和研究机构共同组成加州大学洛杉矶分校健康中心。舍巴医疗中心隶属于特拉维夫大学萨克勒医学院;特拉维夫大学是一所以色列国立大学,其萨克勒医学院与美国纽约州立大学有长期合作计划,学生可在美国医疗机构进行临床实习。

其中,克利夫兰诊虽然也是三所医学院的教学医院(凯斯西储大学克利夫兰诊所勒纳医学院、俄亥俄大学骨科医学院和肯特州立大学足科医学院),但是其与三所医学院关系较为独特,更像是合作关系。不同于凯斯西储大学医学院(1843 年建立),凯斯西储大学克利夫兰诊所勒纳医学院于 2002 年由克利夫兰诊所资助建立，开展医师—研究员培训计划，由凯斯西储大学运营，但是财务方面全部由克利夫兰诊所负责；2008 年宣布该计划中所有学生将获得全额学费奖学金，即该学院是美国首个不向学生收取学费的医学院；2019 年更是将校区迁至克利夫兰诊所园区内。同时，克利夫兰诊所也是俄亥俄大学骨科医学院和肯特州立大学足科医学院的教学医院；俄亥俄大学骨科医学院是俄亥俄州唯一的骨科医学院；肯特州立大学足科医学院是美国唯一的完全公立的足科医学院，是美国最早提供足科医学课程的学院之一。

除此之外，也有医院并未依附于大学医学院，而是在建设发展过程中成立了专属的医学教育机构。梅奥诊所医学科学院于 1915 年由梅奥诊所建立并经营，是一所仅招收研究生的私立研究型大学，下设 5 个学院（生物医学研究生院、医学院、持续专业发展学院、继续教育学院和健康科学学院），450 多种课程涉及医学博士学位、哲学博士学位、继续教育培训等，培养 4500 多名学生和培训生。其研究生医学教育培养遍布于梅奥诊所各科研项目中，98%的毕业生可以进入自己理想的科室成为住院医师，80%的学生发表了较高水平的文章。

这些国外著名医院凭借着与医学教育机构的密切关联，在学术产出方面大都取得了卓越的成绩（见表 3－3）。根据 2021 自然指数年度榜单中针对全球医疗机构的统计（Nature Index 2021 Tables：Healthcare Institutions），大部分国外著名医院在严格人才培养的同时都有着都非常优秀的科研产出。自然指数（Nature Index）可以辅助衡量不同机构、国家和地区的人才培养工作。具体而言，自然指数是总部位于伦敦的自然出版集团以指数方式发布、分析高质量科研产出的一种方法，该分析是基于各科研机构在国际上最具影响力的研究型学术期刊上发表的论文数量进行计算和统计，在全球范围内有很大影响力。自然指数主要有两种计量方式来追踪作者的单位信息，一是论文计数（article count，AC），即不论一篇文章有一个还是多个作者，每位作者所在的国家或机构都获得 1 个 AC 分值；二是贡献份额（fractional count，FC），考虑的是每位论文作者的相对贡献，即一篇文章的 FC 总分值为 1，在假定每人的贡献是相同的情况下，该分值由所有作者平等共享。该榜单每年会在指数网站上免费向公众开放。

综合来看，前文提到的 10 所国外著名医院，美国 5 所医疗机构都进入了世界前 100 位，其中麻省总医院表现十分亮眼，贡献份额全球排名位居第 7 位，罗纳德·里根医学中心所属的加州大学洛杉矶分校健康中心位居第14位，梅奥诊所位居第15位，克利夫兰诊所位居第27位；加拿大多伦多综合医院所属的加拿大大学健康网络位居第31位；皮提耶-沙普提厄医院所属的巴黎医院援助集团位居第41位；瑞典卡罗林斯卡大学医院也进入了前100位。

表3-3 国外10所医院相关教育机构和学术产出

医院	国家	医学教育机构	2021自然指数医疗机构排名（论文数AC，贡献份额FC，FC全球排名）
梅奥诊所	美国	梅奥诊所医学科学院	192，59.04（15）
克利夫兰诊所	美国	凯斯西储大学克利夫兰诊所勒纳医学院 俄亥俄大学骨科医学院 肯特州立大学足科医学院	108，29.63（27）
麻省总医院	美国	哈佛医学院	647，93.12（7）
多伦多综合医院	加拿大	多伦多大学医学院	121，25.33（31）[1]
夏里特医院	德国	柏林夏里特医学院	—*
约翰斯·霍普金斯医院	美国	约翰斯·霍普金斯大学医学院	119，9.82（76）[2]
皮提耶-沙普提厄医院	法国	索邦大学皮埃尔和玛丽·居里医学院	218，19.09（41）[3]
卡罗林斯卡大学医院	瑞典	卡罗林斯卡学院	83，7.91（95）
罗纳德·里根医院	美国	加州大学洛杉矶分校医学院	310，69.90（14）[4]
舍巴医疗中心	以色列	特拉维夫大学萨克勒医学院	—*

1 排名为加拿大大学健康网络（UHN），多伦多综合医院隶属于UHN

2 排名为约翰斯·霍普金斯医疗集团（JHHS），约翰斯·霍普金斯医院隶属于JHHS

3 排名为巴黎医院援助集团（AP-HP），皮提耶-沙普提厄医院隶属于AP-HP

4 排名为加州大学洛杉矶分校健康中心（UCLA Health），罗纳德·里根医院隶属于

UCLA Health

＊ 贡献份额全球排名未进前 100

数据来源:2021 自然指数年度榜单,数据范围为 2020 年 1 月 1 日至 2020 年 12 月 31 日

三、科研投入巨大

医学水平的发展,离不开持之以恒的科研工作,尤其是对研究型医院来说,科研工作是其建设的重中之重;而科研工作的开展,离不开人才和经费的巨大投入。在此,主要基于客观数据来对国外医院进行比较(见表 3 - 4)。

医院研究人员主要包括专职研究员、临床科研医师和学院科学家;研究经费主要来自政府资助(包括地方政府和国家政府)、产业赞助(学术界、制药巨头等企业)、医院内部基金等。

2021 年,梅奥诊所有研究人员为 5701 人,包括 4552 名专职研究员、860 名医师和 289 名科学家,涉及 9300 多项正在进行的机构审查委员会批准的临床研究(包括 5381 项 2021 年新项目);2021 年度科研经费约 10.1 亿美元,其中 4.1 亿为院内基金,6.0 亿为外部资助,包括 5688 份有效捐赠合同。

2021 年,所有研究人员约 1200 人,2021 年度研究经费约 3.3 亿美元,其中 1.2 亿为 NIH 资助。

2021 年,麻克利夫兰诊省总医院有研究人员约 9500 人,包括 2000 名主要研究员、1500 名博士后研究员、800 名研究生和 1000 名医师,2021 年度研究经费约 12 亿美元,覆盖 30 个研究部门。

2021 年,多伦多综合医院有研究人员为 1293 人,包括 424 名主要研究员和 373 名实习研究员;2021 年度经费中约 1.1 亿美元来自外部资助。

2021 年,夏里特医院有研究人员为 4988 人,参与 1000 多个临床研究,包括心血管研究和新陈代谢、感染/免疫学和炎症、罕见病和遗传学、肿瘤学、再生疗法、神经科学 6 个重点方向;2021 年度研究经费约 3 亿欧元,其中 1/3 为德国政府资助,2/3 为欧盟资助。

2021 年,约翰斯·霍普金斯医院有研究人员约 2440 人,2021 年度研究经费约 6.8 亿美元,其中 4.9 亿为联邦政府资助(包括 4.4 亿 NIH 资助)。

2021 年,卡罗林斯卡大学医院有研究人员约 2600 人,参与 1300 个正在进

行的临床研究(儿童健康—生殖—妇女健康、癌症、内分泌—糖尿病、炎症—免疫学—感染、心血管—呼吸疾病和神经科学6个重点方向),包括世界上首个为患有严重骨质疏松症的胎儿提供干细胞的研究(获得欧盟BOOBB4经费支持);2021年度科研经费中约23亿瑞典克朗来自外部资助(60%学术和40%企业赞助),40个项目获得欧盟资助,20个欧盟项目正在申请。

罗纳德·里根医院2021年度研究经费约14.3亿美元,其中5.9亿为NIH资助。

2021年,舍巴医疗中心有研究人员约1000人,2021年度经费约3.2亿美元,资助来自内部基金、捐赠、本地和国际研究信托基金、企业等,且由于舍巴医疗中心获得了美国卫生与公共服务部(U.S. Department of Health and Human Services, HHS)关于保护人体受试者的法规认证(Federalwide Assurance, FWA),使其有资格获得美国联邦政府资助,用于涉及人体临床试验的研究。

表3-4 国外10所医院科研经费和人才投入

医院	国家	研究人员	科研经费(2021年)
梅奥诊所	美国	5701	10.1亿美元
克利夫兰诊所	美国	1200	3.3亿美元
麻省总医院	美国	9500	12亿美元
多伦多综合医院	加拿大	1293	1.1亿美元*
夏里特医院	德国	4988	3亿欧元
约翰斯·霍普金斯医院	美国	2440	6.8亿美元
皮提耶-沙普提厄医院	法国	—	—
卡罗林斯卡大学医院	瑞典	2600	23亿瑞典克朗*
罗纳德·里根医院	美国	—	14.3亿美元
舍巴医疗中心	以色列	1000	3.2亿美元

*仅外部资助,院内基金不详

数据来源:各医院官网

四、诊疗水平较高

较高的诊疗水平是研究型医院发展的根基,也是其重要目标和主要特征。

医院知名度和经济效益的提高，也主要通过高水平医疗技术的开发、应用和转化获得。

科研与临床结合是提高诊疗水平的重要途径，依托专科优势实施转化研究也是提高研究型医院诊疗水平、促进人民健康的重要手段。纵观国外著名医院多年的发展，各医院都建立了自己的优势科室(见表 3-5)。

梅奥诊所有 14 个成人专科和 8 个儿童专科在全美享有较高声誉，其中糖尿病及内分泌、消化病及消化外科、妇科、肺病及肺外科和泌尿科在全美排名第一，癌症、心脏病学及心脏外科、耳鼻喉科、老年病、骨科和风湿病也位列全美前五；在 16 个具体治疗方面被评价为高水平，包括结肠癌手术、肺癌手术、腹主动脉瘤修复、心脏病发作、主动脉瓣手术、心脏搭桥手术、心力衰竭、经导管主动脉瓣置换术、糖尿病、产妇护理、肾衰竭、卒中、髋部骨折、髋关节置换术、膝关节置换术、慢性阻塞性肺疾病、肺炎等。

克利夫兰诊所有 13 个成人专科和 10 个儿童专科在全美享有较高声誉，其中心血管病及心脏外科在全美排名第一，癌症、消化病及消化外科、老年病、妇科、肺病及肺外科、风湿病和泌尿科也位列全美前五；在 17 个具体治疗方面被评价为高水平，包括腹主动脉瘤修复、心脏病发作、主动脉瓣手术、心脏搭桥手术、心力衰竭、结肠癌手术、肺癌手术、产妇护理、慢性阻塞性肺疾病、卒中、背部手术、髋部骨折、髋关节置换术、膝关节置换术等。

约翰斯·霍普金斯医院有 15 个成人专科和 10 个儿童专科在全美享有较高声誉，其中精神医学和风湿病在全美排名第一，耳鼻喉科、神经病及神经外科、眼科和泌尿科也位列全美前五；在 15 个具体治疗方面被评价为高水平，包括结肠癌手术、肺癌手术、腹主动脉瘤修复、心脏病发作、主动脉瓣手术、心脏搭桥手术、心力衰竭、经导管主动脉瓣置换术、糖尿病、肾衰竭、卒中、背部手术、髋部骨折、肺炎等。

麻省总医院有 14 个成人专科和 5 个儿童专科在全美享有较高声誉，其中糖尿病及内分泌和耳鼻喉在全美排名第二，精神医学排名第三，眼科排名第四；在 17 个具体治疗方面被评价为高水平，包括糖尿病、结肠癌手术、肺癌手术、腹主动脉瘤修复、心脏病发作、主动脉瓣手术、心脏搭桥手术、心力衰竭、经导管主动脉瓣置换术、肾衰竭、卒中、背部手术、髋部骨折、髋关节置换术、膝关节置换术、慢性阻塞性肺疾病、肺炎等。

罗纳德·里根医学中心有14个成人专科和6个儿童专科在全美享有较高声誉,其中糖尿病及内分泌在全美排名第三,消化病及消化外科、肺病及肺外科、老年病、眼科、骨科和精神医学也位列全美前五;在17个具体治疗方面被评价为高水平,包括糖尿病、结肠癌手术、肺癌手术、腹主动脉瘤修复、心脏病发作、主动脉瓣手术、心脏搭桥手术、心力衰竭、经导管主动脉瓣置换术、肾衰竭、卒中、背部手术、髋部骨折、髋关节置换术、膝关节置换术、慢性阻塞性肺疾病、肺炎等。

加拿大多伦多综合医院的心脏科和器官移植享誉全球。阿杰梅拉移植中心(Ajmera Transplant Centre)是北美最大规模的器官移植中心,可以为患者进行心脏、肺、肾、肝脏、胰脏、小肠以及其他器官的移植,引领移植研究和创新,完成了包括单肺移植手术(1983年)、双肺移植手术(1986年)、保留瓣膜的主动脉根部置换术(1992年)和三重器官移植(双肺、肝脏和胰腺,2015年)在内的多项第一;彼得·蒙克心脏中心是加拿大最大的心脏中心,被认为是心脏移植手术和心血管健康的全球领导者。

德国夏里特医院在骨科和肿瘤科方面处于世界领先地位。骨科中心由骨科和创伤及矫形外科组成,是欧洲最大的骨骼肌肉疾病治疗中心,包括人工关节置换(如髋关节、膝关节、肩关节、肘关节和踝关节)、人工关节翻修术、疑难关节疾病(如严重膝关节畸形、先天性髋关节脱位和髋臼发育不良)、关节镜微创手术等各类骨骼肌肉系统疾病治疗;癌症中心是国际知名的肿瘤治疗中心,欧洲癌症协会及德国癌症协会领头成员;眼科中心在德国同类医疗机构中规模最大,尤其是在眼部肿瘤治疗方面拥有丰富经验,是欧洲唯一通过专业质子刀治疗眼部肿瘤的医疗中心;该院还拥有欧洲最大及最知名的儿科疾病治疗中心,在小儿肿瘤及外科方面享有较高声誉。

法国皮提耶-沙普提厄医院在心脏科、糖尿病和神经科方面有优势。该院心脏研究所是世界上最早实现心脏移植手术的科室之一,在全法排名第三;糖尿病治疗在全法排名第一;神经科则覆盖帕金森病及运动障碍、神经系统代谢疾病、肌萎缩侧索硬化症、阿尔茨海默病、神经系统退行性疾病等,“现代神经病学创始人”让-马丁·夏尔科(Jean-Martin Charcot)也曾在该院工作;除此之外,还拥有11个法国国家级权威的罕见病治疗中心,主要以神经系统疾病为主,包括多系统萎缩、罕见或早期痴呆症、罕见癫痫疾病、克雅病、脑和脊髓罕见炎症疾病、抽动-秽语综合征、神经系统副肿瘤综合征、自身免疫性脑炎等。

瑞典卡罗林斯卡大学医院以心脏外科、生殖医学、胎儿医学、泌尿外科和神经外科而闻名。近五年心脏手术数量增加，死亡率却显著下降，2020—2021年连续两年为全球最低，手术等待时间也是瑞典医院中最短；生殖医学科提供全方位辅助生殖技术治疗，尤其是男性不育和女性不孕症治疗；胎儿中心是北欧-波罗的海地区最大的胎儿治疗中心，在先天性畸形、胎儿贫血、罕见病、多胎妊娠并发症等方面拥有丰富经验；泌尿科提供以外科为重点的高度专业化治疗；神经外科覆盖几乎所有神经外科领域，包括伽玛刀手术、神经外科肿瘤、血管神经外科、神经外伤、功能性神经外科、脊柱手术等，其中Leksell伽马刀便起源于卡罗林斯卡，现已在全球广泛应用。

以色列舍巴医疗中心的癌症、心血管病、妇产科和康复科在国际上享有较高声誉。癌症中心提供数十种不同癌症类型的尖端治疗，接受来自世界各地的患者转诊；心脏中心提供高度专业化服务，包括起搏器、胸痛、涉及心脏病的高危妊娠、充血性心力衰竭等，拥有全以色列最大的心律失常中心和侵入性心脏病科；妇产科中心为新妈妈和准妈妈提供诊断和治疗服务，其中妇科肿瘤科最为知名，生殖内分泌和生育科提供保留生育能力的程序和生育治疗，例如卵母细胞的冷冻保存和显微外科管重建；康复中心提供多种专业康复服务，包括神经病学、骨科、语音及听力、精神病学等，在帕金森病和其他中枢神经系统疾病的先进技术和多学科治疗方面处于领先地位，拥有全球首个虚拟现实康复中心。

表3-5　国外10所医院优势科室

医院	国家	优势科室[1]
梅奥诊所	美国	糖尿病及内分泌、消化病及消化外科、妇科、肺病及肺外科、泌尿科
克利夫兰诊所	美国	心血管病及心脏外科
麻省总医院	美国	糖尿病及内分泌、耳鼻喉科[2]
多伦多综合医院	加拿大	心脏科、器官移植*
夏里特医院	德国	骨科、肿瘤科*
约翰斯·霍普金斯医院	美国	精神医学、风湿病

（续表）

医院	国家	优势科室[1]
皮提耶-沙普提厄医院	法国	心脏科、糖尿病、神经科*
卡罗林斯卡大学医院	瑞典	心脏外科、生殖医学、胎儿医学、泌尿外科、神经外科*
罗纳德·里根医学中心	美国	糖尿病及内分泌[3]
舍巴医疗中心	以色列	癌症、心血管病、妇产科、康复科*

1 除特殊说明外，指在各国内排名第一的科室

2 全美排名第二

3 全美排名第三

* 未有排名依据

数据来源：《美国新闻与世界报道》(2021—2022)、各医院官网

第三节 启示与借鉴

一、加强转化机构建设

国外医学院、医院大都依靠国家政策的倾斜，通过转化医学研究中心来促进研究型医院的建设，这也符合科研与临床相互转化、相互促进的宗旨。转化医学研究需要充足的资金支持，如美国 NIH 设置的 CTAS、欧盟 EATRIS 等，这些部门为转化医学研究提供经费预算资助，覆盖研究所需的业务费、人员费、管理费和患者试验性治疗费用，在经费上确实保证转化医学工作的开展，确保研究内容持续性、研究队伍稳定性、研究对象可得性。

以美国为例，研究型大学的医学院大多积极成立转化医学中心，以国家健康需求导向来确定优先研究领域，通过多学科协作推动实验室发现用于临床治疗。发展较为成熟的转化医学中心已经拥有数量可观的合作单位，共同致力于快速地把新发现应用于人类健康上，通过给研究者提供预实验基金、免费的培训教育项目、数据网络和人才团队等在各个临床领域展开转化研究。针对不同

层次的研究人员和包括研究的不同阶段开展培训项目，致力于解决基础研究与临床应用的障碍，促进接受培训的人员产生对以疾病为定位的研究的兴趣；同时也促进其更快地进入医院的环境，与医师、患者、医学生进行交流，把疾病研究的科研成果运用到临床实践中去。

研究型医院就是以新的医学知识和新的医疗技术的产生和传播为使命，坚持临床和科研并举，在自主创新中不断催生高层次人才和高水平成果，推动临床诊疗水平持续提高，为医疗卫生事业和人类健康做出重要贡献的一流医院。而转化医学实现了基础研究与临床应用的有机衔接，促进医学、生物学基础研究成果迅速有效地转化为可在临床应用的药物、器械或方法，或将研究成果用于制订临床实践和健康决策。可见，转化医学和研究型医院的基本内涵是一致的，转化医学发展需要以研究型医院建设作为载体和平台，而研究型医院建设则需要以转化医学发展作为动力和抓手，两者相辅相成，相互促进。

二、重视复合人才培养

纵观世界知名的几所医院的人才培养情况，不难得出医学人才是医学科技的实践者，是推动医学事业创新发展的根本动力，也是医院各种资源中最为重要、最为宝贵、最为根本的。高素质的复合型医学人才，即临床医学科学家，是连接临床医学与基础科学的桥梁，更是建设研究型医院的关键。

国外研究型医院的人才培养模式借鉴于研究型大学的办学理念，多学科合作临床教学科研同步发展的模式对我国研究型医院的长足发展有很大的启示作用。约翰斯·霍普金斯医院首次提出“研究、教学和患者护理相结合”理念，与梅奥诊所的“三盾组织理念”相互辉映，重视科研与临床的相互作用，结合转化医学的深层含义。梅奥诊所提倡协作医疗，各个专业领域的医师通过相同的“患者至上”价值观汇集在一起，共同服务于患者。约翰斯·霍普金斯医院提倡多学科团队合作，包括医师和护士，以及相关的常规工作人员和特殊需要的专科医师。目前，国内医院借鉴国外研究型医院建设的成功经验，通过建立多学科的诊治中心，以患者诊疗需求为牵引，整合基础与临床资源，集成应用多专业技术，应用于诊疗患者中去，取得了较大成效。“梅奥精神”始终致力于团队成员中每位成员职业素质的共同提升，持续努力，追求卓越的信条。梅奥诊所为医学人才的培养提供了连续教育的便利，有 5 所培养院所——梅奥医学院、梅奥研究生学院、梅奥继续教育学院、梅奥健康教育学院和梅奥在职教育学院;也为学生提供了连续的合作的学习环境,优秀的导师,世界一流学习资源,独特的教学模式和充足的资金支持,这些优渥的条件确保每名梅奥学生取得成功。约翰斯·霍普金斯医学院有自己的人才培养理念,它希望自己培养的医师能与全世界的同行们分享知识,不断创新,为人类创造一个更加健康的未来。所以它认为对于一个医学生而言学术的成功是远远不够的,不但要是最好最聪明的,而且要培养他们拥有最与众不同、充满热情、具有远见卓识和不断创新的精神。所以该医学院培养的医学生,同时也具有奥林匹克运动员、出色的舞者、经典的音乐家和出名的艺术家的特质等,这样培养出来的医学生无论是在世界的哪个地方,都可以充满热情地推动人类健康事业的发展。

由此可见,创建研究型医院应把培养"创新型人才"作为内在动力。实践证明,研究型医院最根本的特点和要求,就是要通过科研创新与临床医疗的有机互动,从临床中不断发现问题,通过研究解决问题,推动实现医疗水平的整体提升,而人才就是其中最活跃的助推剂。研究型医院应该以创建一流现代化医院为目标,健全人才培养机制,拓宽培养渠道,为高层次科技人才培养创造良好条件,加大对医学人才的培养力度,这些高素质的复合型医学人才的社会声望和影响力,可进一步扩大医院的知名度和影响力,树立医院的品牌形象,为医院创造长期的竞争主动权和竞争优势,促进医院的持续发展。根据研究型医院对不同层次人才的需求,按照院士后备人选、优秀学科带头人、学科带头人苗子和优秀青年人才 4 个层次,择优选拔不同年龄段的优秀干部入库。对入库对象量身定制培养计划,进行有针对性的训练。建立跟踪考核制度,定期考核评估入库人选,优留劣汰,逐步形成一支既有数量、又有质量的新一代人才方阵,保证了人才队伍的可持续发展。

三、增加科研创新投入

增加科研经费投入是提高科研创新能力、培养高水平人才的重要手段。国外研究型医院的国家基金支持远远高于国内,充足的科研经费可以提供一流的科研环境与资源、出色的科研带头人与团队,为研究的顺利进行提供了有效的保障;同时为研究人员提供充足的物质奖励与生活补贴等资金支持,因为具有竞争潜力的人才是一个医院成功的关键,如果一家研究型医院想要在临床服务、科学研究、教学等方面有竞争力，它对医学人才的待遇就应该同样具有竞争力，这样才能得到和留住顶尖的科学家和最有发展潜力的学者。

国外研究型医院大多数医师会同时开展临床、科研和教学工作，促进了科教研的融合，一般采用团队合作形式，在医学生、医师和研究人员共同努力下，充足的人才投入可以促进临床研究的顺利进行。

四、提高医院诊疗水平

研究型医院以临床工作为着眼点，以保障人类健康为目的，因此积极开展临床科研和提高疾病诊疗水平是研究型医院的核心目标和重要特征，加大人才培养、增加科研投入和转化医学机构的建设都可以促进诊疗水平的提升。因此，无论从医疗还是从科研角度出发，研究型医院都应以解决人类健康面临的重大、疑难、复杂性临床问题为己任，致力于为患者提供高质量医疗服务，通过创新临床新理论、新技术、新疗法等，不断提升疾病诊治水平。

国外研究型医院大多以精湛的医疗水平而闻名，所以提高诊疗水平对于提高医院的知名度也是非常关键的。国外顶尖医院都建成了自己的优势病种和科室，例如，梅奥诊所的糖尿病及内分泌、消化病及消化外科、妇科、肺病及肺外科和泌尿科，克利夫兰诊所的心血管病及心脏外科，约翰斯·霍普金斯医院的精神医学和风湿病，麻省总医院的糖尿病及内分泌和耳鼻喉，罗纳德·里根医学中心的糖尿病及内分泌，多伦多综合医院的心脏科和器官移植，夏里特医院的骨科和肿瘤科，皮提耶-沙普提厄医院的心脏科、糖尿病和神经科，卡罗林斯卡大学医院的心脏外科、生殖医学、胎儿医学、泌尿外科和神经外科，舍巴医疗中心的癌症、心血管病、妇产科和康复科。由于先进的诊疗技术，这些医院每年的门急诊及住院患者数量很多，不仅有本国患者，也吸引了来自世界各地的求医者。

参考文献

[1] Newsweek. World´s Best Hospitals 2022[EB/OL].[2022-03-11]. https://www.newsweek.com/worlds-best-hospitals-2022.

[2] Mayo Clinic[EB/OL].[2022-03-11].https://www.mayoclinic.org.

[3] Cleveland Clinic [EB/OL]. [2022-03-11]. https://www.

clevelandclinic.org.
[4] Massachusetts General Hospital[EB/OL].[2022-03-11].https://www.massgeneral.org.
[5] Johns Hopkins Medicine. Welcome to The Johns Hospital[EB/OL].[2022-03-11].https://www.hopkinsmedicine.org/the-johns-hopkins-hospital.
[6] UCLA Health[EB/OL].[2022-03-11].https://www.uclahealth.org/hospitals/reagan.
[7] University Health Network. Toronto General Hospital-University Health Network[EB/OL].[2022-03-11]. https://www.uhn.ca/Our Hospitals/TGH.
[8] Charité — Universitätsmedizin Berlin[EB/OL].[2022-03-11].https://www.charite.de/en.
[9] Sorbonne Université. Faculty of Medicine[EB/OL].[2022-03-11].https://sante.sorbonne-universite.fr/en/structures-de-recherche/paris-brain-institute.
[10] Karolinska University Hospital[EB/OL].[2022-03-11].https://www.karolinskahospital.com.
[11] Sheba Medical Center[EB/OL].[2022-03-11].https://www.shebaonline.org.
[12] National Center for Advancing Translational Sciences. About the Center[EB/OL].[2021-08-11].https://ncats.nih.gov/about/center.
[13] Inserm. Clinical Research[EB/OL].[2021-09-23].https://www.inserm.fr/en/our-research/clinical/clinical-research.
[14] EATRIS[EB/OL].[2021-09-23].https://eatris.eu.
[15] Nature. 2021 tables: Institutions-healthcare[EB/OL].[2022-03-11].https://www.nature.com/nature-index/annual-tables/2021/institution/healthcare/all/global.
[16] 季波，李劲湘，邱意弘，等."以学生为中心"视角下美国一流研究型大学本科人才培养的特征研究[J].中国高教研究，2019，(12):54-59.

[17] 崔志文,夏烨,孙小娟，等.国内外转化医学发展历程与展望[J].生命科学，2012,24(04):316-320.

[18] 张士靖,秦方,姚强，等.国内外转化医学研究机构的特色分析[J].华中科技大学学报(医学版),2012,41(03):324-328.

[19] 贺国庆.美国研究型大学本科教育的百年变迁与省思[J].教育研究,2016,37(09):106-115.

[20] 吴雪萍,袁李兰.美国研究型大学研究生创新人才培养的基础、经验及其启示[J].高等教育研究,2019,40(06):102-109.

[21] 张建.中美转化医学发展比较研究[J].药品评价,2022,19(01):60-64.

[22] US News. Best Hospitals by Specialty[EB/OL].[2022-03-11]. https://health.usnews.com/best-hospitals/rankings.

[23] 刘清华. 美国研究型大学的拔尖创新人才选拔[J]. 中国考试，2024(1):53-61.

[24] 谌金宇,耿源,谢菊兰,等. 国外研究型大学科研质量提升的经验与启示[J]. 当代教育理论与实践，2023，15 (4)：79-84.

[25] 唐迪,张礼.上海高水平研究型医院建设及其国际比较[J]. 科学发展，2022(4)：97-103.

[26] 张冬梅,王明晓.美国磁性医院认证及对我国研究型医院建设的启示[J].中国研究型医院，2022，9 (2)：65-67.

第四章
研究型医院的思想内涵

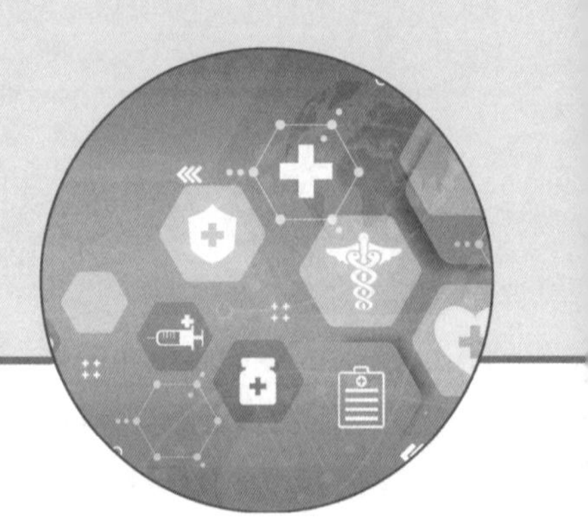

研究型的建设发展前提是首先必须理解研究型医院的思想内涵，从而指导研究型医院建设。本章主要对研究型医院的思想内涵进行重点阐述，包括阐述研究型医院的概念、特征以及核心体系等内涵特征，同时对研究型医院的建设思路以及途径进行探索，并提供了综合型大医院、专科医院及小医院的研究型医院建设模式。

第一节　研究型医院的内涵特征

一、研究型医院的概念

在国外，文献中关于研究型大学的描述很多，但基本没有见到对研究型医院的描述。在我国，上海交通大学医学院附属瑞金医院姜昌斌等曾于 2003 年 3 月在《中华医学科研管理杂志》第 16 卷第 1 期发表《科教兴院创办研究型医院》一文，但并未对研究型医院进行定义，也未阐明其主要特征。2005 年，中国人民解放军总医院首次提出了研究型医院的概念和内涵，认为研究型医院是以新的医学知识和新的医疗技术的产生与传播为使命，坚持临床和科研并举，在自主创新中不断催生高层次人才和高水平成果，推动临床诊疗水平持续提高，为医疗卫生事业和人类健康做出重要贡献的一流医院。之后，国内学术界逐渐兴起了创建研究型医院理论的探讨，尤其是 2010 年以后，国内军地医院兴起了创建研究型医院实践的热潮,极大地推动了研究型医院理论的发展。目前,关于研究型医院的定义与内涵,国内学术界有各种不同的表述,但基本上参鉴了解放军总医院的观点。

研究型医院是我国医院管理界的新生事物。2004 年解放军总医院率先开展探索实践,2010 年,原总后勤部对全军医院创建研究型医院进行了统一部署。全军按照要求,扎实有效地开展理论探索和实践创新,在管理理论机制、学科人才建设、科研创新转化、疑难危重病诊治等方面,都取得了显著进步和突出成绩,有力推进了军队医院内涵发展和质量建设,经过近几年来的理论与实践探索,全国全军有 200 多所医院开展了研究型医院建设,对研究型医院的精神实质基本形成共识,从而也形成了研究型医院的基本定义。研究型医院最早的定义是:以新的医学知识和新的医疗技术的产生和传播为使命,坚持临床和科研并举,在自主创新中不断催生高层次人才和高水平成果,推动临床诊疗水平持续提高,为医疗卫生事业和人类健康做出重要贡献的一流医院。随着理论与实践的不断深入,又将其定义为:以高质量完成临床医疗工作为基本任务,以培养优秀拔尖人才为突出优势,以创新性科学研究为重要使命,以制订或修改临床医学标准和规范为水平标志的大型综合型医院。无论怎样定义,它基本都包含这样五层意思:一是强调自主创新的重要作用。能够不断产出新成果、推出新技术、新业务,使临床医疗水平始终保持领先地位。二是强调临床与科研工作的关系。科研是为临床服务的,通过科研促进临床技术水平不断提高,是创建研究型医院的着眼点。三是强调科研工作的重要地位。研究型医院和临床型医院的最大区别是把科研工作摆在更重要的位置,特别是在发展规划、资源配置、工作安排等方面充分体现科研为先导的发展理念。四是强调人才的培养途径和在推进研究型医院建设中的重要作用。高层次人才既能在自主创新中不断涌现,又能够为临床诊治水平的提高提供保证。五是强调研究型医院的社会责任。能够催生新的医学知识、新的医疗技术、新的医学规范、新的医院管理模式等,成为行业的典范,持续不断地引领医疗卫生领域的创新与进步。即研究型医院的目标指向是推进医院现代化建设转型发展、内涵发展、创新发展、持续发展,核心要求是通过临床医学科技创新,持续提高临床诊治水平,基本方法是临床与科研有机融合,价值追求是为人类健康做更大贡献。这五层含义是一个有机联系的整体,相互依存、相互促进、缺一不可。

因此，本书认为，研究型医院，是指以发展医学事业、促进人类健康为价值追求，以持续提高医疗质量水平、转化医学能力、科技创新实力为核心目的，以临床和科研工作交融并举、相互促进为基本途径，在自主创新中不断催生高层次人才、高水平学科、高等级成果，创造并传播新的医学知识与技术的一流现代化医院。

研究型医院的内在要求，是从注重数量向注重质量转变、从拓展规模向提高效益转变。研究型医院的发展方式，更加注重质量取胜，临床诊治重点从“一般疾病”向“疑难重症”转变，通过制订规范化的疾病诊疗流程，通过循证医学探索最优化的治疗方案和临床路径，形成独特的技术优势和鲜明的服务品牌，形成持续发展的内在优势和核心竞争力。研究型医院的发展动力，更加注重创新牵引，主要依靠理论创新、机制创新、制度创新、技术创新、管理创新，增强发展潜力，提高发展质量。研究型医院的发展力量，更加注重人才优化，要倾注更多精力、投入更多资源，培育催生临床与科研兼优的研究型人才方阵，为医院可持续发展提供坚实的人才智力保证。研究型医院的发展标准，更加注重综合效益，科学统筹政治效益、社会效益和经济效益，处理好“首位”与“中心”、投入与产出、开源与节流等重大关系，实现综合效益最大化。

二、研究型医院的功能和分类

（一）研究型医院的功能

以产出创新性的临床应用技术成果和培养高层次临床医学人才为目标，以制订和参与制订国内、国际临床医学标准和规范为己任，以完成常规医疗工作为基础，以解决疑难专病诊治和回答临床复杂问题为特色，是创新性的临床医学知识传播、生产和应用的中心，在推动医学科技进步中发挥重要作用并能产生良好的经济效益和社会效益。

（二）研究型医院的分类

目前我国医院分类有多种方法，比如有公立医院、私立医院、外资医院、综合性医院、专科医院，有营利性医院、非营利性医院，有国家标准的三级医院，还有集团医院、连锁医院、社区医院等。和研究型医院相对应的是“非研究型医院”，但很难用概念去解释，如果从功能上划分则比较容易，“非研究型医院”可分为教学型医院和临床性医院两大类，而研究型医院是教学型医院中的出类拔萃者(见表 4－1)。

表 4－1　研究型医院与非研究型医院的区别

项目	研究型医院	非研究型医院
诊疗重点	重大疑难疾病	常见病、多发病
发展动力	科技创新	临床工作
创新模式	科研占主导、原始、自主、继承创新,引进吸收再创新	科研占辅助地位、模仿创新
科研模式	团队协作联合攻关、基础与临床结合,转化医学模式	个体研究、临床工作及资料的总结
人才类型	医研兼优复合型人才	临床型人才
成果标志	行业内的诊疗规范、高分值 SCI 文章,国家省部级高等级成果并应用于临床	临床工作经验总结、推广应用
学科平台	高层次国际接轨、国家级平台、多学交叉融合	单学科,单中心平台
社会责任	推进国家、人类健康事业	医院自身发展

三、研究型医院的特征

概括说来,研究型医院一般应具备以下五个特征:以提高临床诊治水平为目的,以持续自主创新为动力,以造就临床和科研水平兼优的拔尖人才为关键,以建设持续引领本领域技术进步的优势学科为基础,以为医疗卫生事业和人类社会做贡献为己任。

(一)以提高临床诊治水平为目的

创建研究型医院,根本目的是要提高医疗保健水平、提高为患者服务的能力。这一点,要始终成为建设研究型医院的战略基准点。具备高水平的临床诊治技术和手段是研究型医院的根本特征。研究型医院的基本任务仍然是“看病”,并且要“很会看病”,不仅能看常见病、多发病,还能看一般医院看不了的疑难复杂病。只有深厚的临床基础、不断的临床实践,才能发现问题、提出问题、解决问题。对此,不能作片面的理解,它不是以科研为主、临床为辅,或者说放弃临床、专搞科研,而是要毫不动摇地坚持以临床医疗为中心,这要始终成为建设研究型医院的战略基准点。研究型医院的医疗不是简单临床技术的重复、治疗经验的复制，而是要成为解决疑难、复杂病症的基地。

（二）以持续自主创新为动力

在新科技革命的推动下，谁能在科技创新方面占据优势，谁就能在发展上掌握主动。利用科技创新推动临床医学技术发展是研究型医院区别于其他医院的重要标志。医院作为知识密集、技术密集型单位，只有把科学技术真正置于优先发展的战略地位，才能把握先机，赢得竞争的主动权。单纯依靠床位扩张、资金注入来推动医院发展是暂时的，也是没有前途的。研究型医院要坚持实施科研与临床并举的方针，按照“围绕临床搞科研，科研成果为临床”的要求，加快科技创新步伐，催生新的医学技术，以自主创新性的科学研究推动临床医学技术的发展。当科研成果带来的转化效益，成为医院效益的主体部分的时候，才配称“研究型医院”，这是“研究型医院”与“非研究型医院”的最大区别。需要强调的是，这里的“科学研究”对象是指临床基础与临床应用研究。因此，研究型医院必须具备很强的自主创新能力，同时科研成果转化效益占据医院效益的主体部分。

（三）以造就临床和科研水平兼优的拔尖人才为关键

创建研究型医院，既要紧紧依靠优秀的拔尖人才，又要不断造就新型的医学人才。杰出的医学专家和医学专业技术人才群体，是创建研究型医院的关键性因素。一批创新能力强的优势学科和拔尖人才是研究型医院的重要支撑。研究型医院骨干学科必须是国内本专业领域临床疑难疾病的诊治中心、新技术性业务的研发中心，始终能够占据本专业的学术制高点，持续引领本专业技术发展方向，成为本专业知识、技术创新的“孵化基地”。同时，研究型医院必须拥有一支拔尖的学科人才梯队，学科带头人必须是国内本专业的权威和领军人物，在临床技术和科研创新上都有很深造诣，有标志性的突出成果，能够代表国内本专业的最高水平。

医院的突出优势，是通过大学后的继续教育、研究生教育等手段，培养优秀的临床医学人才。源源不断地培养造就大批高素质的具有创新活力、创新品质的医学专业人才，直接关系到医院的发展和未来。建设研究型医院需要多方面、多层次的人才：既需要医疗人才，又需要药学人才；既需要医学技术人才，又需要护理人才；既需要医务人才，又需要保障人才；既需要临床人才，又需要科研人才；既需要基础研究型人才，又需要临床应用型人才；既需要高级人才，又需要中初级人才；特别是作为学科带头人、学术带头人，绝不能仅仅满足于完成临床工作、治病救人，更应在临床技术和科研创新上都有很深造诣，有突出成果，这是研究型医院领军人物必须具备的基本条件。否则，就无法使学科不断创新、持续发展、充满活力。

（四）以建设持续引领本领域技术进步的优势学科为基础

国内外著名研究型大学不仅学科门类齐全，更主要的是拥有一批创新能力很强的骨干学科。创建研究型医院必须要有一批优势学科作支撑，这些学科不仅是医院整体技术水平的重要标志、学术知名度的重要窗口、医院生存发展的中坚力量，而且是国内本专业领域临床疑难疾病的诊治中心、新技术新业务的研发中心，要始终能够占据本专业的学术制高点，持续引领本专业技术发展方向，成为本专业知识、技术创新的"孵化基地"。能够不断创造出一流的学术成果，能够与国际一流学科接轨的研究型学科、特色学科、优势学科群。否则，研究型医院就成了"空中楼阁"。

（五）以为医疗卫生事业和人类社会做贡献为己任

综观世界各研究型大学，一个很重要的特征，就是以为人类、社会和国家提供新的知识、技术为己任，在国家的创新体系中具有重要的位置，做出了重要贡献。研究型医院应把自己的发展和国家的医疗卫生工作、社会的发展进步、人类的健康事业紧密联系在一起，以强烈的责任感和使命感，充分利用丰富的医疗资源，瞄准医学难题集中攻关，重点突破，在医疗技术上做出重大创新，在医疗服务上提供科学标准和规范，在医院管理上提供先进模式，为社会和国家提供更多的一流医学科技及管理成果，为人民群众的生命、生活和健康提供强有力的服务保障。

四、研究型医院的核心体系

（一）构建以"患者安全"为中心的质量体系

创建研究型医院，从根本上讲就是为了提高医疗服务质量。医疗质量是医院的生命，是医院生存和发展的根本。高水平的医疗服务是研究型医院的首要标志，是满足人民群众日益增长的健康需求的根本保障，是评估高水平研究型医院建设的第一标准，因此必须坚持围绕质量搞活动，围绕质量立规章，围绕质量严管理，围绕质量抓创新，围绕质量强素质，始终牢牢抓住质量建设，既注重从日常工作、从细微之处抓起，不断提高基础医护质量，更注重通过开展新技术新业务，在更高层次上提高医护质量，构建以患者安全为中心的质量体系，不断提高医院质量管理水平，达到“零缺陷、零投诉”的“双无”目标。当前，患者追求服务质量要求越来越高。研究型医院重视医务人员对患者的治疗方式、治疗质量、治疗成本和治疗成败，因此医疗服务必须始终坚持以患者为中心的理念，恪守“生命第一、患者第一、服务第一”的原则，以提高临床诊治水平、提高医疗服务质量为核心，持续推进医疗质量安全管理，全力打造医疗质量安全和优质服务品牌，努力成为诊治疑难重症疾病的区域性中心，全面提高医疗服务质量。创建研究型医院，就要通过内涵建设提升质量，抓住医院质量建设这一关键而重要的主题，大力加强医院内涵式建设，提高医、教、研等各个方面的质量标准；要立足适应世界医学发展、国内医疗市场激烈竞争和医院使命任务的要求，构建优势学科群、打造一流人才队伍、发展技术特色、提升医疗服务质量水平，为不断增强医院的核心竞争力创造条件。要通过集中建设提升质量，把有限的资源集中到关键目标、主攻方向和重大课题上，坚持有所为有所不为，集中力量抓管理、搞建设、解难题，这对提高医疗质量具有重要的现实意义。要通过强化管理提升质量，严格落实医院正规化管理的规章制度，切实把科学管理、依法管理、从严管理贯穿到医院建设的各个方面、各个领域和各个环节，从根本上提高医院医疗服务的质量和水平。要通过全员全岗努力提升质量，对医院全体人员的思想素质、工作作风、业务能力、创新意识提出新的更高要求，通过定标准、定要求、定职责、定目标，使医务人员不断增强自觉学习、增强素质的紧迫感；通过抓教育、抓管理、抓训练、抓养成，培养医院各个岗位人员的责任意识、使命意识，改进工作作风，激发大家的积极性、主动性和创造性，从而为从根本上提升医院医疗质量提供最大的智力支持，构建起和谐的医患关系。要加强质量控制，建立完善的质量监管体系，严格执行各项管理制度和技术操作规范，深入开展临床路径工作，力争实现全员、全面、全程质量管理，树立质量品牌，实现医疗服务水平的不断提高，确保患者的医疗安全。

(二)构建以“大师领衔”为龙头的学科体系

学科是医院的基本组成单位，学科建设是医院建设的基础，学科建设情况根本上体现了医院的建设水平、优势特色、学术地位和竞争能力。有什么样的医院发展模式，就需要有什么样的学科体系与之相配套，研究型医院作为具有典型时代性和先进性的医院发展模式，它的建设就需要有与之相配套的研究型学科作支撑。研究型学科建设作为创建研究型医院的重要内容，既是医院持续发展的基础，又是增强核心竞争力的关键、提升医疗技术水平的客观需要。因此，实现建设研究型医院的最终目标，必须先从建设研究型科室开始，而学科建设的基础是人才队伍建设，要想有一流的学科，必须要有一流的人才队伍，始终坚持“大师领衔”。学科建设关键是靠大师级的学者支撑，要有国际顶尖人才领衔挂帅。一个学科，往往学科带头人在，学科就存在；学科带头人走了，其学科也就垮了。所以学科建设的关键是要选好学科带头人。研究型学科建设的关键还在于学科带头人发挥“龙头”的作用，既要抓临床技术工作，又要抓科室管理，对学科的发展目标做出科学的规划，做到两手抓，两手都要硬。学科带头人不仅要求学术水平高，还要有强烈的竞争意识，有不甘落后、敢创一流的勇气。更重要的是具有渊博的学识、精湛的专业技术、良好的管理能力和高尚的医德。有了好的学科带头人，如果没有一支实力雄厚、结构合理、能力较强、学术水平较高的学科人才梯队，要把学科建设好也是不可能的。除了有一位好的学科带头人和一支好的学科梯队，还必须有一个浓厚的学术氛围和一个综合的学术环境，特别是要有一个良好的学风和学术道德，杜绝浮躁和急功近利。学科建设要抓住以人才梯队为重点的内涵建设，善于发现人才，培养人才，引进人才，采取多种激励机制，为优秀人才脱颖而出营造舞台和环境，共享、分享、雇佣世界一流人才为我所用。形成能够吸引国际一流人才参与各种形式合作的机制，构建吸引海外优秀留学人员来院创业的良好软、硬环境。建立一支知识结构和年龄结构合理的学科梯队，达到研究型学科的标准条件：即日常管理科学规范，各项工作协调发展；人才梯队结构合理，学科带头人领先作用突出；临床医疗优势突出，指导示范作用明显；人才培养体系完善，教学工作扎实有效；科研紧密结合临床，成果转化效益显著。

（三）构建以“创新能力”为特质的人才体系

随着医疗市场竞争日趋激烈，大型综合性医院的竞争优势越来越体现在软实力上，其核心是高素质的人才队伍。能否拥有大批具有高素质的创新人才，直接决定了研究型医院在科技创新上的优势和在竞争中的主动权。因此，要想在激烈的竞争中站稳脚跟，立于不败之地，必须大力培养在本专业具有较深学术造诣，具有较强的自主创新能力，在医疗、科研和教学工作成绩突出，学术水平能被同行认可的研究型人才，持续为研究型医院建设提供不竭动力。大力培养造就和引进各类高素质的创新人才，是落实研究型医院战略目标的人才保证，是实现研究型医院再创辉煌的根本大计，是提升研究型医院核心竞争力关键环节，是开创研究型医院快速发展的必然要求。因此，要积极探索和创新人才管理机制，有步骤、有层次、有重点地实施人才集聚计划，着力建设创新型人才队伍，引进和培养优秀人才或学术大师，带动学科率先迈进一流学科的行列，为冲击世界顶尖级水平奠定基础。必须采取强有力的措施，研究和把握人才国际化的规律，争夺和占有国际人才资源，学习借鉴一切先进的人力资源开发理念和管理方式，根据实际制订人才战略和相关措施，提高工作效率和人才使用率，充分利用人才国际化的机遇广泛吸引顶尖的创新人才，争取在国际人才竞争中赢得主动权。必须构筑人才资源高地，加快实施超常规的创新人才集聚战略，产生类聚效应，吸引更多的优秀人才的到来，通过有效地引导和组织，促进优秀人才向新的高峰攀登，集思广益，加大创新力度，开发出前所未有的新技术和成果，不断激发人才的创新力，进而使所有人才的水平都得到进一步提高。要把国内外优秀人才特别是优秀的创新精神强的年轻人才集聚到医院，使医院成为优秀人才的创新高地；要把优秀创新人才集聚到医院的研究项目和重大课题中，使医院科研得到迅速发展提升，在国内外占据医学领域的制高点；要把优秀人才集聚到医院的重点学科和优势学科群中，使医院学科的建设和创新能力显著提高，放手让一切知识、技术、管理的创新活力竞相迸发，让一切创新医学科学技术的源泉充分涌流，营造出一个有利于培养、吸引、留住和用好人才的机制和环境，使人才在建设研究型学科和研究型医院的实践中培养，在实际临床工作中培育，不断提高优秀人才的创新精神和创新能力，激发广大医务人员的科研热情，努力使医院“形成科研型风气”。要进一步加大创新人才的培养力度，对医务人员进行系统定量分析，并分门别类制订培养目标。通过进修培训、代职锻炼、送学读研、出国深造等形式，加快创新人才的不断成长，逐步形成以创新能力为特质的人才体系。

(四)构建以“临床需求”为牵引的科研体系

研究型医院的主题思想是围绕临床搞科研，科研成果要转化为临床治疗患者的效果。科研工作作为转化医学的中间环节，起到了进一步提高临床技术水平的关键作用。必须坚持临床需求的原则，树立科研工作的正确导向，明确市场需求就是患者的需求，通过临床上遇到的难题来确立科研的课题，研究的成果用于对临床患者的治疗。必须加强对科研工作的监管，确保科研成果转化的可行性，要从临床研究的选题、立项、实施等各个阶段，加强督导和管理，确保临床科研的高水平。在方案设计上，要确保其可行性，要前瞻性和回顾性兼顾；在研究实施过程中，更要加强督导和监管，定期对项目进行核查，及时发现问题，解决问题，以确保项目顺利实施和完成，满足临床的需求。必须把握科研成果的创新点，科学搭建科研平台，重视从临床中发现问题，进行以疾病为基础的研究，促进基础研究成果快速为临床医学服务。研究型医院，必须把应用性作为科研工作的重点，在科研选题上，应密切结合临床，以提高治疗技术和水平为科研目的，结合医院和科室的具体情况，进行应用研究或应用基础研究，提高临床诊断水平和治疗效果。临床研究项目要创新，需要整合多学科知识；任何重大科研项目的突破，都需要多学科、多专业的团结协作。要想不断创新成果，就必须坚持科研工作从临床中来，以转化医学理念为指导，催化来自不同领域研究者在多个学科间的交流与协作，以疾病为基础，以科研为纽带，成立协作组，充分发挥学科群体攻关能力，促进临床救治水平的提高。同时，要用“科研牵引”临床学科建设，只有源源不断地产生出一流科研成果，才能保持临床学科的优势与特色。抓学科建设要从抓科学研究入手，以高水平的科学研究促进学科的整体建设，激活学科建设中最活跃的因素。学科建设的中心工作就是创造各种条件，组织各方面力量，整合各类科研资源，充分挖掘医院现有人员、设备、场地、资金的最大使用潜力，把已形成特色与优势学科的杰出人才、精良团队、协作精神以及成功经验集于一体，以有限资源的优化组合和合理配置，发挥最大限度的使用效率，争取高水平的研究项目，瞄准那些能代表未来医学科技发展方向的前沿，抓住以原始性创新为主要目标的研究，抓住以高技术及重大攻关项目为主，加快科技创新，形成对现代医学科学技术发展起重大支撑作用的源头性、关键性、标志性成果，为社会发展和提高人民健康水平做出更大的贡献。

（五）构建以“持续发展”为动力的教学体系

医学教育的最终目的是培养人才，人才是第一资源，高层次的医学人才是高水平医疗服务的提供者，是高水平研究型医院的建设者，是国家医药卫生事业发展的推动者。而研究型医院不仅是研究型人才的培养地，更是研究型人才的聚集地、输送地和储备地。培养一大批研究型人才，既是创建研究型医院的主要目标，也是医院可持续发展的内在动力和实质要求。研究型医院应倾注更多精力、投入更多资源，培育催生临床与科研兼优的研究型人才方阵，为医院可持续发展提供坚实的人才智力保证，同时承担起向社会输送大量具有创新意识和创新能力的研究型人才的责任和义务，这是由研究型医院本身的特点所决定的。创建研究型医院，应该始终把培养临床技术与科研能力兼备的复合型人才作为重要任务，充分发挥教学功能，为医院发展提供源源不竭的动力。必须根据研究型医院建设的需要，大力推进教学体制改革，完善实践教学体系，转变教学观念，改进教学方法，优化课程设置，完善教师授课前考核、集体备课、多站式考试等教学管理制度，充分发挥督导组督教、督学作用。必须加强师资队伍建设，注重教师培养，提高外语教学和多媒体教学的能力；注重强化研究生导师的责任和作用，建立并完善教学激励机制，实施目标管理，逐步探索将教学质量与成果纳入绩效考核，并作为教师职务聘任的重要条件，调动教师教学积极性；要充分利用教学资源，拓宽学生培养途径，完善培养机制，积极推进全员培训、深造培训。要不断提高研究型人才的培养质量，加强硕士点、博士点及博士后流动站建设，组建高水平教研室，加强课程体系建设，注重学生科研能力与创新能力的培养，搭建拓展学生基本技能训练高水平平台。要坚持针对性、个性化培养计划，精心选择优秀人才，按照缺什么补什么的原则，搞好定向设计，加强个性培养。对临床优势明显、科研偏弱的，侧重创新能力的培养；对科研能力突出、临床技能偏弱的，通过专家传帮带等方式，提高临床水平，从而培养一大批综合素质比较高、临床诊治能力比较强、学术造诣比较深厚、受到国内外同行认可的研究型人才。最终达到既有基础研究人才，又有临床诊疗人才，还有成果转化人才；既有高层次科技领军人才，又有中青年骨干人才，还有科研辅助人才，使医院整个人才团队具有一流水平的临床服务和科研能力，始终保持团队的创新活力，为我国医药卫生事业培养出具有坚定的职业信念，高尚的职业道德，同时又具备创新能力、实践能力和国际竞争力的医学人才，确保医院的永续发展的动力。

第二节　研究型医院的建设思路

一、基本要求

研究型医院首先是一种发展战略。它深刻反映了医学科学技术进步的最新趋势，充分体现了医院质量建设的客观要求，是实现医院管理创新、内涵发展的重要途径和有效载体，其主旨是质量建设与内涵发展，其内在要求就是从注重数量向注重质量转变、从拓展规模向提高效益转变。

1. 研究型医院的发展方式，更加注重质量取胜

质量管理由单纯数量型向综合质量型转变，由粗放式管理向精细化管理转变，由终末质量管理向过程质量管理转变，由关注论文、课题、成果及新技术的数量向关注质量指标和转化效益转变。主要体现在，临床诊治重点从“一般疾病”向“疑难重症”转变，通过制订规范化的疾病诊疗流程，通过循证医学探索最优化的治疗方案和临床路径，形成独特的技术优势和鲜明的服务品牌，形成持续发展的内在优势和核心竞争力。

2. 研究型医院的发展思路，更加注重资源优化配置

国际协作、军地协作、军内合作、院际合作、院内合作的机制更加灵活高效，形成优势互补、强强联合、资源共用、利益共享、风险共担的创新发展模式，能够最大限度地提高医疗资源的投入和产出效益。可以通过对医务人员进行优势项目的集中培训，对医疗卫生经费进行集中统筹，对卫生物资实现集中供应，对科研机构开展集中建管，对卫生服务实现统一保障等方式，实现资源优化配置，人员科学管理，保障质量整体提升，形成医院管理的新模式。

3. 研究型医院的发展动力，更加注重创新牵引

在医疗保健质量、学科人才建设、教学科研体系、设施设备保障、卫生经济管理、医德医风建设及行政安全管理等方面，加强理论创新、机制创新、制度创新、技术创新和管理创新，着力形成持续发展的内在优势和核心竞争力，增强发展潜力，提高发展质量。

4.研究型医院的发展力量，更加注重人才提升

倾注更多精力、投入更多资源，培育催生临床与科研兼优的一批学术带头人、学科带头人、学术骨干和研究型人才方阵，持续打造研究型科室，为医院可持续发展提供坚实的人才智力保证。

5.研究型医院的发展标准，更加注重综合效益

着眼于更多更好地服务患者，将发病机制与诊断、预防及治疗环节紧密结合起来，把防治疾病和促进健康有机融合，推动医学模式由疾病治疗为主向预防、预测和干预为主转变，由单一的生物医学模式向生物—环境—心理—社会的会聚式医学模式转变，处理好“首位”与“中心”、为军与为民、平时与战时、投入与产出、开源与节流等重大关系，实现政治效益、军事效益、社会效益和经济效益的有机统一，实现综合效益最大化。

二、规划路径

思想是行动的指南。只有树立正确的建院理念，理清建院思路，才有可能指导研究型医院的实践，进而实现研究型医院的建设目标。归纳起来讲，我们认为，创建研究型医院，重点要在建院目标、模式、路径三个方面，转变思想，创新思路，科学定位，树立全新的建院理念。

(一)建院目标的转变

创建研究型医院，首先要解决好定位的问题，搞清楚要建成什么样的医院。医院的建设目标与它的功能定位是相适应的，有什么样的功能定位，就有什么样的建院目标。一般情况下，按照功能定位划分，医院可以分为临床型医院、教学型医院、临床与教学结合型医院。而研究型医院，按照它的定义和特征，要求是在自主创新中不断催生高层次人才、高水平学科、高等级成果，创造并传播新的医学知识与技术的一流现代化医院。在诊疗技术上，强调的是能看一般医院看不了的病，是先进知识技术的创新者，是诊疗规范的制订者；在学科人才上，强调的是专业领域的引领者；在管理模式上，强调的是行业管理的模范者。这样的功能定位，决定了研究型医院的建院目标，既不同于临床型医院，也不同于教学型医院和临床与教学结合型医院，而是凌驾于一般医院之上，是现代化一流医院的最高要求。因此，创建研究型医院，首先就要转变思想，充分认清研究型医院与一般医院的本质区别，从行业顶层的标准和高度，定位好建院目标，谋

划好建院思路。

(二)建院模式的转变

建院理念的转变,最重要的是建院模式的转变。有什么样的建院模式,决定了医院的发展方向。转变建院模式,必须坚持特色发展,着眼“人无我有、人有我优、人优我强”,通过错位经营,重点突破,不断彰显学科专业特色。转变建院模式,必须坚持内涵发展,坚决摒弃规模效益型、药品经济型发展的思想,坚持走技术效益型、质量效益型的发展道路,在学科、人才、质量等打基础、管长远的建设中夯实根基,积蓄发展后劲。转变建院模式,必须坚持创新发展,通过制度创新、科技创新、管理创新,培育创新人才,催生创新成果,突破发展瓶颈,开拓发展新路。转变建院模式,必须坚持安全发展,狠抓基础医疗与基础护理,严格技术操作规程,构建和谐医患关系,防范医疗事故差错,及时化解医疗纠纷,使医院建设迈入规模、结构、质量、效益、特色协调发展的轨道。

(三)建院路径的转变

研究型医院是一流的现代化医院,自主创新能力很强,要实现这样的目标,依靠原有的发展方式和途径是难以做到的,必须转变观念,采取有别于一般医院不同的发展路径。科技创新是实现研究型医院建设目标最重要的途径,这也是研究型医院有别于一般医院最重要的特征。既要注重集成创新、引进消化吸收再创新,更要突出原始创新,不能满足于跟踪模仿,要努力取得原创性的成果;既要注重大样本病例的积累研究,更要突出临床基础研究,不能满足于既往病例的经验总结,要努力开展前瞻性、基础性研究,不断探索疾病的发病原因和病理机制,争取在临床诊疗技术上取得重大突破;既要注重通用医学研究,更要突出高新技术医学前沿研究,不能满足于常见病诊治的一般性研究,要着力开展疑难杂症、罕见病、新发病研究,力争解决世界性的重难点问题。

研究型科室和研究型人才是研究型医院的两大支柱。所谓研究型科室,核心要求就是“三高”:高水平的临床诊治能力、高层次的科研成果、高素质的人才梯队。从一般意义上讲,一所医院要具有70%以上的科室成为研究型科室,医院才能被称为研究型医院。要建立健全研究型科室和人才评价体系,制订定性定量的研究型科室和人才考核评价标准,大力加强研究型科室和人才建设,以此推动研究型医院的发展和建设目标的实现。

三、主要思路

(一)理念创新

理念创新就是要从以下三个方面下功夫:一是以创新机制为内涵、以核心价值观为特征的优秀医院文化,它为医院提供生生不息的长期牵引力;二是对全体员工的激励与约束体系,它为医院提供持续不断的内部动力;三是与世界先进医院接轨的科学规范的管理体系,它为医院提供持续发展的推动力。理念创新要求我们必须树立四种眼光:一是世界眼光,不能将管理视野局限在医院内部,而应放眼整个地区乃至国内和世界,关注最新管理理念和发展动态;二是时代眼光,牢牢把握时代脉搏,密切关注当代医院管理领域出现的新趋势、新动向,使管理紧跟时代步伐,打上时代烙印;三是辩证眼光,理性看待管理中出现的正负效应,合理使用管理手段,发挥管理最佳效应;四是发展眼光,管理必须顺应时代要求,积极探索新方法、新手段。现代医院管理体现的是医院资源配置的高效率,而这种高效率能否充分实现,取决于科学管理及文化管理机制的建立;取决于机关职能的转变;取决于决策的科学化和民主化;取决于建立起真正的竞争机制;取决于充满活力的能级管理制度。研究型医院是我国医院管理界的新生事物。研究型医院的理念创新就是要将眼光不局限于医院本身,而是面向世界、面向全球、面向造福人类健康的大背景下,不断提升医院的看病能力、成果转化能力,产品推广能力。研究型医院的内在要求是医院的发展要从注重数量向注重质量转变、从拓展规模向提高效益转变。研究型医院的发展方式,更加注重质量取胜,临床诊治重点从“一般疾病”向“疑难重症”转变,通过制订规范化的疾病诊疗流程,通过循证医学探索最优化的治疗方案和临床路径,形成独特的技术优势和鲜明的服务品牌,形成持续发展的内在优势和核心竞争力。研究型医院的发展动力,更加注重创新牵引,主要依靠理论创新、机制创新、制度创新、技术创新、管理创新,增强发展潜力,提高发展质量。研究型医院的发展力量,更加注重人才优化,要倾注更多精力、投入更多资源,培育催生临床与科研兼优的研究型人才方阵,为医院可持续发展提供坚实的人才智力保证。研究型医院的发展标准,更加注重综合效益,科学统筹政治效益、社会效益和经济效益,处理好“首位”与“中心”、投入与产出、开源与节流等重大关系,实现综合效益最大化。

（二）机制创新

医院要转型发展，必须加大管理机制创新力度、追踪现代医院新的管理机制。机制带有根本性、全局性、稳定性和长期性，健全各项机制不仅是医院内涵建设的迫切需要，也是确保医院科学发展的根本保证。

1. 创新内容

（1）破除机制障碍，是构建驱动创新机制的关键。医院科研成果向技术转化不力、转化效率低下的痼疾，其中一个重要症结就在于科研创新链条上存在着诸多机制关卡，创新和转化各个环节衔接不够紧密。要解决这个问题，就必须破除一切制约科研创新的思想障碍和制度藩篱，健全激励机制、完善机制，从物质和精神两个方面激发科研的积极性和主动性，破除制约科研成果向技术转化的障碍，形成有利于产出创新成果、有利于技术转化的新机制，从而真正释放创新活力，实现创新驱动发展。

（2）改革科研资源的配置方式，是构建驱动创新机制的重点。医院科研资源是直接作用于科学研究和科技创新过程的资源要素，是创造科技成果的基础和保障。科研资源配置模式影响和决定着科学研究和科技创新的方向。现有的医院科研资源配置模式未能充分发挥激励导向功能，大多数医院科研人员和科研团队仍习惯于自由探索式科研，满足于小而零散型成果，缺乏对以学科发展前沿和国家需求为主攻目标的重大科研问题的战略规划与针对性研究，导致科技创新能力和原始创新能力较弱，高水平科技创新成果产出和重大关键技术突破偏少等问题。为了改变这种状况，必须通过改革科研资源配置模式，充分发挥导向和激励功能，开展“有组织的科研”，提倡解决问题式研究，改变以往自由探索的科研模式、局部失衡的配置结构与重复浪费的配置机制，聚焦国际学科前沿和国家重大战略需求，组织、引导和推动医院科研人员和科研团队重点围绕国际学科前沿和人民健康需求开展高水平科技创新研究；聚焦未来科技前沿，开辟新兴研究方向，提出新理论新方法，创造新知识。

（3）改革科技评价机制，是构建驱动创新机制的核心。人才是创新的根基。创新驱动实质上是人才驱动，谁拥有一流的创新人才，谁就有了科技创新的优势和主导权。因此，要顺利实施创新驱动发展战略，就要用好用活人才，尊重科研人员的创造性劳动，最大限度调动和激发科技人员创新创业的积极性，让科研人员在科技创新中有干劲、有获得感，激发科研人员创新的本能与原动力。

在这个过程中，深化科技评价体系改革尤为重要。医院要按照基础研究、应用研究、技术转移、成果转化等不同类型科技工作的特点，围绕科学前沿和国家需求导向，分别建立导向明确、激励约束并重的分类评价标准和开放评价方法。基础研究要着重评价科学价值，以原始创新性成果为评价重点；应用研究要着重评价成果转化情况以及成果的突破性和带动性，以关键技术和核心技术突破、自主知识产权成果、经济社会效益等为评价重点；对创新团队实行以解决重大科技问题能力与合作机制为重点的整体性评价；对重大科研平台、基地实行以综合绩效和开放共享为重点的评价，切实构建以创新质量和实际贡献为核心的科技评价体系，大力倡导潜心研究、追求科学本质的学术氛围，最大限度地调动科研人员自主创新的积极性。要发挥好人才评价指挥棒作用，遵循科技人员工作特点和规律，营造鼓励大胆创新、勇于创新、包容创新的良好氛围，不要急功近利地干涉科学研究，让医院科技人员把更多精力集中于本职工作，充分释放科技人才创新能力与创新活力。

2. 创新方法

(1)积极培育创新文化机制。良好的创新文化环境对医院创新具有重要的激励作用。要坚持用创新文化激发创新精神、推动创新实践、激励创新事业，在医院积极营造鼓励大胆创新、勇于创新、包容创新的良好氛围。一方面，要建立宽松的创新生态环境，允许积累、允许试错，努力培育潜心科研的氛围；另一方面，要进一步增强创新观念，建立健全激励创新的管理体制和运行机制。

(2)加大创新人才培养机制建设。“功以才成，业由才广”。人才是创新的根基，创新驱动实质上是人才驱动，谁拥有一流的创新人才，谁就拥有了科技创新的优势和主导权。一方面，创新人才的培养需要持续的投入和长期的积累、沉淀。在这一过程中，既要通过改革现有的学科设置和培养体系，聚集领军人才、培育后备人才、打造创新团队、采取走出去、请进来、分层次、多渠道的培养管理机制，形成为我所用的“大人才”观、努力打造人才队伍方阵，为创新人才培养创造良好环境。另一方面，还要重视人才的流动和聚集为创新带来的积极效应。在发挥好现有人才作用的基础上，通过健全人才流动机制、畅通人才流动渠道、规范人才流动秩序、促进人才顺畅有序流动。

(3)创新科研成果转化机制。医院必须把科研工作、自主创新摆在更加突出的位置，在人员、经费、实验室等方面，切实予以保证。科研成果转化就是通过机制创新和制度创新，充分激发创新活力，引导、鼓励科技人员将主要精力、主要资源集中于自主创新，紧紧围绕临床急需的实用技术开展创新研究，对于研究成果应当及时普及应用，构建用奖励制度激励人、用创新氛围熏陶人、用科研成果感染人、用实用效能感动人的“联合、高效、规范、激励”的管理机制，带动医疗服务把能力发生质的飞跃，推动医院发展进一步向创新驱动型转变，使内涵质量建设既有质的发展活力，又有量的竞争动力。通过对基础研究所实验人员的课题、文章和研究方向、成果等情况进行综合协调，对那些基础应用性或临床应用性的研究鼓励支持、倾斜扶植，保证医院的科学研究成果产出。

(4)创新技术转化机制。研究型医院中重要的任务和最大特点是通过自主创新产生新的医学知识、技术和成果。重点围绕重大疾病诊治问题、新发病种诊治问题、新的诊断和治疗方法问题、常见病多发病的预防和治疗问题，在细胞治疗、基因治疗、分子治疗、免疫治疗等方面取得新的突破。技术转化就是优化整合医疗资源和科技资源，对影响人民群众健康水平的重点领域、关键技术进行重点攻关，对特色优势明显的学科和新业务新技术重点倾斜，加大扶持帮带力度，形成一批自主创新医疗成果，牵引带动研究型医院建设深入发展。技术转化还要转化为标准，技术标准是医学、技术和实践经验的综合成果，是医疗活动中共同遵守的技术准则和依据，其科学性和权威性广为接受。技术标准促进成果转化为生产力，成为医疗技术转化为生产力的一种有效模式。通过技术标准这一载体，可以促进自主创新医疗技术迅速及时地转化为新技术、新手段，按照技术标准进行操作更容易被接受，实现规模化。

3. 制度创新

制度创新是指在人们现有的生产和生活环境条件下，通过创设新的、更能有效激励人们行为的制度、规范体系来实现社会的持续发展和变革的创新。所有创新活动都有赖于制度创新的积淀和持续激励，通过制度创新得以固化，并以制度化的方式持续发挥着自己的作用，这是制度创新的积极意义所在。制度创新的核心内容是经济和管理等制度的革新，是支配人们行为和相互关系的规则的变更，是组织与其外部环境相互关系的变更，其直接结果是激发人们的创造性和积极性，促使不断创造新的知识和社会资源的合理配置及社会财富源源不断的涌现，最终推动社会的进步。研究型医院建设必须依靠制度创新，抓住创新发这个主题，形成一套确保持续发展的长效管理，能够突出全面发展、管理规范的创新组织管理与激励方法。

(1)激励制度创新。制度建设是保障医院发展的关键,是提高医院员工素质、营造员工良好形象、构建和谐医院的必要保障,“员工和病员是医院的重要资源”,“天时不如地利,地利不如人和”,因此制度建设要充分体现人文关怀,注重感染性的情感激励。医院管理者要注重对员工的关心和在他们遇到挫折时要给予诚心诚意的同情与鼓励,在他们遇到困难时要切实予以力所能及的帮助,同时,要更加注重进行有效的约束机制,把绩效考核作为衡量员工工作的重要依据,合理的绩效考核能够激励员工,鼓舞士气,不合理的绩效考核,不但会造成决策上的失误,还会重伤员工的积极性。为此要做到提高绩效考核的准确性、保证绩效考的公正性,考核成绩及时地反馈给员工,及时地发现问题,分析问题并解决问题。

(2)约束制度创新。严格执行医疗规章制度和技术操作规范,是提高医疗质量,预防医疗不良风气、保证医院健康发展的关键。针对以往管理制度偏重于保证医疗工作的完善,而忽略方便患者的做法,从方便患者出发,既要保证正常医疗工作,还必须以患者满意为前提,围绕让患者满意来完善制度,从制度上体现医院工作从“以医疗为中心”向“以患者为中心”的转变,对方便医院管理而不方便患者的制度坚决作出修订。在修订的制度中体现方便患者,如患者知情制度、医患合约、输血志愿书以及从门急诊到临床、医技科室的便民做法。围绕维护患者权益创新制度,针对以往制度偏重维护医院利益,忽视患者权益的做法建立自我约束机制,完善投诉与举报、社会监督等制度,增强管理制度的透明度和公正性。围绕为患者提供高质量服务创新制度,改变以往制度偏重终末管理,依据全程管理和环节管理的做法,根据医疗工作流程,重视对影响医疗质量各环节管理建立制度,如在院患者满意度调查制度、在院患者病历检查制度、三级检诊制度等。

(3)质量制度创新。建立完善医疗质量管理、学科技术管理、人才管理等规章制度、建立良好的人才培育机制,规范绩效考核机制,有效的奖惩激励机制以及资源共享机制,实现责任管理、能力管理、绩效管理有机融合,形成高效运转、密切协同,相互促进的整体合力。建立院、科室医疗质量控制机构和各级医务人员自身组成三级质控网络,确实形成一个层次清楚、责任明确、逐级把关的质量监控体系,并加强其运作效率,把影响提高诊治水平的各种要素控制起来,根据具体情况和特点，查找薄弱环节，消除安全隐患，确保临床诊治质量。科室主任、护士长作为科室领导者，要充分发挥科主任、护士长在医疗质量管理中的重要作用，带头认真执行各项规章制度和医疗护理操作常规，将会在医院管理中起到极其重要的作用。医院要按照“以人为本”的要求，建立健全医疗服务技术操作规范，明确各级各类人员职责，做到制度明确、职责清楚，实现科学化、规范化、制度化。制度应有系统性科学性、权威性、约束性，使医务人员能自觉遵守，自觉维护公平、公正、公开，使医务人员都能明确自己的职责，达到相互监督、相互约束。

第三节　研究型医院的发展模式

一、综合型大医院的发展模式

大型医院一般指床位在2000张（或1500张）以上的三级甲等医院。大型医院规模大、专科划分精细、综合实力强，是将医教研充分融合、从而创建研究型医院的“主战场”。大型医院应瞄准国际一流水平，通过大力开展转化医学，自身建设成为医疗技术精良、科研实力雄厚教学水平一流的研究型医院。

（一）构建临床新技术孵化基地

创建研究型医院，不是不重视临床搞科研，而是更加重视解决临床中的实际问题。要根据医学发展的趋势和疾病谱的变化，着眼医学领域难点、热点问题，按照瞄准前沿、突出重点、支撑发展、引领未来的原则，针对解决高危疑难病症和广大患者的现实需求，从医院技术实力出发，大力开展临床基础、临床技术研究，以科研带动临床，用创新性成果来解决高危疑难病症的诊治问题，力争在临床诊治水平上有重大突破，在医疗技术上形成“人无我有、人有我强、人强我特”的综合优势，真正做到“看人看不了的病，做人做不了的手术”，提高医院在医学高科技领域中的地位和影响力，引领临床医学的发展方向。其重点是在大器官联合移植、肿瘤综合治疗、组织工程、干细胞移植、基因诊治技术等方面取得显著进展，达到国内领先、国际先进的水平，以此辐射带动相关的临床外科、麻醉、检验、重症监护、病理、实验动物等学科的发展，提高医院的综合诊治水平。同时大力推进疗效好、痛苦小、效益高的微创外科与外科微创技术在医院各个领域的应用和创新，努力站在世界医学的发展的前沿和制高点，使医院成为临床成果的“孵化园”。

（二）构建集智攻关的科研创新基地

研究型医院最重要的任务和最大的特点是，通过自主创新产生新的医学知识、技术和成果，为国家创新战略的实施做出重要贡献。医院必须把科研工作、自主创新摆在更加突出的位置，在人员、经费、时间、实验室等方面，切实予以保证，动员全院科技力量，搞好科技创新。重点围绕重大疾病诊治问题、新发病种诊治问题、新的诊断和治疗方法问题、常见病多发病的预防和治疗问题，力争在细胞治疗、基因治疗、分子治疗、免疫治疗等方面取得新的突破。大型综合医院可根据各学科发展的现状，遵循集智攻关的要求，加强国内外合作，建立优势互补、资源共享，多层次、多领域的科研协作机制，形成院际结合、医工结合、医药结合、基础与临床结合的科研攻关模式，实现科学研究规模化、系统化、效益化。要加强科研资源整合，突出医学科技创新平台、科技创新团队建设，集中建设若干个具有国内一流水平的、开放式管理实验室，为科研创新提供良好的支撑条件；充分利用我国医院病种多、病例多、综合实力强的优势，以重大课题为牵引，打破行政隶属限制，联合院内外的科研力量协作攻关；突出抓好以“973”、“863”、国家支撑计划、国家自然科学基金重大攻关项目等为代表的重大课题的申报、培育、实施，形成高层次、高水平自主创新成果，加快科技成果的利用和转化，为临床提供强大的技术支持。要建立规范的学风监督管理机制，维护学术科学性、权威性，保证科研工作健康顺利开展。

（三）构建成果转化的产出基地

大型综合研究型医院倡导产学研结合，重视对临床科研产品的开发与应用。一切科研工作，其出发点和落脚点都要服务于临床，科研课题的提出来源于临床，科研过程依靠临床，科研成果的转化应用于临床。对科研成果，既要注重集成创新、引进消化吸收再创新，更要突出原始创新，不能满足于跟踪模仿，要努力取得原创性的成果；既要注重大样本病例的积累研究，更要突出临床基础研究，不能满足于既往病例的经验总结，要努力开展前瞻性、基础性研究，不断探索疾病的发病原因和病理机制，争取在临床诊疗技术上取得重大突破；既要注重通用医学研究，更要突出未来新病种的研究，让成果能在实践中锻炼、转化和推广。

当今医学不断迅猛发展，新技术层出不穷，依靠传统医疗经验和现有诊疗技术，难以有效解决临床实践中的大量难题。随着医院综合实力不断增强，医学科技创新的研究课题和成果越来越多，要克服“成果难转化、患者难受益”的难题，只有建立科学的转化机制，才能让最新医疗研究成果第一时间惠及人类；只有依靠创新驱动，才能加快科研成果的转化。研究型医院重视科研成果的转化，近年来，随着转化医学的概念越来越受到世界医学界的关注和认可，成为世界医学科技研究的一个新的起步点和着力点，所以被称为医学领域的一场新的革命。在美国，已有61所医疗机构建设了转化医学中心，其国立健康研究院正以每年5亿美元的资助力度推进转化医学研究。转化医学的主要意义就在于，倡导以患者为中心，将重大疾病的关键临床问题转化为生物科学问题，再以现代科学技术手段开展研究，然后将这些研究成果向临床研究转化，从而揭示人类重大疾病的发病机制，进而为诊断技术及治疗方法提供关键的理论依据和新技术标准。转化医学和创建研究型医院的基本内涵从根本上是一致的。因此，研究型医院必须强调创新，创新的聚焦点主要在生物医学领域，创新的模式就是“转化医学”，即主动适应科研与临床融合的发展趋势，把推动实验室发现用于临床治疗作为医学研究，尽快建立科研与临床紧密结合——转化医学研究体制，搭建转化医学平台，给双方提供知识融合的机会，找到融合的切入点，科学搭建临床与基础相结合的转化平台，构建产、学、研、用四位一体的转化型研究体系，推动科研与临床在更广范围、更高层次、更深程度上的有机融合。

（四）构建数据共享的信息基地

与传统管理相比，现代医院管理更注重科学化、数字化与信息化。大型综合研究型医院必定是数字化医院，是医学信息的聚散地。对国内外医学科技最前沿的信息，能在最短的时间内采集、储存、提取、分析、整理、运用、开发，为医疗、保健、教学尤其科研创新提供最新、最有价值的信息，并为医院重大决策提供最有力的科学保障与服务；大型综合性研究型医院必须与国际、国内一流的情报基地建立对等的合作交流关系，成为国际医学情报信息网络一个重要的“站点”，为国内外同行获取情报信息提供良好的交流合作平台。研究型医院建设，必须加强网上图书馆、全军临床医学查新站、全军远程医学中心、国家临床医学数据共享系统和医院信息网建设，加快医院信息化、数字化建设步伐，使医院实现数据采集实时化、信息存储数字化、信息服务个性化、信息交换兼容化、信息管理规范化，让各种最新的医学信息在这里可以方便、准确和及时地获得，医生和患者之间可以方便地进行远程诊疗活动，医生和医生之间可以方便地进行远程会诊，形成完整、健全的、共享的信息网络系统，让患者获得最及时更准确的医疗服务，更重要的是，能同时让医院的管理者对医院人、财、物等实况运行实现可视、可控和可操作，最终把医院建设成为一个高起点、高质量、高水平、高安全的具有示范性的信息化与数字化医院。

二、专科医院的发展模式

专科医院指的是只设一个或几个医学学科的医院。专科医院的特征是“专”，是专科专治、专病专治、重点解决专科疑难重症的诊疗，并为专科疾病患者提供良好的专科护理和照顾的医疗场所。建设研究型专科医院应牢牢抓住其特征，重点培植其特征，因而突出专科优势和专家优势是建设研究型专科医院的核心所在。

一开始就要瞄准医疗市场需求结合实际确定发展专科。医院在建立大专科时要瞄准当地医疗市场实际，结合医院现有优势，扬长补短，反复论证，确定本院发展目标，这是走好研究型医院专科办院模式的前提和基础。瞄准了市场、选好了专科、完成了科室的重新整合，并不等于就万事大吉，必须在人、财、物等方面给予倾斜政策。首先，要选拔一个精技术、擅管理的拔尖人才作为该专科带头人。本院没有这样人才就要不惜代价引入，同时注意选拔培养未来的学科带头人，以保持大专科的可持续发展。其次，将现有的设备配置给该专科，本院还欠缺的要尽最大努力筹措资金尽快引进，完善学科发展硬件平台。再次，大专科建设离不开医院领导和各机关的科学管理，医院领导和机关应帮助大专科进行科学的组织、指挥、协调，灌输经营理念，把好建设方向，尤其在其发展的起始阶段，医院应明确提出打破均衡、突出专科特色的方针，确定重点扶持大专科的指导思想。帮助制订发展规划，确定发展目标，分步骤抓好落实，并将目标完成情况列入科主任任期考评内容。学科发展离不开学科带头人，但光有带头人没有一个很好的人才梯队也不行。在学科带头人引进、学科发展走上轨道、初期磨合结束后，医院管理者应全面掌握情况，及时进行内外沟通，立足重组调整、自身培养、外引内联，进一步优化科室结构，形成良好的人才梯队。同时，采用“请进来、走出去”的学术交流模式，大力发展特色技术；并结合实际加以创新，发展“人无我有、人有我精”的“一招鲜”技术，拥有自己的“知名品牌”和“拳头产品”，真正实现“院有优势、科有特色、人有专长”。同时要加强科学管理。通过规范管理，从严治医，使科室及医院工作的各个环节、方方面面达到科学、规范、有序的要求，确保“小医院，大专科”发展。坚持“有所为，有所不为”的方针，对于个别已退化的、没有前途的科室，该撤的撤、该合并的合并，把有限的人力、物力、财力合理、高效地用于扶持重点科室，以形成“大专科”特色，实现从数量规模型向质量效益型的根本转变，走内涵建设的道路。并以优越的激励机制加快大专科建设。激励是领导者用经济的、政治的、行政的、思想的等多种工作方式，交替采用物质、精神手段最大限度地调动个人或群体的积极性，以保证组织目标的实现。要想使大专科更快更好地发挥优势，形成重拳出击的名牌效应，医院管理者就应该给该群体及个人，以不同于其他科室外的激励机制，比如在工作量补贴、立功受奖、晋职晋级、进修学习，以及住房福利等诸多关系到切身利益的方面给予倾斜，体现出让创造财富的人享受财富，最大限度地调动主观能动性，促使该专科早日成为拳头产品。

三、中小型医院的发展模式

中小型医院（一般指大中城市的区级医院、县医院等），长期以来承担着城乡的医疗、预防和保健任务是三级卫生保健网的支点。二级医院在我国卫生资源中占有相当大的比例，占医院总数 90%左右，在快速发展的医学保健领域和面对人民群众日益增长的医疗卫生服务需求的情况下，小型医院要找到适宜自己的生存空间，就必须打造“不对称”创新模式下的核心竞争力，形成自身独特的竞争优势。中小型研究型医院作为研究型医院的重要组成部分，其价值追求仍然是为人类健康做出更大的贡献，根本目的仍然是不断提高医疗服务能力，但在发展策略、标准要求、方法措施上与大型研究型医院有较大差异，而且由于医院驻地经济社会发展状况、基础条件、使命任务不同，中小型研究型医院之间也相互不同，既要坚持研究型医院的核心理念、总体目标和基本方略，同时也必须因地制宜、因院制宜地加强创新，要坚决克服中小型研究型医院基础薄弱、力量缺乏、设施设备条件差，对创建研究型医院信心不足、决心不大、办法不多的思想，积极主动作为，善于扬长避短，走出一条有自身特色的研究型医院发展之路。

中小型研究型医院要加强规划、深化创新，以研究型医院的理念方法和标准要求，紧贴医院实际、科学充分论证，充实修订和归正检验医院中长期发展规划、目标任务和工作措施，增强建设规划的实践性针对性和科学性指导性，切实发挥好指导发展、统筹资源、主导建设、规范行为的引领作用，确保研究型医院建设高质高量高水平扎实推进。

中小型研究型医院要坚持有所为有所不为，切实找准创新发展的突破口，做到特色先行、以点带面、整体提升、持续发展，既要防止平均用力、一线平铺，又要防止畸轻畸重、顾此失彼。要注重协调发展，构建优势学科群。既要在一定时期，对医院的优势特色学科集中力量加大投入，更要发挥重点学科、优势学科的辐射带动作用，推动整体提高。

参考文献

[1] 金春林，康琦，朱碧帆.中国研究型医院的内涵和建设策略[J].卫生经济研究，2024(1)：32－35.

[2] 姜昌斌，夏振炜，叶蓓华，等.科教兴院创办研究型医院[J].中华医学科研管理杂志，2003，16(1)：62－64.

[3] 王延军.论研究型医院的内涵、特征和建设路径[J].解放军医院管理杂志，2011，18(5)：403－406.

[4] 王发强，陈锋，陈金宏.研究型医院发展战略的科学内涵[J].解放军医院管理杂志，2012，19(1)：7－9.

[5] 杨坤，李进，郭晓东.创建研究型医院的探索与实践[J]. 现代生物医学进展，2013，13(16)：3161－3163.

[6] 赵美娟，陈守龙.从哲学视野中解读研究型医院之“研究”[J].医学与哲学，2012，33(10A)：47－50.

[7] 黄敏，杨俊.研究型医院内涵建设的思考[J].中华医学科研管理杂志，2013，26(2)：81－82，98.

[8] 吕吉云.创建研究型传染病医院的探索[J]. 解放军医院管理杂志，2012(1)：13－15.

[9] 何振喜，周先志，姚军，等.中国研究型医院建设指南[J].中国研究型医院，

2021，8(5)：7－11.
[10] 郝瑞生.坚持问题导向：探索“智慧式”研究型医院发展战略[J].中国医院，2014，18(9)：14－15.
[11] 张小娟，胡丹，巫蓉.国内研究型医院相关文献可视化分析[J]. 中国医院，2024(3)：33－36.
[12] 周小明，王丹，尹永超.研究型医院的实践经验与路径探索[J]. 中国医院院，2023(24)：75－77
[13] 王延军.研究型医院建设和发展需要深化探讨的几个问题[J]. 中国研究型医院，2022，9(1)：27－31.
[14] 康琦，杨浩，许明飞.我国研究型医院建设的实践与思考[J].中国卫生资源，2022，25(3)：346－351.
[15] 中国研究型医院学会.中国研究型医院建设指南[J].中国研究型医院，2021，8(5)：7－11.
[16] 范先群，余飞，高红.中国研究型医院高质量发展理论与实践——大型公立医院的“突围”之战[M].上海：上海浦江教育出版社，2023.
[17] 姚军.论研究型医院建设与高质量发展[J].中国研究型医院，2024，11(1)：1－6.
[18] 张明奎，文镇宋.创建研究型医院的战略思考与实践[J].中国研究型医院，2020，7(4)：10－13.
[19] Newsweek. The World’s Best Hospitals 2022[EB/OL].(2023－11－06). https://www.newsweek.com/w1orlds－best－hospitals－2022.
[20] Mayo Clinic.2022 Fact Sheet[EB/OL].(2023－11－28).https://news-network. mayoclinic.org/n7－mcnn/7bcc9724adf7b803/uploads/2023/04/2022－Mayo－Clinic－Fact－Sheet－.pdf.
[21] The University of Texas MD Anderson Cancer Center. Fact Book 2022[EB/OL].(2023－11－29).https://www.mdanderson.org/documents/De-partments－and－Divisions/Institutional－Research/Fact－Book－2022.pdf.

第二篇　实　践

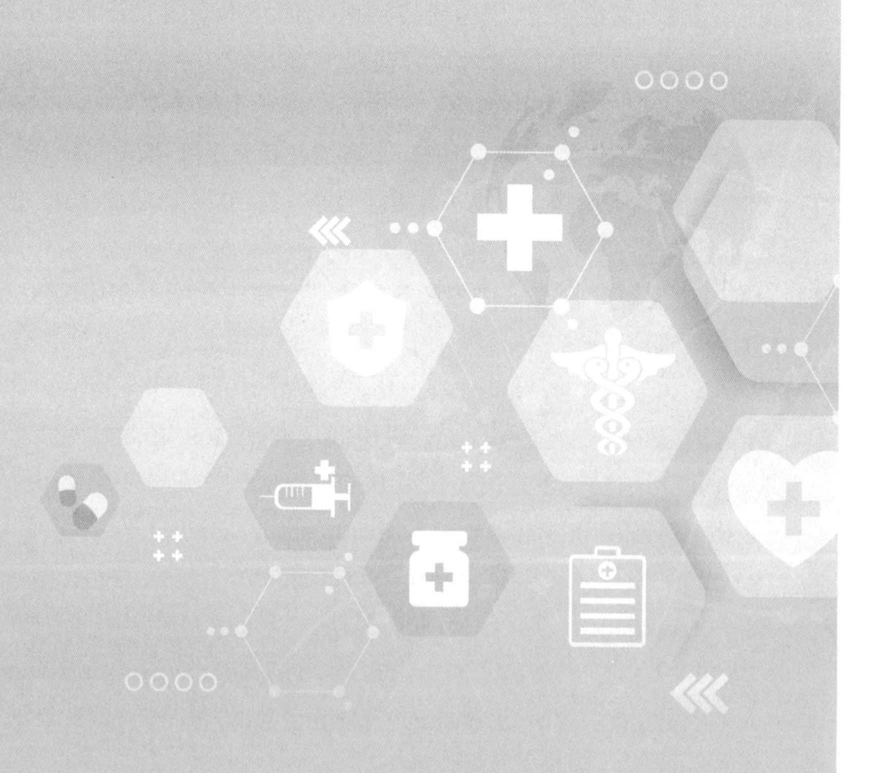

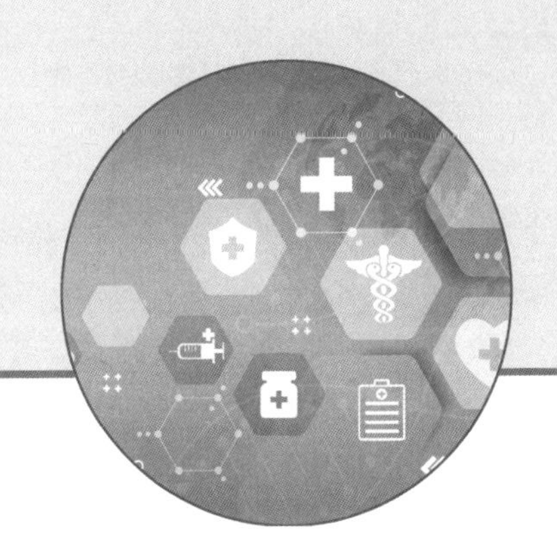

第五章 研究型医院学科发展

研究型医院学科是引领技术进步与发展方向并具有足够创新能力的学科，是研究型医院的重要组成部分。研究型医院学科的发展是科学发展的基础，加强研究型医院学科建设对提高整体诊疗水平具有重大而深远的意义，推进研究型医院学科建设是研究型医院建设与发展的重要方向。

第一节　研究型医院学科内涵特征

一、研究型医院学科的概述

学科指一定科学领域或一门科学范围内的分支，例如医学下面可以分内科、外科、消化科、呼吸科等学科，学科是科学的分支，是根据一定的学科理论组织起来的科学知识体系。随着现代科学发展，学科的分化越来越多，方向越来越精细，甚至不同学科相互交叉融合，新兴学科不断涌现，例如信息学与医学的结合产生的医学信息学科。学科也是教学、科研和学术服务等活动的功能单位，形成各种不同的院系和课程。医院学科则是医学科学的分支，是医学发展的产物。同一个学科下即可以设置不同的科室，方向和内容是同一学科的不同细分。研究型医院学科是研究型医院的基础，通常是以临床为基础，以产生和传播新的医学知识与医疗技术为使命，坚持临床、教学、科研并举，能够解决临床疑难复杂疾病，在自主创新中不断培育高层次人才和催生高水平成果，引领技术创新发展，形成技术操作指南，占领学术制高点，注重并推动临床诊疗水平持续提高的学科。

建设研究型医院不但要注重学科规模的发展，也要追求学科水平和品牌实力的提升。这就要求学科的人才队伍发展强大，要有优秀的学科带头人，也要有强劲的中青年人才研究团队，建设有领军人才和青年人才的金字塔形人才梯队。有与之配套的科研、教学和医疗基地作为技术支撑，在这样的基础上，才能不断地有技术创新，成为行业规范标杆。能够成为一流的学科才可称之为研究型医院学科。

在医院的组织架构中通常并不设置学科这一层级，因此医院管理者实际承担学科管理者的角色，使医院与学科的发展融为一体。从医学行业和科学发展角度看，研究型医院学科是以高水平的科研成果产出和高层次精英人才培养为目标，在社会经济、科技、文化发展中发挥重大作用的学科。从研究型医院发展和建设角度看，研究型医院学科则是具有高水平临床诊治能力、高层次科研成果以及高素质人才梯队的学科，研究型医院学科是医院的科研教学中心，解决和诊治疑难杂症和高精尖的诊治实施。研究型医院学科是能够创新和引领技术进步和发展的学科。研究型医院学科就是指以临床为基础的学科。能够解决临床上的疑难复杂疾病，疑难重症患者的比例显著高于其他医院的同类学科。研究型医院学科的特点是创新，只有不断地创新发展，以科研促进临床诊疗水平，临床经验推动科研发展，最终结果反馈为研究型医院学科发展，占领学术研究的制高点。

二、传统学科与研究型医院学科的区别

学科是医院的基本组成单元，学科建设包括人才、医疗、教学、科研、文化等多方面的建设内容，是医院建设内容的核心。医院学科的综合发展水平决定医院的质量和品牌。因此，研究型医院必须注重研究型医院学科的建设，增强医院的核心竞争力。研究型医院主要通过临床医学科技创新，持续提高临床诊治水平。这需要临床与科研有机融合的转化医学。在学科建设方面，坚持“以人为本，患者至上”理念，把慢性病和疑难重症诊治作为学科发展的基准点；坚持创新驱动、人才第一，不断推出创新成果培养具有创新能力的复合型人才。从追求“量”的扩张转变为追求“质”的提升，从追求单纯物质投入，转变为依靠高

科技创新贡献率,充分应用信息技术改变改造学科建设的路径。研究型医院学科一般应具备以下7个特征:具有解决疑难危重疾病的诊疗能力;具有引领行业发展的技术创新能力;具有复合型高素质人才培养能力;具有高等级科研成果产出能力;具有国际竞争力的学科研究方向;具有国内知名的学科带头人;具有高效的转化医学模式。传统学科主要是临床型医院的学科建设,传统学科依托临床型医院的发展,主要是发展医疗临床方面,对于科研和教学的发展并不注重。研究型医院学科与一般学科在医疗重点、科研成果转化、人才培养、发展定位、主要职能、技术创新、医学模式等方面存在不同。研究型医院学科医疗重点是诊治疑难危重病,传统医院学科医疗重点是诊治常见多发病。研究型医院学科科研成果主要为高等级成果转化及临床应用,传统医院学科主要是一般临床工作与总结。研究型医院学科的人才培养主要是医学、教学和科研复合型,传统医院学科人才培养主要是临床型。研究型医院学科发展定位以质量为内涵,传统医院学科发展定位是注重数量。研究型医院学科主要职能临床与科研并重,传统医院主要职能定位以临床诊治为主。研究型医院学科技术创新要求引领行业发展创新,传统医院学科主要是模仿创新。研究型医院学科医学模式以转化医学为主,传统医院学科是以传统医学发展为主。研究型医院学科与传统临床型医院学科的主要区别,在临床上体现为研究型医院学科要提高医疗保健水平和服务患者的能力。研究型医院学科是以临床为基础的学科,诊疗水平能够解决临床上的疑难复杂疾病和危重病,并处于一流水平,本学科建设处于同类学科领先地位,成为本专业疑难疾病的诊治中心。

与临床型医院的传统学科发展相比,研究型医院学科建设的核心要素:一是创新的能力,临床诊疗的先进技术和治疗疑难杂症的创新技术。二是人才的培养,教学方面能够培养出高素质的人才,一流的学科建设离不开一流的人才,因此要具有国内一流的学科带头人和人才梯队。三是成果的产出,能够产出世界一流和突破性的科研成果并将成果转化。研究型医院学科是引领先进诊疗技术发展。研究型医院学科的重点是发现发病机制或者对没有有效治疗和预防手段的疾病研究,研究型医院学科要能够不断产出临床新理论、新技术、新疗法,形成具有当今国际、国内领先水平的现代诊疗技术,成为本专业疑难重症疾病的诊疗中心,为患者提供优质高效的医疗服务。研究型学科是医学科研创新的实践者。研究型学科的目光始终聚焦国际医学前沿,以重大疑难疾病防治为牵引，以临床研究为重点，以基础研究为支撑，以重大科研项目为纽带，以高水平成果为标志，以推进基础科研成果向临床实际应用转化为目标，不断创新。研究型学科也是培养研究型人才的重要阵地。研究型学科始终着力于优秀医学人才的培养和医学知识的传播，具备国际化视野和科学完善的人才培养体系，培养锻造出一批在国内乃至国际上具有影响力和竞争力的专家和团队。建设研究型医院学科，应该坚持面向社会要效益，面向世界求创新，面向未来育人才，促进学科又好又快发展。把握特点规律，明确学科定位，医院应根据学科发展与国内外的差距，充分结合医院实际，明确学科定位。理清发展思路，锤炼特色优势，建设研究型医院学科的发展思路要提升学科品质，创新学科管理。深刻分析要素，提升综合实力。

三、研究型医院学科的主要特征

研究型医院是以自主创新和技术引领为牵引，把科研放在更重要的位置，以创新性的科学研究推动临床医学的发展。研究型医院学科的特征应该是围绕医疗水平、科研能力和人才培养三方面。

(一)医疗水平处于医疗行业领先水平

一流的医疗水平也是促进转化医学发展的重要基础。转化医学是在实验室与病房之间架起一条快速通道，也就是以病患为中心，从临床工作中发现和提出问题，将问题在科研技术方面进行解决，在此过程中发现新的问题和解决方法，然后再将基础科研成果快速转向临床应用，促进临床诊疗手段的提高。研究型医院学科应具备以个性医疗和成果转化为核心的转化医学模式，制订个性化治疗方案，利用基础研究产生具有自主知识产权的高等级科技成果，并将其转化到临床，不仅提高临床诊疗手段，更促进科研课题的发展和进步，推动经验医学向循证医学转变，使诊断和诊疗手段更加科学。随着研究型医院建设和实践的深入。医院的学科建设模式正在逐步发生变化，依靠科技进步和管理，始终成为行业的一流水平和领先地位，促进医学临床诊断和科研产出的高水平建设和医院的高质量发展。

(二)科研能力引领行业技术创新发展

医学发展创新和诊疗水平的提高，是当前我国医疗卫生事业发展面临的突出瓶颈，医学的发展与疾病的诊断与治疗有着密切的联系，科研水平的发展高度是提高人民身体健康和疾病诊疗服务的保障。研究型医院学科必须具备基础研究和临床应用相融合的技术创新平台，能够引领技术创新发展，加快科学研究成果向药物研发、临床诊疗及疾病预防的转化，不断催生新理念新概念、新药物新技术、新设备新方法、新规范新模式。研究型医院学科应已经形成具有重大意义且具有鲜明特色的学科研究发展方向，拥有国内和国际上行业认可的项目支持，能够开展世界领先的项目研发和成果产出，发表具有国际影响力的学术文章和参加重要的学术会议，具有较强的国际竞争实力。学科水平的标志是成果的产出和转化，研究型医院学科要有标志性的成果作为标准。不仅能有顶尖的诊疗水平，还有顶尖的科研产出的制度和科研成果，能够带动学科产业的整体上升。

（三）培养具有临床与科研高素质复合人才

杰出的医学专家和医学专业技术人才群体，是创建研究型医院的关键性因素。研究型学科的建设发展与支撑，既要紧紧依靠优秀的拔尖人才，又要不断造就新型的医学人才。必须通过大学后的继续教育、研究生教育等手段，培养具有坚定的政治信仰和社会道德标准，勇于承担社会责任，具有敏锐的观察能力、严谨的分析能力、较强的适应能力、扎实丰富的专业知识、精湛的诊疗技术和良好的文化修养的复合型高素质人才。

研究型医院学科的学科带头人应在国内乃至国际相关领域具有一定知名度，并具备较高的政治素质、业务水平、人文素质。政治素质是指政治素养、大局观念、政策水平、法律意识，始终能把握好学科发展健康而正确的方向；业务水平是指理论知识、实践能力、学术造诣，具有出色的医疗、教学、科研、管理的业绩与能力；人文素质包括人文知识、做人做事之道，能出以公心，处理各种矛盾纠纷，具有良好的形象和声誉。

第二节　研究型医院学科建设内容

一、研究型医院学科建设的基本原则

（一）研究型医院学科建设要有引领作用

研究型医院学科建设要以世界一流为目标，因此要加强国际交流，瞄准本学科国内外发展前沿和学科领域内的最高峰，努力成为行业标杆和引领者。也要为研究型医院学科的建设奠定必需的、坚实的基础，包括工作场所、一流的设备器材装备和高素质的人力资源配置。研究型学科要有高水平的临床诊疗能力和教学实力，在医疗行业中有强大的品牌实力与影响力。

（二）研究型医院学科建设要有人才队伍

人才队伍要有领头人和科研人员，研究型医院学科建设的学科领头人应该是行业内公认的具有很高医疗技术和学术水平的学者之一。学科建设要创新驱动建设研究型学科，领头人的创新性思维和号召力以及学术水平是第一位的。与创新性学科建设的需要相适应，必须培养一支有创新性研究能力的科研队伍。

（三）研究型医院学科建设要具有学科特色

形成一个或者多个成熟的学科，必须根据自身实际情况，形成自己的特色。根据医院定位和临床需求，挖掘和发展医院特色学科。

（四）研究型医院学科建设要临床牵引

诊治疾病仍然是研究型医院的主要任务之一，研究型学科建设不能离开临床工作，研究型医院学科的建设必定是根据临床医学需要发展与建设，避免脱离临床需求的科研项目。以解决临床问题尤其是解决行业亟待解决的关键问题为核心，确定研究方向，选择攻关课题，组织研究团队，最后形成新观点、新技术、新方法和新标准。

（五）研究型医院学科建设要满足医疗与科研需求性

医院学科建设的根本目的是促进诊疗技术的进步和医院核心竞争力的提

高，从而进一步促进社会整体医疗水平的发展，出高水平成果，培养高层次人才。患者的需求是医院发展的推动力量，医院的竞争力就是其学科适应患者需要的能力。因此，学科建设必须坚持需求指引，突出重点学科发展。

（六）研究型医院学科建设要具有建设重点性

医院是一个整体，在有限的医疗资源和人力资源客观条件下，医院学科建设工作不是完全除法，所有的科室学科建设资源平均分配，不加区别地进行平均主义的资源配置，而是必须根据各学科的自身条件、发展前景和社会需求等，坚持重点建设的原则，集中有限的资源重点建设一批具有较大发展前景的优势、特色学科。

（七）研究型医院学科建设要融合性

学科知识的融合交叉渗透已经成为一个普遍性的特征，任何一个学科门类几乎都交叉和渗透着其他学科的知识和技术，尤其对于医院学科来说，人是一个有机整体，围绕人体疾病诊疗需求设立的学科之间更是存在着密切的不可分割的联系，在这种形势下的学科建设，必须打破学科的界限，拓宽学科的口径，坚持共生性建设的原则，进行学科的交叉和优化组合，优化学科的结构。

（八）研究型医院学科建设要具有系统性

医院学科建设是一项复杂的系统工程，涉及学科方向、学科带头人培养、学术梯队建设等多个系统的建设，这些子系统相互联系，相互依存，相互制约，缺一不可。所以，进行学科建设必须坚持系统建设的原则。

（九）研究型医院学科建设要具有发展性

医院进行学科建设既要有超前目标，更要有可行性计划。根据各方面条件制订切实的发展规划，量力而行。医院学科建设需要不断与医学发展相适应，它具有动态性的特征，因此，必须用发展的眼光看待学科建设，注重分析各类型学科之间的关系以及发展变化趋势，及时做出调整。

二、研究型医院学科建设的具体内容

（一）研究型医院学科任务

学科任务是指学科产生后所承担的社会义务，构成学科的直接任务，它是社会赋予学科的社会历史使命，在宏观上决定学科的性质、名称、对象、范围、内容等基本理论框架，决定学科在学科群中的位置及作用，是确定和评价整个学科理论的根据和标准。临床、教育和科研是研究型医院的主要任务,研究型医院学科除了完成医院制订的医疗、科研、教学指标外,还应力争突破。努力争取重大重点项目、省部级一等以上成果奖、高分值SCI论文等。

研究型医院学科的任务是从临床实践中发现提供新知识、新技术、新方法和新标准。人才培养方面要包括基础医学和专业科研队伍。医院配备专职科研人员到研究型医院学科的科室,使之与临床医师一道形成多专业合作的技术创新平台;要使临床专科转化为科研能力,医院需要从人力、物力、财力和政策上给予特别的支持。

(二)构建研究型人才队伍

坚持以人为本,营造适合科研发展的人文环境、宽松的学术环境和宽裕的生活环境。构建学科骨干和助手在内的科研队伍。充分发挥学科带头人的作用。学科带头人要具备人格素质、全局观念、专业素质、管理能力、创新能力和凝聚能力等基本素质,在学科建设中要充分发挥把关定向、管理协调、资源整合三方面作用。学科带头人在鼓励本学科多个学术研究方向共同发展的同时,要注重团队梯次培养和接班人培养;学科带头人要发挥好黏合剂的作用,把学科成员凝聚成一个强大的团队,形成坚强的战斗力。

(三)提高研究型学科管理能力

学科管理水平决定了研究型医院学科的运行与发展,各学科带头人必须坚持学习管理理论,积极探索方法,不断创新提高,逐步形成本学科的管理特色。其中,强化制度建设是学科管理顺利推进的保障。因此,学科在坚决执行医院制度的基础上,还要研究自身学科管理规律,制订适合内部管理的制度,充分调动人员的积极性,坚决落实医疗规章制度、学科学术制度和行政管理制度,确保学科管理效益得到最大限度的发挥。

(四)优化研究型学科结构

研究型医院学科建设应强化巩固优势学科,通过优化组织架构、提供优越条件、配备先进硬件设施、强化考核监管,来强化巩固优势学科。全面提升发展中的学科,处于中流地位的学科或科室一般占医院全部学科总数的一半以上,具有发展为新的优势学科的潜力。找出学科发展的问题和突破口,有针对性地制订各个学科的发展规划,解决其发展中遇到的关键问题。全力帮扶实力和在学科领域内的地位相对较弱的学科。综合医院或大型专科医院,由于学科群的配套的需要，要努力帮扶发展较为弱势的学科。找出造成弱势学科的原因逐步化解。大力发展能综合处理传统领域内的诊断不明或临床处置过程中需要涉及多个学科的复杂疾病的综合性科室和有明确诊治范围的多学科中心。

三、研究型医院学科发展方向

研究型医院学科向精细化和综合化两极发展；研究型医院学科建设逐渐向功能优化拓展；研究型医院学科建设向学科带头人与合理人才梯队并重转变；研究型医院学科建设向强调学科层次动态管理转变；研究型医院学科建设向国际网络自动化发展转变。

（一）制订研究型医院学科建设目标

研究型医院的功能核心是对医学、医疗服务、医学人才、医学科研、医疗保障和人的健康开展研究，对医生、患者、社会、政府、商家及高新技术和新药物应用的评价研究，通过综合性研究与评价而生产出新的医疗服务思想、理念和新的诊疗、康复、预防及人才培养的新理论、新知识、新技术、新方法、新方式供广大医疗服务人员在临床服务中应用，改变传统医学服务方式，让广大医务人员在向社会大众提供医疗服务中传播科学的生活理念，改变居民不良的生活与饮食习惯，调动机体自我调节功能的作用，维持机体活力和健康水平，让医学的作用得到公认，并发挥其应有的作用。研究型医院学科是融医学、人文科学、社会科学、自然科学及新兴学科于一体的学科。医院学科建设是一项综合性很强的工程，它涉及医院工作的每个环节。同时，医院学科建设还受到来自医院内外各方面的因素制约，如医院的目标定位、发展规划等。医院学科建设是关系到医院长远发展的战略性建设，医院学科建设目标要适应科技发展与国家、社会和医院发展的需求，主动瞄准学科发展前沿和世界医学科技发展的新动向，不断开辟新的领域和新的研究方向。医院学科建设目标需要不断调整学科结构，提高学科水平，催生学科生长点动态过程；需要根据内外部环境的变化，不断丰富和发展学科建设的途径和内容。

（二）创新研究型医院学科建设管理理论

通过创新理念模式管理学科，把有限的资源和力量有机地整合在一起，为培育差异化学科创造条件。研究型医院学科内涵特征更加关注临床创新和医学研究的有机结合，实现临床与科研的互动，不断提高临床诊疗水平。研究型医院建设既是传统医院管理模式基础上的创新，又是在传统医院管理模式上的一种发展，充分发挥医院自身优势，避免盲目添置医疗设备及床位所带来的经费浪费，增强医院管理，科学决策，加强人才建设，保证研究型医院健康、持续、高效地发展，是一项服务于人民群众的事业。在进行科学管理时，应由专门的技术专家以及医院管理部门共同研讨，这些管理部门涵盖经济管理部门、医院管理部门、设备管理部门以及财务部门等，还可以聘请相应的国内外专家以及技术工作人员，共同参与讨论、决策。科学论证医院项目规划、医学器材采购和药品供应等，能够形成良性的服务机制。研究型医院学科建设应当发展突出医院特色的发展理念，遵循优势资源整合和管理组织有序，以优势学科领域发展为引导，多学科互相融合、共同发展为支撑，以发展学科建设、提高业务能力、增强科研水平为发展核心，以重大项目和科研前沿为契机，通过科研任务引导科技创新，健全学科发展机制，达到以科技创新促进研究型医院发展、以技术提升促进研究型医院学科建设。

（三）形成研究型医院学科建设评估体系

研究型医院应首先完善管理和决策方面的评价体系，结合医院现状，继承医院优势，发扬医院特色，着眼长期发展，有针对性地开展各种活动，从单项标准考核到整体项目评估，从局部评价体系到全局评价体系，逐步建立和健全研究型医院的评价制度和体系。在创建评价体系过程中，要尽量将指标定量化，设定综合评价指标和动态评价指标，使得评价更加精细、标准和客观。研究型医院建设应当从长远角度出发，分目标、分阶段逐步发展与完善。根据医院现状，对目前的体制、技术和管理等进行认真总结，依据医院自身优势，鼓励和发展创新，发挥科研优势，按照实际情况制订相应的实施办法、技术手段和评估原则，任务清晰，方案可行。通过不同的指标评价方法，对整个体制进行评估，以期科学、正确、高效地实现各个阶段的目标，把医院的优势与具体实施紧密联系起来，建立研究型医院品牌优势。研究型医院学科建设应构建一套能够满足研究型医院学科建设模式的评价体系，用以指导和评价研究型医院学科建设。研究型学科是一种新兴学科建设模式，其更加注重临床实践与医学研究的有机结合。学科评估是推进学科建设的有力手段和有效方法。研究型医院学科评价指标体系要重点突出临床救治水平、自主创新能力和学科创新性管理，从学科管理、学科人才、医疗水平、教研水平和科研水平五个方面进行评估。

第三节　研究型医院学科建设对策

一、妥善处理学科关系

(一)把握重点学科和一般学科关系

学科概念中既有重点学科,也有一般学科。在医院学科建设过程中应理顺学科之间的关系,处理好学科间的强弱关系,确立重点学科的主导地位,合理有效地集合相关学科资源,在加大支持重点学科建设的同时,注意对弱势学科的扶持,形成医院整体的优势合力。重点学科应充分发展并结合其他学科的特色,一般学科充分发挥自身专业优势,为医院整体建设提供切实有效的伴随保障,同时借助医院的整体优势使自身水平得以提高,促进强弱平衡、并行发展,达到整体上升的目的。医院各学科的发展不是均衡的,既有实力强的重点学科,也有实力薄弱的一般学科。在加大支持重点学科建设的同时,注意对弱势学科的扶持。通过重点学科的辐射作用带动一般学科的发展,通过一般学科的配合支持推动重点学科的进步。

(二)创新学科建设思路

学科建设要用研究型思路来指导,临床、科研和教学工作都需要用研究型的方法来对待,更要建立全员的研究型思维模式和工作方法。学科学术研究的方向是支撑学科建设发展重要内容。学科方向可以包含几个学术研究方向,每个方向有自己的学术带头人。对学科方向的选择和凝炼,既要深入学科的前沿,具有前瞻性的眼光,放眼世界,保证学科领先性和竞争力,也要考虑学科方向建设的可行性。向学科细化和综合性两极化发展的趋势。一方面,适应医学新技术和关键技术的突破与应用,学科分类向更加专业化和精细化发展,提高了医疗技术的针对性和诊治效率,医院学科向亚学科方向发展的趋势十分明显。另一方面,适应人类死因谱、疾病谱的变化要求,医院学科以人类重大疾病、人体重要器官为纽带,将相关的预防、诊断、治疗等学科融合成多学科联合的综合性学科。这种建设综合性学科的方式,促使多学科联合构建成为较为完整的预防、诊断、治疗服务链,能够集中相关优势资源开展协作,提高疾病的诊疗效率;也能够充分发挥特色和优势,进一步向保健、康复等领域拓展,延伸医疗服务范围,提升防治效果。

(三)重视新兴学科建设

新兴学科是随着科学技术及生物医学的发展涌现出来的前沿学科,是科学研究创新性的集中体现。传统学科是指学术成熟度较高、逻辑严谨,专业建设历史沿革较长并一直延续至今的学科。学科交叉点往往就是学科新的生长点和前沿,因此,新兴学科的发展要重视交叉领域的融合,才能不断向前进步。同时,医院需要进一步重视传统学科建设发展创新管理机制,通过提升传统学科的综合水平、凝炼传统学科的专业特色、加强传统学科的交叉融合,构建传统学科创新竞争力。

二、巩固发展优势学科

研究型医院学科建设是指运用科学管理的思想、方法和手段,对学科建设进行科学的统筹规划,促进和加强医疗实践中的医学科学技术发展和进步,包括人才培养、学科管理、医疗服务、科学研究、开展新技术以及购置设备等内容。医院学科建设是医院建设和持续发展的驱动力,是一项带动医院全局的基础性工作,其建设水平直接体现医院的医疗水平、科研实力、学术地位和核心竞争力。

(一)研究型医院学科专业细化

研究型医院学科发展需要学科专业细化,在传统的一、二、三级医学专业分类基础上,进一步细化专业分类。学科专业细化是医院学科建设的关键,是医学专业技术发展的必由之路。临床医学是一级学科;按专业划分的内科、外科、儿科、妇产科等是二级学科;内科中的心脏内科、呼吸内科、消化内科等是三级学科;在三级学科范围内再分专科即为学科专业细化。选择有基础、有潜力、有代表性的项目作为一个相对独立的子专业,通过政策扶持使其迅速发展,逐步形成有专业特色的新学科。通过学科专业细化可以推动医院学科建设发展。储备人才:通过学术带头人的选拔、培养和管理,使学有所长、技术精湛的学术带头人脱颖而出,并且优化人才留岗作用。提升技术水平:提升医院学科技术水平,使医院学科在激烈的医疗市场竞争中居于领先地位。培养创新意识:医疗理论和技术的创新是学科建设的基础。学科专业细化使整体建设在医学实践中始终保持强烈的创新意识，不断学习和研发新技术、新疗法，开拓新领域，开展新业务。

（二）研究型医院重视建设综合学科

综合性学科设置，包括医学内部学科的整合、技术整合、人才整合、设备整合等多个内容。其中，多学科协作就是医学整合的一种形式。这种有机的整合既是发展，也是创新。综合性学科设置能够完成单一学科无法完成的任务，形成更为合理的诊疗流程和方式，不断地推动医学科学理论与技术的发展。随着医疗改革的推进和以人为本思想的落实，医院的综合性学科设置是一个必然趋势。医院学科建设应当根据医院职能和患者需要，以患者为中心不断优化，进行合理的分化与整合。为其技术的应用和特色的发展提供有利的组织平台和成长环境，是促进学科技术体系和诊疗特色持续发展的有效方式。

学科专业细化与研究型医院学科齐头并进、相辅相成。医学科技的发展进一步推动学科细化，但必须是在综合性学科基础上的不断深化。细化学科更好、更快地发展离不开综合性学科，综合性学科的不断发展必然会带动细化学科的进步，细化学科的不断进步推动综合性学科和其他学科共同进步，能够更好地解决疾病诊疗问题，也为医院构建重点优势特色学科、提升医院核心竞争力奠定基础。

三、构建研究型医院学科群

（一）研究型医院学科群概念

研究型医院学科群是指围绕具体的目标和任务，由若干个同类学科或跨门类学科集合而成的学科群体。研究型医院学科群是以若干个重点学科为核心，集约具有一定内涵联系的学科，在优秀的学科带头人的带领下，通过具有合理人才结构的团队的共同协作努力，在良好的科研条件支撑下，进行临床技术互补和学术间相互渗透，并围绕某一共同领域的研究与发展，紧密有机地结合在一起的临床和研究实体。研究型医院作为具有典型时代性和先进性的医院建设新模式，它的建设就需要有与之配套的研究型医院学科作支撑。因此，推动医院建设向研究型发展转型，就必须配套抓好学科建设的研究型模式转型。

研究型医院学科与研究型医院建设在理念与思路上是一致的，都以科技创新为重要牵引。实现学科的交叉和融合的过程，是学科群建设的最高境界。研究型医院学科群的带头人和骨干成员具有较高的学术水平和科研能力，促使学科建设者将数据上升为新的理论和技术规范。学科群的建设不光是几个相关学科形式上的合作，而应该是彼此有互补和支撑作用的相关学科为了解决感兴趣的科学问题和临床问题，为了彼此的共同发展而有机地结合在一起。这种合作加上医院的支持和引导，就能使学科群在实践中不断汲取合作伙伴的经验和长处，不断形成新的专业知识、专业理论和专业技能，不断形成新的业务规范和业务流程，不断形成新的教学体系，不断培养出掌握新理论、新概念和新技能的新一代专家学者，是现代自然科学学科细分和融合过程中形成的学科发展的新趋势。学科群涵盖了更广泛的学科知识，整合了更强大的技术优势，在很大程度上弥补了传统学科对事物认知的局限，对消除学科边界的局限性、对提高科学技术水平、对新兴学科的形成，都有促进作用。学科群建设的关键一点是优化学科群的资源配置，以最大限度地实现学科群各合作方已有的人、财、物资源共享，用较少的投入实现合作效益的最大化。

（二）研究型医院学科群类型

研究型医院学科群一般可分为松散型、紧密型和实体型。松散型模式在多学科合作团队建设初期，其合作模式多半是松散型的。这样的模式不需要特殊的人事调整和行政干预，合作各方保留了独立运行的权利，主要在需要会诊和联合诊治患者或开展研究时开展工作。

紧密型模式紧密型的学科群一般是建立在合作各方有长期固定的合作项目和合作需要的基础上，各方在利益上和学科发展上有更强烈的需要和互补性，或在医院的支持和协调下进行了一定程度的资源整合和适当的行政干预而形成的稳定的联合体。紧密型模式资源利用率和工作效率较高，符合合作各方的利益，会合作得更长久。

实体型模式是指由某种行政机构将几个相关的学科或专科组合成一个既有人员编制，又配备了业务用房和设备、器材，实行独立的内部成本核算的业务工作单元或实体。实体型模式是最稳固和资源利用效率最高的学科群形式。

（三）学科群建设内容

在组织学科群前，要根据建设学科群的目标、任务和合作各方的诉求和特点，确定哪一种模式是最合适的，要根据需要选择。各专科需要联合工作，而且工作任务是长期的，并预期能给合作各方带来好处，就应该选择稳定性或实体型。

学科群建设需要医院多学科、多部门配合，需要一大批专家教授的积极参与，必须设计一整套政策来规范各学科和各职能部门的行动，调处利益各方的关系，从而最大限度地调动各级各类人员的积极性和创造力，共同建设好新的学科群。如果事先没有周密的顶层设计，实施过程中达不到效果。

建设研究型的学科群需要经费支持。配套政策要考虑拿多少钱做激励和保底，投资的大头主要将用在设备采购、房屋建设或维修和人力成本上，对每个学科群都应有进行合理预算，以避免财务失控。然后，根据医院财力和学科群发展的需要，按轻重缓急合理安排每年批准学科群建设的数量，并作出基本准确的预算。

要关注对青年学者的培养和使用，每个学科群的学术带头人要站在全局的立场上、站在学科群发展的高度看问题，注重发现新人、培养新人、使用新人。

建立学科群绩效评估和奖励制度，学科群建设长期的投入和建设工程，学科群建设之初需要制订绩效考评和奖励制度，以此规范各学科群的行为，鼓励合作建设好新的学科。

鼓励学科群开展高水平的临床研究，临床专科组织的学科群，虽然是以治疗患者为第一目的，但不能光解决临床诊疗问题，要根据研究型医院学科群的要求，十分注重收集临床资料和标本，十分注重总结经验和教训，并使之上升为新理论、新技术、新方法。实质性地提高临床对疾病的认识，提炼出新理论、新技术和新方法。转化医学的目的同临床医学研究的目的一致，都是为了促进新兴科学技术走向临床实践，最终实现保障人类健康。因此，建立并发展转化医学模式，不仅是创建研究型医院的必然要求，更是研究型医院学科建设和发展的必由之路，在现代医学及未来医学的发展中，也将发挥越来越重要的作用。

参考文献

[1] 潘凯枫.北京大学肿瘤医院研究型医院建设探索[J].中国卫生人才，2022(6)：16－20.
[2] 何振喜，周先志，姚军，等.中国研究型医院建设指南[J].中国研究型医院，2021，8(5)：7－11.
[3] 王君，丁陶，戴志鑫，等.我国研究型医院建设思考[J].解放军医院管理杂志，2021，28(8)：775－777.

[4] 刘纬华，张红梅，白文辉，等.研究型医院护理学科建设评估指标体系的构建[J].护理学报，2022，29(6)：20－25.
[5] 姚军.论研究型医院建设与高质量发展[J].中国研究型医院，2024，11(1)：3－6.
[6] 金春林，康琦，朱碧帆，等.中国研究型医院的内涵和建设策略[J].卫生经济研究，2024，41(1)：32－35.
[7] 周小明，王丹，尹永超，等.研究型医院的实践经验与路径探索[J].中国医院院长，2023，19(24)：75－77.
[8] 王会丽.研究型医院高价值专利培育策略研究[J].中国发明与专利，2022，19(12)：53－60.
[9] 林芳.研究型医院科研信息化管理发展现状及展望[J].中国研究型医院，2022，9(4)：52－55.
[10] 闫静怡，仲西瑶，王剑英，等.基于 SWOT-PEST 模型的研究型肿瘤医院发展策略分析[J].中国医院管理，2022，42(08)：81－84.
[11] 姚军，郭渝成，张婷.研究型医院发展战略的认识与思考[J].中国医院，2011，15(8)：2－4.
[12] 李晓婧.研究型医院学科建设评估指标体系的构建及应用研究[D].济南：山东大学，2023.
[13] 屈婷婷，贾淑芹.医院基础研究状况分析与发展对策探讨[J].中国研究型医院，2021，8(5)：27－31.
[14] 杨仕明，陈伟.研究型医院之研究型学科建设——国家耳鼻咽喉疾病临床医学研究中心发展之路[J].中国研究型医院，2020，7(3)：15－19.
[15] 黄宇，罗涛，彭博.关于研究型医院建设过程中研究型医师岗位设置的思考[J].中国医院，2020，24(6)：51－52.
[16] 江宇.对医药卫生体制改革研究方法的思考[J].黑龙江社会科学，2020(3)：87－92＋160.
[17] 黄强，吴思思，詹兰，等.以公共科研平台及临床学科研究室建设促进医院学科发展[J].中国卫生质量管理，2020，27(0)：13－15.

第六章
研究型医院科研体系

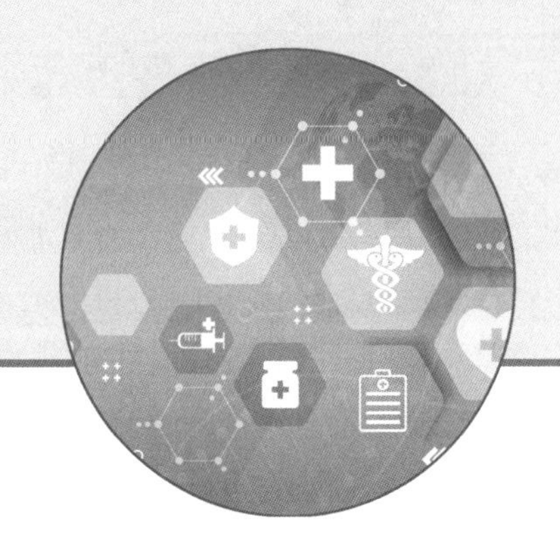

科研是医院的重要部分,研究型医院的科研水平代表了医院的水平。世界一流的科研平台、国际认可的科研成果和配套完善的科研团队,是研究型医院科研体系建设的重要内容。

第一节　研究型医院科研平台构建

一、建立科研保障机制

科研保障机制应包括软性条件和硬性条件。软性条件包括管理理念、管理指标和科研氛围等方面,科研管理部门坚持以人为本的管理理念去激发医院科研人员的创造性和积极性。医院科研管理部门应正确运用激励机制,同时也要将激励制度落到实处。科研管理工作想要体现以人为本的理念,关键在于创立一套完整的管理机制,使科研人员自主运转的主动状态,而不是疲软的被动状态。实现以人为本的管理一方面需要建立物质和精神激励机制,旨在提高科研人员的积极性;另一方面要建立竞争压力机制,在科研管理工作中,应充分发挥优胜劣汰的竞争机制,竞争会使人面临挑战,形成危机感,使人形成一种拼搏向上的想法。

硬性条件包括设备、仪器、环境、办公场所等方面。在实验条件上,重点学科、重点方向以及承担科研任务重的单位,建立设备齐全功能先进的特色研究基地，为课题实施提供专业化服务。加强院内科研平台的建设与管理，充分建设医院的公共研究平台，以提高对科研用房的利用率。建立拥有先进设备的医学实验测试中心。建设医学科技信息系统平台、标准临床检测系统平台、干细胞与组织工程学平台、医学遗传学研究技术平台、亚健康研究平台及科技成果转化平台。加大实验动物中心、细胞生物学平台、蛋白质组学研究平台、功能基因组学研究技术平台、组织标本库、医学仪器测试中心等基础性、公用性实验室的投资力度和强度。并将已有的研究平台进行整合，以提高其公共服务效能。研究型医院要充分整合外部资源，发展一批依托本院，立足本省，辐射该地区的临床医疗技术研究中心，充分带动相关学科领域临床医疗技术的发展，为全院的科学研究工作开展提供强有力的保障。

随着我国医疗体制改革的不断推进，医院间的竞争越来越激烈，这要求科研管理者需具备较强的责任心和责任感，持续学习新知识，从而不断更新知识结构体系，提升自身的管理创新能力和组织协调能力。综合医院还应建立科研管理人员长期培养机制，将科研管理人员的任用和培养相结合，从制度上保障科研管理人员的晋升和发展，满足未来职业发展需求，同时也要根据科研管理人员各自的业务特点，定期组织科研管理人员进行业务能力培训，鼓励支持科研管理人员参加不同形式的学术研讨活动，不断提高和充实管理人员的知识与技能，使科研管理队伍不断专业化，以达到更好地为医院科研人员服务的目的。加强科研成果转化意识，紧紧围绕国家产学研相结合的发展大趋势，根据市场和科研的需求，将科研成果积极推向市场，通过市场的推动作用提高科研成果的转化，实现产学研的不断结合，使科研成果真正转化成科技生产力，从而提升医院的综合实力和市场竞争力。科研成果的有效转化需建立一个从科研项目的最初立项到科研成果转化的全程管理机制，将科研成果的转化归入科研管理系统，不仅要注重研究项目向科研成果的转化，更要注重科研成果向市场技术商品的转化。

二、构建科研攻关机制

我国公立医院具有典型的社会公益性和服务性特点，医务人员在承担繁重的医疗工作和压力之余，与其他研究型机构不同，医院的主要职能和重点在医疗方面，因此导致医务人员对医疗科研工作的积极性不高，部分医院甚至存在重“临床”轻“科研”的现象，医务人员对科研项目的申报和临床研究等科研工作积极性不高，使得研究型医院中的科研工作处于一个被动的局面。随着医院科研水平的快速发展，科研规模不断扩大，国内一些医院已实现或初步实现科研管理系统信息化，但是基层医院或者非大型综合医院的信息系统还是依靠传统的人工录入 Word、Excel 等常用办公软件的方法，这样对于科研工作的深入和信息挖掘都存在困难，只有简单功能的信息系统，致使科研管理人员工作繁重。同时不能实现科研信息共享，导致科研信息闭塞。部分医院过于追求课题立项数量、课题经费总额和科研论文发表的数量等，将其作为评估医院科研水平的重要标准，而缺乏对科研课题和论文质量的管理与监督，并只注重数量，对论文和课题的质量要求较低，使科研与研究的初心相背离，降低了研究型医院整体的科研质量。随着研究型医院发展，科研能力得到提升，取得具有社会实用性的创新性科研成果，但由于研究型医院主体和科研部门的知识产权意识有待加强，一些重大的研究课题获得具有推广应用价值的研究成果，但缺少知识产权保护，其中原因是知识产权管理工作具有很强的专业性，医院缺乏知识产权管理人员，缺少对科研成果知识产权的申报、运用和保护的统筹考虑，导致产生的成果缺少法律保护，产生一些法律问题。

因此，对于重点创新和有重大发展前景的研究科研方向，制订攻关激励机制。一是树立建设标准。加大对临床创新技术的投入，尤其是对重大创新技术的支持，集中全院力量攻关。二是大力推行国际化战略。强化 SCI 论文的引导作用，在国际顶尖杂志上发表影响因子高的论文；大力加强国际交流，促进诊疗服务理念、临床研究规范逐步与国际接轨。三是加强效益、效率驱动。把握公立医院改革的利益重构，提升技术服务的含金量，约束和引导其合理用药，控制药品收入比例。构建和完善医院信息系统。

随着医院科研水平的快速发展，科研规模不断扩大，国内一些医院已实现或初步实现科研管理系统信息化。紧紧围绕国家产学研相结合的发展大趋势，根据市场和科研的需求，将科研成果积极推向市场，通过市场的推动作用提高科研成果的转化，实现产学研的不断结合，使科研成果真正转化成科技生产力，从而提升医院的综合实力和市场竞争力。科研成果的有效转化需建立一个从科研项目的最初立项到科研成果转化的全程管理机制，将科研成果的转化归入科研管理系统，不仅要注重研究项目向科研成果的转化，更要注重科研成果向市场技术商品的转化。

三、建立科研共享平台

医学科技资源的共享即是公开并整合现有的医学科技资源，实现医学科技资源的科学、高效使用和管理，充分利用现有资源，不断开发新的资源，使之创造出更大的价值。医学科技资源的共享主要包括三个方面的内容：一是物理资源的共享，包括用于医学研究的大型精密仪器、设备和实验条件等的共享；二是医学信息资源的共享，包括医学文献、图书、资料、科学数据等的共享；三是医学人才资源的共享，例如不同医疗机构的人员互相交流学习。

医学研究资源的整合和共享，最重要的作用在于避免资源的浪费和重复建设，使得医学科学研究所需的资源来源及使用渠道更加便利和快捷。从宏观的层面讲，医学科技资源共享为学科交叉研究提供了基础性平台，为前沿医学研究取得突破性进展提供了必要条件；从微观层面看，共享为医学科研人员从事科学研究和成长创造了公平参与的良好环境和条件，有利于优秀人才脱颖而出。

作为研究型医院科研建设，一要梳理整合自身内部资源，建立医院内部的资源共享平台；二要以开展的研究项目为依托，积极实现医院之间、医院与科研院所之间、医院与企业之间的资源共享；三要充分挖掘和使用国家和省、市以及区域提供的公共服务资源，形成共享理念，利用各类资源为医学科学研究服务。各个医院都在探索建立适应自身发展特点的科技创新共享体制。

具体做法包括：

（1）整合院内资源，加强院际协作，立足国内、拓展国际，树立大科研观。创新性科学研究是研究型医院的最主要特征，也是衡量医院发展水平的重要标准。研究型医院是医学科技英才的聚集地，是医学信息汇集与交流的中心，多种学科并存，优势资源互补。因此，建设研究型医院，应发挥医院的综合优势，整合院内资源，加强院际协作，立足国内条件，拓展国际空间，树立大科研的观念，构建大科研的共享平台。

（2）融合科技创新研究平台、科技资源共享平台和科技成果转化平台，构建大科研共享平台。建立开放、高效的科技创新平台，对整体推进研究型医院科技创新工作，推动医院科技创新健康发展具有十分重要的作用。医院根据医学科技发展要求，结合自身实际和特点，建立了以学科和实验室为依托的科技创新研究平台，以信息化为基础的科技资源共享平台和以产学研有机结合的科技成果转化平台。

(3) 研发科研个性化管理系统、指标量化管理系统、学术活动管理系统，提高管理效率。医院还要研发科技人员个性化科研管理系统、科研指标量化管理系统、学术活动管理系统等，既提高了管理效率，也方便了科技干部。医院要利用信息技术和网络基础设施条件，建设高水平研究开发和科技资源数据库，建设科技数据共享平台，把医院的各种科技资源分门别类地进行整理公开，供全院人员查询使用，实现科学数据共享、科技资源共享、科技文献共享、科技网络共享，使医院的各种科研资源得到最大化应用。

第二节 研究型医院科研过程管理

一、科研规划设计

研究型医院制订发展规划要站在维护全人类生命健康的高度，紧扣当今世界医学科学发展的脉搏，立足解决危害人民健康的常见病、多发病、疑难危重疾病，结合医院的学科建设、人才培养、科学研究、医疗技术等各方面进行综合考虑，整体谋划。

科研管理工作的实施与发展离不开领导的支持与重视。从医院临床工作的实际出发，始终把科研工作当作医院的重点工作来抓，本着科研工作以医疗工作为依托，制订出翔实的科研计划，提高全院科研和建设研究型医院的意识；并采取切实可行的措施，不断从人力、物力、财力上改善科研条件，努力促进科技成果转化的思想，进一步完善科研设施，为科技创新提供条件保障。研究型医院的科技发展规划是国家和区域医学科技发展规划在医院层面的具体贯彻和落实，它的制订必须服从国家和区域医学科技发展规划的总体要求，具体体现在两个方面：一是研究型医院的科技发展方向、目标应该与国家和区域医学科技发展规划相一致。二是研究型医院应该从国家和区域医学科技发展规划的内容中选择适合于自身开展科学研究内容，并组织人力、物力、财力予以重点扶持。研究型医院的科技发展规划是医院整体建设的一个重要组成部分，规划的全面贯彻与落实牵涉到医院当前和今后长远建设的方方面面。目前，临床医学需要迫切解决的问题不胜枚举，研究型医院的研究任务任重道远，在有限的时间和资源条件下，医学研究不可能面面俱到，所以必须坚持“有所为、有所不为”。研究型医院要结合自身现有条件，量力而行，超前谋划，充分发挥科技规划的政策引导作用，对人、财、物、信息等有限的资源进行合理配置，使其发挥最高效率。

二、科研过程控制

（一）组建合理科研团队

科研团队组建可分为管理人员团队和科研人员团队。医院管理是建设研究型医院不可缺少的因素。但是目前国内从事医院管理的各级医院领导基本上都是出自医学专家。他们一方面从事临床工作，一方面兼职管理工作，繁杂的临床工作大大压缩了他们进行医院管理的时间，加之他们没有受过专业的管理学知识训练，缺乏相应的管理技能和管理知识储备，只是凭借自己的经验进行管理，管理形式比较粗放，导致医院管理效率低下、运行缓慢。同时，医院也缺乏迈向研究型医院的各种规章制度，急需构建新的管理机制来适应发展需求。因此，引进部分专业的管理学人才，应用先进的管理经验，对医院进行管理势在必行。

课题负责人为课题中的灵魂人物，负责整体规划和设计课题研究的时间进程、研究方法、研究经费、研究成果并组织课题组成员有计划、有步骤地实施课题。研究型医院应对重点课题的课题负责人进行专业背景、科研能力、工作态度等因素进行全面考核，有针对性地配备合理的课题负责人。鼓励课题负责人依据课题的需要提出建设性意见，针对其在研究过程中遇到的困难和问题，给予针对性解决方案。依据课题研究领域的需要，研究型医院应积极协调相关领域的专家，为课题组配备相关研究领域的专业骨干。以达到课题实施过程中的术业有专攻及优势互补性。重视在课题实施过程中承担一线研究工作的研究生和实验技师的人员配备，在重点课题、重点方向上给予优先招生，同时鼓励研究生加入重点课题的研究领域。在实验技师方面，有针对性地选配具有不同擅长领域的技师，有条件应配备科研秘书，对项目的成功实施提供重要的后勤保障作用。主要负责科研计划、科技资料、科技成果的管理及科研项目的申报、科研工作的总结等工作，尤其要做好科技信息的收集、分类、汇总、分析、处理、流通等工作。

总之，研究型医院应依据课题的需要，结合课题负责人的需求，为课题组配备合理的科研人员团队，以保障课题的高效运转。同时，医院要重视对参与课题的相关人员进行规范、技能等方面的培训，不断为项目成员创造外部学习和交流的机会，鼓励他们参加国内外学术会议、到国内外先进实验室参观学习与交流，到大型企业或公司进行专业技能培训，以增强他们的科研素养，提升项目团队的科研能力。

（二）保障配套经费投入

科研经费是课题顺利实施的重要物质保障。研究型医院除了为科研人员创造条件，争取到基金资助外，应当设立院级科研基金项目，给予用于科研平台和科研条件建设的科研配套经费，以进一步加大对课题的扶持力度，激发科研人员积极争取和承担各类科研项目，进一步提升医院的科研水平。对于项目组织部门有明文规定要求必须配套经费的项目，应按照规定给予配套经费支持。对于未做明文规定的项目，医院应该出台相应的政策，以保障配套经费的及时到位及合理利用。研究型医院可结合医院的实际情况，制订配套经费的资助政策。另外，医院应针对早期很难申请到外来经费的项目提供项目启动经费。医院的启动经费不仅可以资助科研人员尽快选择课题、开展工作，积累一定的科研工作基础，还为不断地将课题做大，争取外来经费支持打下了良好基础。医院还应设立科研课题及成果培育基金，专门用来支持已基本成熟的科研课题及成果，作为补充完善材料之用。

（三）协助关键技术攻关

针对课题实施过程中偶尔用到的高难度关键技术，医院应发挥其公关作用，促成医院与国内外高平台企业或机构建立长期、稳定的合作关系，协助课题组在关键技术方面集中攻关。例如自建模型耗时长、耗资多，需要大量的人力资源和科研平台作为支撑才能保障动物模型建立的成功率及均一性。医院及企业的合作可以极大地克服科研人员自建模型的种种弊端，保质而高效地完成课题。可以与国内外科研机构形成合作关系，加强科学研究与临床应用的结合，促进医疗资源转化为新的科研成果，从而推动疾病的临床诊断、治疗与预防水平。

国际化是研究型医院形成与发展的必由之路。在知识、信息的传输与交流日趋高速、频繁的当代，真正的研究型医院必须走国际化的道路。一是要学习吸收国外和海外先进经验，要与最高水平进行交流，寻求与知名大学附属医院、知名医院的合作，直接与一流水平对话，对于国外和海外相对先进的方面通过学科与学科、医院与医院之间对接，以最快速度获取新知识。二是要促进合作交流，通过建立合作关系，促进人员互访，选拔优秀人才、中青年后备人才出国留学，创造更多的途径合作交流，为医院的持续发展、为自主创新奠定人才基础。

(四) 优先临床资源支持

有了充足的临床病例资源，才能不断地完善创新技术，完成科研课题并进行科学的总结，形成较为成熟的成果。研究型医院在培育临床科研课题时，要及时了解科研课题的进展情况，搞好各种协调，在重点保证临床工作的情况下，有针对性地在临床科研课题所需病种、设备等方面提供方便。研究型医院的基本特征之一是利用科技创新推动临床医学技术发展。研究型医院具有临床与科研有机结合的条件和能力，并始终瞄准国际医学前沿，以基础研究为支撑，以临床研究为突破口。研究型医院占领医疗技术的制高点，科研上视野开阔，与外界交流非常密切，要把目标定在重大、疑难性疾病防治上，以重大科研项目为依托，以高水平成果为标志，不断创新。研究型医院的核心竞争力是创新能力，要充分利用研究型医院知识、技术、人才密集的优势，实现临床与科研有机结合，促进科研成果向临床应用的转化，科研成果为临床应用服务，以科技创新为突破口，把医院打造成培育高新成果的基地和高水平成果的输出者，使之成为医学科研创新的中心。

(五)优化科研支撑条件

硬件设备和实验平台的建设是科研的基础，研究型医院在仪器、设备上的投入不仅仅是临床需要的大型设备，对于科研所需要的设备要加大投入资金，没有较好的仪器、设备，科研工作难以向深度开展。同时，科研人员缺乏，一方面人才结构不合理，缺乏高层次人才，另一方面从事科研及懂得科研的人少，没有形成科研发展的人才梯队。这些因素影响了科研活动的开展。在实验条件上，首先在重点学科、重点方向以及承担科研任务重的单位，建立设备齐全功能先进的特色研究基地。加大实验动物中心、细胞生物学平台、蛋白质组学研究平台、功能基因组学研究技术平台、组织标本库、医学仪器测试中心等基础性、公用性实验室的投资力度和强度，并将已有的研究平台进行整合，以提高其公共服务效能。

（六）加强科研信息保障

文献是临床科研的物质基础。文献资料包括藏书、刊物、资料室收集和加工的资料、文献等一切对临床科研有用的第一手信息资料。随着医院现代化建设的深入，医院图书馆已成为以传递信息为主，专门收集、整理、保存、传播医学文献并提供利用的科学文化教育和科研机构，是广大医务人员获得科学信息，积累科研成果并加速其转化利用和分享的全面开放的信息中心。研究型医院要高度重视医院图书馆在临床科研中的信息保障作用，加大对图书馆的投资力度。医院要充分发挥图书管理人员的纽带作用，通过图书管理人员深入了解科研人员对文献资料数据库的需求，将有限的经费高效地投入需要的数据库购买中。同时要加大对图书管理人员的技能培训，使之能更高效、更快捷地为科研人员提供信息查询服务。提高图书馆工作人员的医学科研服务意识，大力倡导自主创新和参与式服务，主动了解医院发展和临床信息需求，参与医院的教学科研及项目开发，及时捕捉医学前沿信息，本着“一切与医学科研有关的资源都力求收集整合，一切有益于医学科研的服务都力争开展”的思路，利用丰富的馆藏资源，开发信息产品，为医院提供基础性、战略性、前瞻性的咨询服务和相关信息分析资料。以灵活、多样的形式，为制订科研发展决策和科研选题提供参考服务。

三、科研经费管理

科研经费泛指各种用于发展科学技术事业而支出的费用。科研经费通常由政府、企业、民间组织、基金会等通过委托方式或者对申请报告的筛选来分配，用于解决特定的科学和技术问题。按照科研经费的来源不同可以分为纵向科研经费、横向科研经费和自筹经费等。纵向科研经费是指从政府部门（包括政府背景的基金）获得的课题经费；横向科研经费是指承接企事业单位的科技协作、转让科技成果、科技咨询及其他涉及技术服务的项目，由企事业单位拨给的专项经费或合同经费。自筹科研经费是指医院从自身医疗收入中划拨的用于科学研究的经费。科研经费是医院提升科学研究能力的重要保障，是用于科学研究全过程中所必须投入的资金，是进行科研活动和提升科学研究工作水平的重要物质条件。医疗科研中的突出问题是如何筹集资金，以增强科研活力，改善科研条件，发展新技术，实现科技兴医。

1. 建立多元科技创新投融资体制

研究型医院应建立以医院投入为引导、科研基金投入为主体、社会资本广泛参与为补充的科技创新投融资体制。加大科研投入力度，形成多层次、多渠道的多元化投入新格局，为医院科技工作的开展创造了有利条件。医院在科研经费投入的成熟阶段，可考虑在经费的投向与投量上，引入竞争机制，坚持学科申报、专家论证、择优扶持、资源共享的原则，在系统论证的基础上，确保对重点方向、关键领域科研经费的支持。在课题数量得到保证的同时，更加重视申报项目的质量。

2. 加强科研管理部门与财务部门的联络

科研经费的预算和使用离不开财务部门工作；科研成果的产出需要经费的支持，科研成果的转化也会产生经济效益，因此科研管理和财务部门密不可分。科研需要做预算，财务部门需要下拨经费，科研项目结题后需要财务审计等一系列流程。科研经费是否百分之百用于科研也需要财务部门审核报销。只有多沟通，科研经费管理才会更合理。通过合理的预算才能将课题经费使用合理，编制的课题预算一定要与课题研究的任务目标相关，编制的课题预算要符合有关的政策法规，编制的课题预算应经济合理，在不影响课题目标任务的前提下，提高资金的使用效益。研究型医院必须强化科技经费的监督管理，建立科研项目经费全过程的监督管理机制，提高经费使用效率。只有合规合法地编制和使用科研经费才能确保科研成果的产出。

财务部门与科研管理部门之间相互联系，设立专门的科研项目经费管理岗位，协同各科研项目负责人对科研项目从项目申报、立项、结题验收等方面进行系统管理，使财务管理由事后管理变为科研进行中的事前、事中、事后全过程跟踪管理。在科研项目实施前，应对科研经费进行预估和计算，避免经费浪费，负责科研项目经费管理的财务人员应定期对各科研项目支出数据进行收集、整理，以便及时发现其各项支出是否偏离预算，并分析其偏离原因。科研管理机构应该定期或不定期询查科研项目开展进度，及时了解项目开展情况、经费使用情况、课题完成情况、余额处理等最新情况。当科研课题完成后，财务部门根据医院科研制度和财务管理制度，科学处理余额，避免长期挂账现象。

3. 建立科研项目管理联动机制

近年来科研经费更是大幅度增加，国家科技投入的资金数和项目数的增多为研究型医院提供基金的支持。申请各类科学研究基金是研究型医院获得科研经费的主要途径。由于国家各级政府或者基金管理机构的职能不同，研究的侧重点也有所不同。了解各级课题的资助原则和特点，有助于提高申请科研经费的命中率。建立科研项目联动机制，例如关注国家、省、市等不同层面的项目基金支持公布和基金申报。随着国家财政对基础研究的投入不断增长，国家设立各项基金支持科研。研究型医院可结合医院的自身发展特色及优势，有针对性地申请相关研究领域的课题。医院在科研经费投入的起始阶段，应当对科研整体效益的推动作用进行合理评估，通过申报国家和省市科研经费，可以减轻研究型医院的科研经费压力，为医院科研发展提供良好的环境，提高医院科研人员的积极性。科研对医院整体实力提高，实现互相促进。自主的资金积累还会使医院的科研活动具有持续性，减少了对其他不确定科研资金的依赖。增强了医院自主创新的能力，使医院的实力获得持续强劲增长。

4. 完善管理机制

医院在科研经费投入的发展阶段，应出台相应的政策，每年都要从总收入中提留适当的资金作为专项的科研资金，设立院内科研基金，资助医院科研人员的工作，并成立专门的机构和制订相关规定对基金进行管理。为了控制资金的外流，可以实行内部使用结算，外部使用审批的使用管理制度。内部使用结算，即凡是本院条件技术能完成的科研活动要交由医院相应部门和人员来完成，按有关规定支付给该部门或人员报酬，这部分报酬除个人劳动报酬外，都进入该部门财务，并作为该部门科研资金使用。外部使用审批是指对本院不能完成的科研活动，通过基金管理机构审核后可以交由外部单位及人员完成。这样既能鼓励本院的科研工作人员积极性，又能减少不必要的资金外流。院内科研基金的规模可以根据医院的实际情况来确定，支持的方向以课题的前期研究和青年科技工作者的研究为主，达到增强科研自主创新能力，并以国家级、省部级课题申报为目的。

第三节 研究型医院科研成果转化

一、论文的发表

科技论文是创新成果表达的主要形式之一，也是传播、记载科技信息的重要载体和手段。科技论文的数量、质量及论文的引用率，是反映一个单位科技实力的重要指标，也是评价科技人员创造性劳动和工作成就的重要依据。具有科研评价、科研工作监督检查、指导科技工作方向以及促进科技创新等四个方面的重要职能。因此，加强科技论文管理是研究型医院提高竞争力，凝聚创新力和实现可持续发展的重要途径。在国内发表高影响因子和高被引率的文章以及 SCI 论文常被认为是科研水平的标志。我国自 20 世纪 80 年代引入 SCI 检索系统以来，逐渐将其发展成我国科技创新评价的重要指标。无论是申请课题立项，科技成果奖评审，还是个人的晋职晋级、评功授奖，SCI 论文的质量和数量都发挥着举足轻重的作用。我国越来越重视在国内发表高影响因子及高被引率的文章，提高我国的学术地位和话语权。研究型医院在科研管理中要引导科技人员更加注重研究成果是否能得到实际运用，是否能给国民经济、给生命和健康带来实际效果。一般来说影响因子高的著名刊物常常发表具有原始创新的研究成果，由于影响因子高的权威杂志，往往对创新性的观点持谨慎态度，因此这些创新的成果在高影响因子的期刊发表困难，经常会被同行审稿人或编辑拒绝。根据统计研究表明，有很多重要的发现就是发表在影响因子相对比较低的杂志期刊上，而后文献引用率不断升高，成为这一领域的经典文献。科学能否良好发展，能否造福人类，能否得到公众支持，基础是科研廉洁和诚信，在研究型医院的建设中，为保证科研原创的生命力必须要采取一切有效措施杜绝学术造假。但是，学术造假不完全等同于一般意义上的造假，不能简单地把打击社会其他领域造假的办法完全照搬过来。针对上学术造假产生的原因，医院科研管理一方面应该通过宣传教育提高广大学者的学术道德水平，杜绝学术功利主义的蔓延。另一方面，应该通过改革学术管理机制，建立独立的学术评价体系等来实现学术评价的公平与公正。

二、专利的转化

（一）专利利于研究型医院科研发展

专利是衡量“知识资产”的重要指标，是实现科技的社会和经济价值的重要形式。专利管理对于医院科研创新具有特别重要的意义。当前，以知识与人才为核心资产的知识竞争成为当今世界竞争的主要特征。专利是医院知识资产的重要形式之一，并且由于专利通常体现为实用性和应用性较强的科研成果，因此，在研究型医院发展更加注重转化医学的背景下，对专利管理的认识更应该上升到医院发展战略的高度进行重视。医院保有专利数量越多，质量越高，代表医院创新性和实用性的成果也越多，可向临床转化的成果储备增加，有利于医院的医疗水平提高和可持续发展的后劲增强，还可打破国外的医疗技术和产品垄断，形成自主知识产权的医疗产品，在国际竞争中处于有利地位。

（二）专利是研究型医院的重要知识资产

专利是其科研创新的重要产出，专利拥有量、授权量以及专利实施量是衡量创新能力与技术创新水平的重要标志。在激烈的市场竞争下，以专利为核心的知识资产的战略价值在医院科研工作中已日渐突显。依靠专利管理制度保护科技知识产权的法律环境已经形成，用专利管理制度逐步淡化乃至取代成果管理制度将成为将来的趋势之一，因此专利在未来医院的可持续发展中居于核心地位，必需放到医院长远发展的战略高度进行考虑。医院应逐步应用知识管理的技术方法来进行专利管理。将专利视为重要的战略知识资产，高度重视专利资源库的建设，以专利资源为核心完善知识管理。在研究型医院制订科技发展规划中，通过专利战略的制订与实施引导医院整个知识创新过程，不断提高专利数量和质量，最后通过专利保护与实施许可等途径实现医院知识资本的巨大社会价值，切实有力地推动医疗科技创新和全民健康素质的提升。

（三）破解专利申请管理难题

专利申请、专利维持是一项复杂的法律行为，对专业化要求高，申请、审批等日常管理事务繁杂，因此，每一个环节都需纳入医院科研规划统筹安排，并建立专业机构实施统一管理。但是，缺乏专职的专利管理机构与高水平的管理人员是当前医院专利工作面临的突出困难。医院或是缺乏专业的专利管理部门，或是专利管理组织设置不合理，缺乏有力的组织保障与领导。改善医院专利管理，归根结底取决于人的素质与能力。当前专利工作人员普遍缺乏培训，这是制约医院专利管理水平提高的重要原因。建立结构合理、高素质的专利管理团队，有助于保障各项管理制度真正落到实处。首先，医院应设立专职的专利管理部门或机构，负责全面管理医院的知识产权事务，包括专利申请、专利咨询、专利基金筹集、专利维持与实施等。其次，对医院专利管理人员进行专利等知识产权的强化培训，促进专利工作与医院科研管理的紧密结合。再次，应该通过加强专利管理人员与科研人员的配合与沟通，切实保障专利申请工作的顺利进行。科研人员应熟悉科研工作中的各项专利制度要求，对撰写专利方式、审批原则有较深入理解，能够准确提炼出技术发明点；专利工作人员需要熟练掌握必要的工作技能。最后，实现人才培养、人才引进的有机结合，不断加强与充实医院专利管理队伍。

三、成果的应用

（一）科研成果转化难

目前国家对医院科研成果的转化的投入在不断增大，但是仍然存在成果转化率低，转化质量不高，研发工作停留于表层的技术服务、技术咨询工作，深层次的技术开发和技术转让合作少，成果推广的规模小等现象。造成这种现状的主要原因有：医院其缺乏有效的促进科研成果转化的政策和有章可循的机制，使得科技人员从事科技开发与成果转化的自觉性与积极性不高；科研成果转化与开发利用意识不强，缺乏将科研成果转化为产品，转化为发明专利的意识，医院科研成果转化研究经费短缺，虽有许多应用前景广阔的科研成果，但是还须经二期、三期、四期临床试验几个阶段，医院财力有限，难以投入大量研发资金，争取上级科研管理部门经费和企业资金又比较困难，这使得许多研究项目因得不到支持而难以继续。研究型医院的成果转化必须从改变医院成果转化的现状出发，挖掘科技成果转化潜力，提高科技成果转化效果，促进研究型医院的成果向临床转化。

（二）科研成果对研究型医院重要意义

科技奖励申报对研究型医院建设有两个重要意义：一是科技成果的申报和奖励对激发医学科研工作者的创新热情、促进拔尖人才的脱颖而出和选拔优秀人才、打造知名专家、培养创新团队发挥着重要作用。二是为了更有效地维护人民群众的生命健康，需要研究型医院不断产出高水平的科研成果，并获得高等级的成果奖励。科技成果评价、科技奖励申报的管理工作直接影响着成果奖的等级，甚至影响到成果的获奖率。如何使科技工作者的创造性劳动得到充分肯定，使他们的研究成果得到相应的奖励，提高成果获奖率，是研究型医院科研管理工作的重要任务之一。

研究型医院建立和完善领导和管理机构，成立以院领导负责的科技成果转化工作管理委员会，负责医院临床新技术、新方法、新药品、新设备的研制、推广和管理，分工负责，责任明确，加大科技成果转化的管理力度。同时，明确科技转化的内容，使医院成果转化达到有规定可以遵循。医院成果转化组织管理的主要职能包括：制订医院科技成果转化管理政策及办法；编制医院科技成果推广转化的规划及计划；科研成果的摸底分析，筛选转化价值高的应用性成果；负责新药、新医疗器械证书的申报；负责科技成果的临床推广、试用等组织协调工作；了解市场需求，建立推广渠道；负责处理科技成果转化纠纷，并设立单独账户，负责科技成果转化经费的管理。通过政策导向激励和讲座培训等形式，帮助医院管理和科研人员尽快改变旧的成果转化观念，提升科研人员成果转化的积极性和主动性，高度重视转化医院研究，牢固树立以临床需要、战场需要为导向的科研观念。

（三）改善科研成果转化方式

为实现固有观念的转变，医院可主要采取以下措施：制订恰当的科技成果转化效益分配原则，提高主要完成人在科技成果转化效益中的分配比例，将科技成果转化收益与个人贡献相结合；将科技成果转化效益与论文、课题、专利一样列入科技人员考核标准，对在科技成果转化中取得重大效益的人员优先评选和晋升；通过“精尖成果”等主题的讲座交流，让科研人员认识到成果转化带来的“名利双收”效应。

医院科研成果转化过程中，需要的二期、三期和多中心临床试验需要大量的资金支持，医院和政府对市场的预测和进行资金支持的程度受体制限制，很难能够满足成果转化所需资金的实际需求。企业对市场的敏锐性远高于医院和政府，并且具有更大的资金自由度，医院与企业联合开发研制新产品，医院可实现科研成果的临床转化，企业也可以获得经济效益。积极争取企业早期介入，吸纳企业的研发资金来支持临床试验的高经济成本投入，促成企业资金与医院技术的有机结合，推动科研成果向临床应用转化；医院应该加强科研成果的展示与交流，让医院的科研成果走出去，与更多的企业和其他研发机构进行合作。

参考文献

[1] 张玉军，关向宏，李兴超，等. 基于高质量发展的某省级区域医疗中心学科建设的实践探讨[J]. 中国医疗管理科学，2023，13（6）：94－97.

[2] 刘玉霞，黄辉，魏怡真，等.研究型医院科研管理队伍建设分析与探讨[J].中国医院，2019，23(12)：70－72.

[3] 林爱翠，王磊.研究型医院科研伦理管理规范化的探讨[J].中国医药导报，2019，16(33)：174－177.

[4] 张丹，张凯杰，姜叶，等.研究型医院构建过程中科研人才队伍建设的探索与思考[J].江苏卫生事业管理，2019，30(12)：1527－1530.

[5] 杨静芳，郭秀海，梁阔，等.科技创新驱动下研究型医院建设[J].解放军医院管理杂志，2020，27(5)：419－421＋431.

[6] 殷亦超，高炬，何萍.研究型医院的临床大数据管理应用与实践探索[J].中国数字医学，2019，14(2)：34－36.

[7] 唐颜，戴姣，董杉，等.加强研究型医院科研管理人员素质建设的探讨[J].临床医药文献电子杂志，2019，36(6)：183－184.

[8] 袁凤，李济宇，徐辉雄，等.研究型医院背景下某三甲综合医院科研人才培养计划实施效果分析[J].中国医院，2021，25(3)：27－29.

[9] 康琦，杨浩，金春林.中国研究型医院评价指标体系研究现状及思考[J].卫生经济研究，2024，41(1)：36－40.

[10] 孙宇哲，陈颖姣，廖若孜，等.研究型医院科研平台的构建与实践[J].产业与科技论坛，2023，22(20)：215－216.

[11] 王思洁，杨梦婕，乔雯俐，等.研究型医院面临的科技伦理治理的挑战与对策[J].中国医学伦理学，2023，36(8)：829－833.

[12] 陈海萍，杨晓秋，庄建辉.诚信视角下研究型医院科学数据管理模式的现状及启示[J].中国研究型医院，2022，9(6)：25－30.

[13] 陶庆梅，于新颖.研究型医院学科科技创新评价指标体系的初步构建[J].中

国研究型医院,2022,9(6):31-36.

[14] 杜君,杨晓秋.基于文献计量的中医药高引用论文分析及其对中医药科研管理的启示[J].医学信息,2023,36(7):61-66+73.

[15] 王文婷,刘克宁,汪胜,等.协同治理视阈下研究型医院科技成果转化困境与路径优化研究[J].科技管理研究,2023,43(6):129-135.

[16] 郝晓赛,龚宏宇,郑直.构建医学研究与医学实践的桥梁:北京地区研究型病房设计初探[J].新建筑,2023(1):11-16.

[17] 李琰,曹玥,詹兰,等.探索研究型医院科研实验室的考核方式[J].中国卫生标准管理,2022,13(22):65-68.

[18] 黄强,吴思思,詹兰,等.以公共科研平台及临床学科研究室建设促进医院学科发展[J].中国卫生质量管理,2020,27(2):13-15.

[19] 白杨,张洋.浅谈研究型医院科研项目绩效建设[J].中国研究型医院,2022,9(02):49-52.

[20] 袁凤,李济宇,徐辉雄,等.研究型医院背景下某三甲综合医院科研人才培养计划实施效果分析[J].中国医院,2021,25(3):27-29.

[21] 沈昊,李志光,赵俊.研究型医院科研管理工作的实践与探索[J].江苏卫生事业管理,2020,31(10):1372-1374.

[22] 张丹,张凯杰,姜叶,等.研究型医院构建过程中科研人才队伍建设的探索与思考[J].江苏卫生事业管理,2019,30(12):1527-1530.

[23] 刘玉霞,黄辉,魏怡真,等.研究型医院科研管理队伍建设分析与探讨[J].中国医院,2019,23(12):70-72.

[24] 林爱翠,王磊.研究型医院科研伦理管理规范化的探讨[J].中国医药导报,2019,16(33):174-177.

[25] 刘媛媛,何斌.研究型中医院科研能力建设初探[J].安徽科技,2019(8):38-40.

[26] 胡彩云.我国研究型医院科研管理存在的问题与对策[J].中医药管理杂志,2019,27(15):38-40.

[27] 唐颜,戴姣,董杉,等.加强研究型医院科研管理人员素质建设的探讨[J].临床医药文献电子杂志,2019,6(36):183-184.

[28] 任然,许汝福,陈浩,等.建设研究型医院专职科研队伍的实践探讨[J].重庆

医学,2017,46(17):2431－2432.
[29] 陈浩,许汝福,杨洋,等.军队研究型医院专职科研聘用人才建设[J].解放军医院管理杂志,2017,24(4):369－371.
[30] 王佩,马俊坚,练慧.研究型中医院青年党员科研能力培养途径探讨[J].上海中医药杂志,2016,50(S1):65－66, 73.
[31] 王思洁,杨梦婕,乔雯俐, 等.研究型医院面临的科技伦理治理的挑战与对策[J].中国医学伦理学, 2023, 36 (8): 829－833.
[32] 邹欣芮,莲钰蓉.打造国内一流研究型专科医院[N].健康报, 2023－06－19(003).
[33] 李晓婧.研究型医院学科建设评估指标体系的构建及应用研究[D].济南:山东大学,2023.
[34] 赵俊.深化科技创新与研究型医院建设 推动新时代公立医院高质量发展[J].中国新闻发布(实务版), 2023(5):33－36.
[35] 王文婷,刘克宁,汪胜, 等.协同治理视阈下研究型医院科技成果转化困境与路径优化研究[J].科技管理研究, 2023,43(6):129－135.
[36] 陈海萍,杨晓秋,庄建辉.诚信视角下研究型医院科学数据管理模式的现状及启示[J]. 中国研究型医院, 2022,9(6): 25－30.
[37] 陶庆梅,于新颖. 研究型医院学科科技创新评价指标体系的初步构建[J].中国研究型医院,2022,9 (6):31－36.
[38] 李琰,曹玥,詹兰, 等. 探索研究型医院科研实验室的考核方式[J].中国卫生标准管理, 2022,13 (22): 65－68.
[39] 林芳.研究型医院科研信息化管理发展现状及展望[J].中国研究型医院,2022,9(4): 52－55.
[40] 白杨,张洋.浅谈研究型医院科研项目绩效建设[J].中国研究型医院,2022,9(2):49－52.
[41] 王峥,曹玥,朱培嘉, 等.大型三级甲等医院如何发展科研? 向科技管理创新要答案[J]. 华西医学, 2021,36 (12):1721－1725.
[42] 屈婷婷,贾淑芹.医院基础研究状况分析与发展对策探讨[J].中国研究型医院,2021,8 (5):27－31.
[43] 赵桐,安峤.某综合医院转型研究型医院工作实践与探索[J].医学教育管

理，2021，7 (3)：327－330，335.

[44] 屈婷婷，贾淑芹.加强中青年科研人员基础科研能力提升研究型医院核心竞争力[J].中国研究型医院，2021，8 (3)：22－26.

[45] 王慧卿，冯宇彤，龚怡琳.高校附属综合医院实行预聘制管理模式探讨[J].中国卫生法制，2021，29 (02)：123－126. DOI：10.19752/j.cnki.1004－6607.2021.02.026

[46] 袁凤，李济宇，徐辉雄，等.研究型医院背景下某三甲综合医院科研人才培养计划实施效果分析[J].中国医院，2021，25 (3)：27－29.

[47] 邹丽娟，刘健，李艺影.从规范实验记录提升研究型医院研究生科学素养[J].中国医院，2020，24(11)：62－64.

[48] 王克生，王勤婉，鲍美玉，等.综合医院医学科创中心建设之十院模式[J].中国医院院长，2020，16 (21)：84－85.

[49] 沈昊，李志光，赵俊.研究型医院科研管理工作的实践与探索[J].江苏卫生事业管理，2020，31(10)：1372－1374.

[50] 王政.从研究型大学到研究型医院的偶然性和必然性[J].中国研究型医院，2020，7(3)：3－6.

[51] 黄宇，罗涛，彭博.关于研究型医院建设过程中研究型医师岗位设置的思考[J].中国医院，2020，24 (06)：51－52.

第七章 研究型医院医师团队

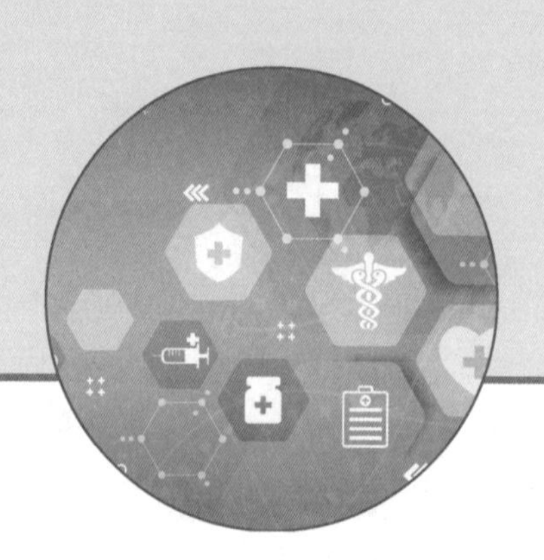

研究型医院的建设离不开人才，而人才的单打独斗难以适应科技发展的趋势，必须依靠团队的力量。研究型医师团队是为了共同的目标而相互依存、相互合作、相互影响的高水平创新团队。本章对研究型医院医师团队的内涵特征包括研究型医院医师团队的概念、主要特征、具备的能力进行阐述，同时重点阐述了研究型医院医师团队的选拔、使用、考评并提供了相关建设对策。

第一节　研究型医院医师团队的内涵特征

一、研究型医院医师团队的概述

团队与非团队运作的群体的区别在于相互依赖的程度。相互依赖程度不高，个人目标与组织目标不一致，或者组织目标不能凌驾于个人目标之上的群体不是团队，只有具有相当的依赖程度，并且目标凌驾于个人目标之上而达成共识的才称得上团队。科研团队是以科学技术研究为主要内容，由为数不多的愿意为共同的科研目标而相互承担责任的专业学术人员组成的群体。科研创新团队人才聚集、资源整合度以及开放度高，队伍结构合理，组织管理先进，机制运行良好，支持单位能够提供强有力的支撑平台，团队持续研发和服务社会的能力强，具有能够长期保持科技创新团队荣誉的实力和条件，是经有关部门确认的、且在行业或学科领域内得到公认的优秀研究团队，团队的研究方向属于重点领域或重大前沿热点问题，学术水平和研究成果国际领先，拥有经授权并有效的发明专利或自主知识产权，具有持续创新能力和成果转化能力，已取得多项惠及经济发展、社会发展、国防建设和基础研究的重大原创性成果。高水平创新团队的形成是内外因共同作用的结果，有其天时、地利、人和因素，也有一些共同的内在特征，它们可以是有形的（如高水平的领军人才、高素质的科研队伍、先进的实验设备），也可以是无形的（如良好的学术氛围、健全的规章制度、和谐的人际关系等、公平的分配机制）。评判高水平创新团队也有很多标准，可以是内部的发展性标准（包括知识创新能力、人才培养能力、组织管理能力），也可以是外部的标志性成果（包括学术影响能力、科技成果转化能力）。

基于此，就研究型医院来讲，研究型医师团队就是指在医学科学研究中，为了同一个研究方向或研究目标，由相同专业或相关专业的多名科技人员组成的一个团队。而这些人员的关系是相互依存、相互合作和相互影响的。研究型医师团队肯定是高水平科研创新团队，学术水平一定是在同行中应具有明显优势，以优秀学科带头人为领导，以重点实验室或者工程中心为依托，以科学技术研究与开发为内容，拥有合理结构的学术梯队，专业、年龄结构优势互补，人数不多且技能互补，任务分工明确，合作机制良好，具有创新精神的团队文化和共同的价值追求，愿意为共同的科研目的、科研目标和工作方法而互相承担责任。按照这一概念，确定了这个团队目标明确，分工合作，责任共担，利益共享，取长补短，发挥集体的智慧和作用。这就是团队的精髓。研究型医院强调学科带头人和拔尖人才对整个学科的引领作用，但更注重团队的培养和作用的发挥。临床医师要搞大科研出大成果，单打独斗已很难适应科技变革的新趋势，必须依靠团队的力量。

二、研究型医院医师团队的主要特征

（一）具有学术精湛、富有感召力的领军人物

学术精湛、富有感召力的领军人物是形成高水平创新团队的首要前提。“一两个领军人物往往决定了一个科研创新团队在该学科的国际地位。”作为团队带头人，首先要有远见，善抓机遇。凭借自身扎实的学术功底，他能敏锐地发现当前学科发展中的热点和前沿问题，明确团队研究的方向和目标，带领团队在学科领域深入开展研究。其次，团队带头人要有高深的学问。他在学术圈内

拥有较大的话语权,能争取院内外资源,并以学科带头人权威身份领导团队成员开展研究工作。最后,团队带头人还要有高尚的师德,富有感召力。惟其如此,才能吸引一批人追随他潜心科研,才能确保团队凝心聚力,才能避免“财聚人散”。总之,一名成功的团队带头人应扮演好三个角色:一是当好引领学术的科学家。他善于谋划团队的发展方向,制订科学的研究线路图,寻找新的学科增长点,发现学科最前沿的问题,以上这一切,都需要带头人有深厚的学术造诣才能实现。二是当好治理团队的管理家。只有高深的学术造诣,而没有高超的管理水平,那就组建不了团队。即使组建了团队,也不可能长久。作为团队“管家”,要明确高水准的发展目标,并善当“伯乐”,独具慧眼,善于挑选并带领合适的人组建团队。去实现这个目标,形成“1+1>2”的团队集聚效应。三是当好培养人才的教育家。再优秀的团队,如果后继无人,出现人才断档,那么这种昙花一现的团队并不是成功的团队。作为团队带头人,除了谋划好团队科研发展和管理好团队外,还应注重团队人才培养。一个团队只有产生源源不断的新生力量,才能为团队发展提供不竭动力。一个青年才俊不断涌现的团队,一个老中青年龄结构合理的团队,才是一个可持续发展的团队。

(二)具有前瞻性、符合健康战略需求的研究方向

高水平创新团队的形成,必须确立一个具有前瞻性、符合健康战略需求的研究方向。团队研究方向的选择至关重要,直接决定着团队将来能否取得重大科研成果,决定着团队在未来的发展潜力和空间。所谓“前瞻性”,是指从科学研究的自身规律出发,在全面深入了解某学科发展现状的基础上,面向学科最前沿,进军学科新领域,通过理论创新和方法创新,在学科最前沿或交叉学科领域找到研究落脚点,确立具有独创性和引领性的研究方向。所谓“符合健康战略需要”是指围绕人民普遍关心的健康急需的战略性问题、科学技术尖端领域的前瞻性问题和涉及国计民生的重大公益性问题,进行重点攻关研究,以重大科技成果服务国计民生。

(三)具有稳定牢固、布局合理的人才梯队

人才,是团队组建的基本要素,也是团队发展的重要保障。如何培养团队人才并形成人才梯队,是每一位团队带头人必须面对的重大问题。一个成功的高水平创新团队,必定有一支长期养成、布局合理的人才梯队。所谓“稳定牢固”,是指团队成员不是为申请项目而临时拼凑,而是在长期的科研过程中自然

形成的。团队瞄准科研目标，开展协同攻关，形成相对固定、长期合作的稳固关系，这样才能可持续发展。所谓“布局合理”，是指团队成员具有合理的年龄结构和多元的学科背景。通过增强团队成员在年龄结构、学科背景、知识结构、研究经历、个性特长等方面的异质性，激发团队的创新活力，实现团队的共同愿景。一是高标准严要求培养人才。分析“名师出高徒”现象，所谓“名师”首先是“严师”，只有严格要求，才能保证人才培养质量。如果名师不严，高徒也就不会产生。二是在国际化环境中培养人才。要走出国门开展学术研究，在国际学术界进行对话和交流，闭门造车是做不好研究的。国际化的学术团队才会具有国际化的视野，产出国际水准的研究成果，培养出具有国际视野的创新人才。三是在人才梯队中培养人才。组建年龄结构合理的人才梯队，让老中青三代能够相互影响，互相促进，形成传帮带的良好氛围，有利于团队人才的茁壮成长。

(四)具有先进完备的科研平台和顺畅高效的合作机制

“工欲善其事，必先利其器。”实验设备的先进与否在某种程度上直接决定着研究者科研水平的高低。顺畅的沟通交流和高效的合作机制是高水平创新团队实现可持续发展的重要保障。通过营造民主的学术氛围、鼓励成员积极主动参与学术讨论，及时交流新想法、新观念，促进学术思想的碰撞，形成有价值的学术观点。每位团队成员能及时将自己的任务进度汇报给其他成员，充分听取团队成员的意见和建议，从而保证团队目标的顺利实现。要做到这一点，需要科学有效的合作机制来保障，需要建立健全团队管理制度。

(五)具有崇尚科学、和谐创新、凝聚力强的团队文化

高水平创新团队的形成，必须营造一种以创新为核心、有利于人才成长的团队文化。高水平创新团队产出高水平科研成果，除了需要充足的科研经费、先进的实验设备等物质条件外，还需要能够激发团队成员创造力的学术氛围。团队带头人需要有一种崇尚科学的精神，很难想象缺少科学精神的科学家能走多远。科学精神是人们在长期的科学实践活动中形成的共同信念、价值标准和行为规范的总称，科学精神是贯穿于科学活动之中的基本精神状态和思维方式，是体现在科学知识中的思想或理念，它约束着科学家的行为，是科学家在科学领域内取得成功的保证。

三、研究型医院医师团队的具备能力

(一)创新研究能力

研究型医师团队必须有较强的创新研究能力,这是区别于一般团队的根本点。创新研究能力的构成要素,即创新研究意识、创新研究知识和创新研究技能。研究型医师团队首先应当具备良好的创新研究意识。团队能够敏锐地及时准确地收集各种创新信息,抓住创新机遇,为下一步研究积累经验,并对事物将来可能出现的各种复杂情况作出预测的意识能力,是创新主体在认识事物和解决问题时所迸发出的前所未有的最高的本质力量,是创新的决定性因素。创新研究意识可以表现为从多角度、多方向、多纬度地去思考问题,突破逻辑推理的限制,利用外部信息去发现解决问题的途径,科学、合理、有效、有选择地继承前人的经验,同时能及时放弃无用的旧方法,采用有效的新方法,对事物作出新的解释,从而富有成效地创造或创新。二是团队具备深厚的创新研究知识。在市场经济、知识经济和全球化的条件下,知识的更新速度和传播速度、科学技术发展速度可谓日新月异。研究型医师团队必须要具备扎实的专业基础知识和稳定的研究方向,精通本专业的最新科学成就和发展趋势,并且了解相邻学科及必要的横向学科知识,这是在科技竞争日趋激烈的情况下做出创新贡献的基本条件。能从科技创新活动本身的要求出发,快速掌握所需的知识,从而严谨地对事物做出系统、综合分析与准确判断。研究型医师团队还应该具备全面的创新研究技能。创新研究技能包括观察能力、判断能力、记忆能力、想象能力、独立实践能力、操作应用能力、模仿和探索能力、交流表达能力等。研究的过程是遵循科学、依据事物的客观规律进行探索的过程,只有具备并应用全面的创新研究技能,并在经过自身研究探索和科学试验的基础上,准确地分析、判断和把握事物的客观规律,才能在未知领域里有所发现、有所创新,从而提出解决问题的新理论、技术或工艺、办法或路径。

(二)协同合作能力

随着科技全球化的发展和知识经济时代的来临,科技研究与科技开发工作越来越呈现出规模化、复杂化和综合化的特点,医院疑难病、复杂病也常常需要跨专业、多学科的协作才能够有效地解决,单科孤立发展早已不合时宜,协同合作能力越来越重要。研究型医师团队能够做到内部与外部之间的合作研究、集智攻关成为高水平创新团队的显著特征。核心研究人才作为团队科技研究与科技开发的核心灵魂与协作典范，善用这种合作精神，将科技人才的智力与信念凝聚在一起形成合力，有助于实现共同价值或追求愿景。同时不同学科、不同素质的成员，形成互补效应，通过建立的自由学术交流平台，在团队内部产生知识的“碰撞”，通过在研究课题中的分工协作，极大地提高了交流沟通的频度，使每一个成员产生更多的新观点和新理念，获得更大的创新动力，和更新的学科增长点，从而充分发挥团队的整体合力和团队优势，产生 1＋1＞2 的团队效应。团队精神和合作能力在创造性活动中的巨大潜力，使其成为研究型人才走向成功必须具备的一项能力素质。

（三）管理决策能力

研究型医师团队必须具备科学研究的管理潜能。研究型医师团队必须善于组织科学研究工作，有足够的能力和素质开展科技活动和科技项目的管理工作。一个科学研究单位的核心竞争实力，经常体现为组织的科学研究实力，而科学研究实力通常来自科技研究、科技开发项目及其创新成果在实际工作中的转化结果。研究型医师团队同时也必须具备灵活的决策能力，善于把握时机，善于把握事物发展变化的关键点，从而能够创造获得成功的关键要素，促进成功的到来。这意味着研究型医师团队善于预见在创新过程中所遇到的各种困难，而且善于把握克服困难的关键点，从而能够变被动为主动，推动事物向有利于自己的目的和计划的方向变化。研究型不仅要求医师团队必须善于与环境交流，而且要敏于观察形势发展变化，从而做出适当的抉择，否则就可能贻误时机，勤苦而难成。

（四）成果转化能力

研究型医师团队必须具备科学研究的成果转化能力。一个组织的发展实力决定于其所掌握的科学技术水平，归根结底决定于其所掌握的科技成果能否转化为生产力。因此在这种背景下，研究型医师团队的知识使用能力不仅要足够强大，而且能够在较短的周期内将潜在的科技理论知识、实践经验与科技能力转化为现实的生产或服务能力，甚至直接转化为技术或服务产品。当今医学已经进入转化医学的时代，必须切实把科研成果转化应用到临床。以往尽管基础研究日新月异，但临床诊疗水平却发展缓慢，即使科研创新、技术创新取得了重要的突破，但常常被束之高阁，无形中给实验室研究和临床工作之间竖起了一堵墙。创新是一个过程，完整的创新链条，应当打破存在于实验室与临床之间的障碍，把基础研究的创新成果迅速转化为能够为临床所使用的技术、方法，造福患者，只有这样，临床—基础—临床的转化医学理念才能得到充分的体现。只有完成创新链条的最后一环，科研火花才算迸发出最亮的光芒。因此，研究型医师团队必须具备围绕和专注临床，解决临床中尚未解决的实际问题，并通过成果转化，将创新成果开发为新产品、新技术的来源，才能真正达到研究的目的，对医学研究的发展发挥重要的引领和支撑作用。

第二节　研究型医院医师团队的建设内容

一、研究型医院医师团队的选拔

（一）确定准入标准

确定研究型医院医师团队的入选标准是关键，入选标准条件包括学术带头人或领军人才的选拔、团队条件以及团队人才的选拔。

1. 团队学术带头人的准入标准

团队学术带头人的选拔是研究型医师团队选拔的关键。优秀的学术带头人或领军人才，能带领团队走得更远。研究型医师团队学术带头人的准入标准应从年龄、职称、研究方向、课题、成果以及组织管理能力等几个方面考虑。一般来说，研究型医师团队应具有正高职称，是业界公认的学术带头人，或担任过本创新团队主要研究领域方面的重大科技项目首席科学家或核心技术负责人，具有深厚的学术造诣和创新性学术思想，已取得高水平创新性成果，在所在行业或领域业绩突出，具有较大的创新发展潜力，主要精力放在科研一线，从事研究开发工作，热爱祖国，具有良好的科学道德，具有较强的科研领军才能和团队组织管理能力。

2. 团队条件的准入标准

团队的准入标准则从研究方向、课题项目、持续性的研究成果以及团队成员结构进行考虑。一般来说研究型医师团队研究方向应符合国家、医疗行业重点发展需求，承担着重大科研项目或重点工程和重大建设项目的重点研发任务,有明确的研发目标和发展规划。团队创新业绩突出,研发水平居行业或领域前列,并具有持续创新能力和较好的发展前景。团队结构稳定、合理,人员布局层次合理。

3.团队人才的选拔标准

团队人才肯定是医学科研人才特指具有医学专业知识背景和科研技能,在医学科学技术的创造、传播、应用和发展方面做出积极贡献的专业技术人员。研究型医院建设离不开临床医疗工作,必须坚持"围绕临床搞研究,科研成果为临床",所以研究型医学科研人才必须是临床技术与科研能力兼备的复合型人才。加强医学科研人才队伍建设,做好医学科研人才的培养、选拔、评价和使用等工作,是打造研究型医院的关键步骤。按照不同的优秀人才层次标准建立人才库,如院士后备人选、优秀学科带头人、学科带头人苗子等,择优选拔不同年龄段的优秀人才入库。根据团队人员所需的人才选拔合理的人才。同时特别要重点关注人才的几个方面。

(1)事业心责任感。人才之所以能取得较高的成就,与其强烈的事业心和进取心是分不开的。对事业明确的理想和抱负,对学习和工作积极向上的态度,促使他们在学习和工作中孜孜不倦地努力,面对机遇,毫不懈怠,牢牢把握,面对挑战,沉着冷静,攻坚克难。带领学科团队,积极开拓进取,走跨越式的发展道路,在激烈的竞争中立于不败之地。

(2)专业技术水平。一般团队的人才在自己的学科或领域有着高深的学问、渊博的知识,能运用自身一流的专业能力,占领国内甚至国际医学科技的高地。从一般标准来说,应具有博士学位,个别边缘学科定位为硕士以上,副教授以上职称,有熟练的外语能力,独立承担科研项目或作为主要参加人参加过国家级重大科研项目,发表过SCI论文、编写过专著等。

(3)开拓创新精神。能感知社会发展的需要,站在学科发展前沿,以敏锐的学术眼光,审视团队应该选择的科研方向,正确处理创新与继承、大胆变革和尊重规律的关系,具有敢为天下先的探索气魄,敢于打破常规,善于发挥创造性思维,不断追求新发现,探索新规律,促进新发展。

(4)团队合作意识。核心人才是所在学科领域的精英,但又不仅仅是精英。因为"精英"侧重强调个人突出能力与贡献,而核心人才除强调个人能力水平外,更具有团结协作的意识和能力。注重营造良好氛围,激发调动团队成员积极性，发挥集体智慧和才能，依靠团队的整体合力去实现团队目标。除了保持团队内部凝聚力和战斗力外，也注重与其他学科和领域的专家学者沟通交流，推进学科之间大协作、大融合，不断取得创新性成果。

(5)组织协调能力。很多研究型团队成员都是为了共同的目标自愿组成的，互相之间没有隶属关系，也没有行政上的上下级关系，基本是一种完全平等的合作关系。人才要有很强的团队协调、整合和建设能力。

(二)组织评审

首先应发布研究型医师团队的申报指南，指南中明确准入标准以及遴选程序。团队申报可以是医院推荐或自主申请。申请对象应根据指南的要求提交组建研究型医师团队的申请书。提交的申请书应包括团队人员组成、结构，领域研究进展背景，拟组建团队的已有基础，研究工作内容，技术路线，预期研究目标、承担项目目标、队伍建设目标、团队建设目标、人才培养目标，团队运行(管理)机制、保障机制，以及根据自身定位和研究领域特点制订的系统发展计划和建设措施等内容。申报资料应由医院指定的部门或团队建设办公室受理，并进行形式审查。符合要求的申请，由团队建设办公室汇总提交团队建设领导小组，团队建设领导小组组织医院团队建设评审委员会评审。评审委员会应对提出的申请，给出评价性意见和是否同意资助该团队建设的结论性意见。评审结果报送团队建设领导小组审定，成熟一个，启动一个。审定结果公示无异议后，研究型医院医师团队与院长签订团队建设任务书，并发文公布。

二、研究型医院医师团队的使用

(一)提供政策支持

研究型医师团队选拔出来后，医院要对团队在课题项目申报、成果评定、职称评聘、软硬件条件设备、经费支出等方面给予政策倾斜和支持帮助。同时对于团队里的核心人才要进行政策倾斜，在提供办公用房、实验用房、床位设置、出国交流、研究生招录等方面给予倾斜，在人员配备、设备配备、经费使用等方面给予较大的自主权，保护他们工作热情和激情，为核心人才能力的发挥提供良好的条件保障。要以宽松的用人环境，和谐的人际关系，全面的人文关怀，使他们感受到作为医院主体的荣誉感，为人才提供宽松的个性发展空间，使他们的才能最大限度地释放出来。帮助解决好个人住房、配偶就业、子女入学等后顾之忧，提供良好的工作和生活环境，切实用事业和感情留住人才。

(二)建立管理机制

研究型医师团队应建立相应的管理制度。所有的管理制度，不但要符合国家的科技方针、政策，而且要符合院情，便于操作，有助于科研工作的开展，即具有政策性、科学性和可操作性。此外，科研管理制度还应具有相对稳定性。当然，管理制度可以适时地进行适当的修改，但决不可朝令夕改。朝令夕改，势必使研究型医师团队无所适从，阻碍科研工作的顺利开展。管理机制应该包括：①建立完善的科研管理服务系统，为研究型医师团队提供一流的管理服务，包括实验室管理、后勤管理、仪器设备的管理等。②提供先进的科研设施、设备，统一进行管理，实行资源共享。③采取灵活的人力资源管理，保证科研团队需要的人才能够自由进行流动，保证科研团队有充足的人力资源。④加强团队的制度建设，按照科学化、规范化、制度化的原则对科研团队进行管理。尽量避免以人管人。⑤完善团队的内部运行机制，对团队实行目标管理，使团队有明确的奋斗方向。有目标才会有动力，有动力才能出成果。同时在目标化管理的前提下，引入科研激励机制和科研竞争机制，充分调动团队人员的科研积极性和热情。

(三)建立激励机制

激励政策主要包括科研配套经费、团队人员岗位津贴以及定期审查来激励和考察团队的科研情况，激励形式相对单一。研究型医师团队可以通过工作激励、机会激励及薪酬激励一起构建立体的激励机制。

1. 薪酬激励体制

报酬是一种重要的激励因素，因为它是取得安全感、社会地位和自立性的重要工具，为此人们会改变自身行为，做出更多努力来获更多的报酬。同时为了兼顾公平、公正原则，薪酬体制的设计在保证外部竞争性的基础上也要保证内部的公平性。团队成员的薪酬水平由角色绩效考核结果决定。对同一角色人才进行薪酬的等级划分，级别不同，薪酬水平也不同，借此适当拉开团队同一角色成员之间的薪酬差距。团队成员薪酬水平和比例的设定由团队领导人根据团队具情况制订。将薪酬分为基础薪酬和绩效风险薪酬两类。基础薪酬包括岗位津贴和团队补助，基础薪酬定量，根据个人考核情况，完成任务的百分比决定个人具体补助的多少。采用业绩标兵的形式，将团队所有成员的绩效分为几个级别，对业绩突出的成员进行重点奖励，不同级别薪酬不同。但应注意不能过于拉大成员之间的差距，以免影响团队成员的积极性。

2. 工作激励机制

主要指对工作的设计，即工作目标的激励、工作过程的激励和结果激励。工作激励机制的设计主要建立在以下三种关键性心理状态的基础上，即体验到工作的重要性、意义性和责任感以及明确结果具有的价值。可以从以下几个角度对高校科研团队成员进行工作激励：①工作目标设计。即使科研创新团队成员的工作目标具有以下两个特点：一是目标应该清晰、详细，界定团队成员科研任务、明确团队成员最终需要达到怎样的科研目标，并且明确什么样的努力会得到什么样的结果。二是目标的设定在具有可操作性的基础上应具有一定的难度和挑战性，团队成员在挑战过程中付出的努力越大，成就感也就会越强。②工作过程设计在工作过程中要能使团队成员在体验到自身的责任感、重要性以及工作的意义。③建立知识成果明晰制。因为科研团队成员属于高成就感人群，因此必须明确已经形成的科研成果的归属权，明确成员的知识产出，将知识成果与薪酬挂钩，对成员的劳动进行正确的认可。否则成员对目标的期望值就会降低，目标就无法起到激励作用。

3. 机会激励机制

机会激励包括参与科研的机会和个人发展的机会。知识员工的自主性和独立性决定了其在团队工作当中要求团队领导人的授权，拥有自主参与科研的机会和一定程度上独立完成科研项目的要求。在工作中可以充分体验工作的挑战性和自我实现的成就感，因此科研团队应该为成员提供自主性和挑战性的科研环境。

(四)加强经费管理

对于研究型医师团队的工作条件和运行经费通过多渠道解决，医院应在各方面给予创新团队支持，创新团队应积极争取科研项目，开辟经费渠道，使自己在竞争中发展提高。医院每年以研究计划项目的形式给予一定数量的经费，支持其持续开展某一方向的研究。团队成员对外申请获资助的项目、经费，以及研究获得的成果、知识产权等，其行政管理和所有权仍归创新团队成员所属的行政单位，但研究型医师团队可计入本团队工作和创新业绩。

三、研究型医院医师团队的考评

考核是识别和评价人才的根本手段，也是选拔任用人才的重要前提。绩效考核是对团队的工作进行检验的一种反映，准确的绩效考核结果有利于医院决策的科学性，能有效地激励团队成员士气；不准确的绩效考核结果，不但会造成决策上的失误，还会严重挫伤团队的工作积极性。

1. 制订量化的考核体系

一般而言，研究型医师团队的研究方向大多属于重点领域或健康前沿问题，因研究难度大、内容不确定性强，任务的程序性差，常常具有较高的风险性可能在很长一段时间都没有科研产出，甚至无果而终。因此，研究型医师团队不可能一蹴而就、不能采用急功近利的量化评价指标进行短周期考核，应着眼长远，营造宽容失败的科研氛围、建立起分类别、长周期的评价机制。按照科学化要求，将团队的工作质量情况进一步细化和量化，建立起一个指标划分科学、评价内容全面、分值确定合理、考评操作便捷的量化考评体系。通过深入分析，从系统论的角度研究和探索研究型医师团队综合素质和绩效结果；在充分调研、挖掘文献、咨询专家的基础上，针对评价的目标和性质，形成专家调查问卷；依据专家咨询的结果，对专家提出的意见和结果进行整理、归纳和分析，综合专家意见进行研究型医师团队评价指标体系的指标筛选整理。然后，采用层次分析法确定各级指标权重，应用模糊综合评判法建立研究型医师团队综合评价指标体系，采用描述性统计对咨询专家的组成结构进行分析，并运用专家意见积极系数和权威系数等指标，对专家咨询的可靠性和代表性进行检验。

2. 考评

评审委员会依据制订的量化考核指标体系负责对研究型医师团队建设进行中期评估和终期验收；实行年度报告制度，由医院团队建设领导小组负责审核。对年度报告重点审核完成争取经费指标情况，对中期和终期报告考查其综合指标完成情况。对成绩显著、状态良好的创新团队可提出以适当方式给予延续、稳定的支持。对未能通过终期验收的团队，其学科带头人或领军人才不能申报下一期团队建设任务。未通过中期评估的研究型医师团队，团队评审委员会有责任对影响完成目标任务的相关团队运行管理机制、团队人员组成结构，直至学科带头人或领军人才人选等提出调整建议。对中期评估中表现出尚不具备实施团队建设条件的提出整改意见。

3.撤销

在考评过程中，研究型医师团队如果存在严重的违规行为，应撤销团队并追究责任。有下列情况之一的，视情节轻重，缓拨、停拨或追回经费；必要时可更换学科带头人或领军人才。

(1)在科研上弄虚作假，违背科学和职业道德。

(2)计划执行不力，创新研究工作未能取得实质性进展。

(3)未能按管理要求及时上报年度进展报告。

(4)学科带头人或领军人才因某方面原因不能履行职责。

第三节　研究型医院医师团队的建设对策

一、加强思想重视

思想是行动的先导，只有在思想上高度重视团队建设，形成重视团队建设的共识，才有可能实践中得到落实。对于很多任务来说，仅凭一个人单打独斗是难有作为的。团队的形成与发展，关键在于有高水平高素质的带头人、有创新的精神、和谐的氛围，有明确的方向和稳定的任务。要集中力量培育一批具有较强创新能力，以拔尖人才领衔的、以优势学科为依托的高水平创新团队。医院要加强对大项目申请实施的支持、重大成果的培育、科研创新平台的建设，以及评聘机制、评价机制等方面来促进团队的形成与发展，进一步加深对团队建设重要性的理解，以统一思想、形成加强团队建设的共识。

二、做好顶层设计

团队建设是一个系统工程，必须做好顶层设计，顶层设计没做好，团队的发展也就无从谈起。在充分考虑现有学科水平、人才队伍的基础上，研判学科的发展方向和医疗行业的发展趋势，结合医院的战略需求，特别是结合国家科技中长期发展纲要，通过加强顶层设计来改变团队建设资源分散的现状。以领军人才为核心，以学科平台建设为载体，以人才培养和队伍建设为重点，以重大科技成果产出为目标，科学谋划团队建设的发展规划，制订和实施科学合理的团队建设规划，对研究型医师团队予以持续、重点扶持，让研究型医师团队更好地发展。做好顶层设计，首先要明确研究型医师团队研究方向。稳定的、有特色的研究方向能够确保整个团队始终围绕既定目标，不偏离方向。明确的研究方向，能够使团队成员对自身团队角色和团队整体的认可度，从而调动团队每一位成员的积极性，激发团队成员的创造欲望。研究型医师团队的研究方向必须依托医院的学科优势和学科发展方向，瞄准国家、省、市和卫健委中长期发展规划的重点领域或国际重大科技前沿热点问题和重大基础理论、应用研究问题等对经济增长、社会进步和国家安全有重要战略意义的基础性、前瞻性研究。帮助支持研究型医师团队申请标志性重大科研项目，科研项目应属国际前沿、国家重点，且具有交叉学科性质并已拥有较充足的科研经费，不断激发团队的研究热情。

三、重大任务牵引

重大任务主要是指医院承担的具有创造性、前瞻性并且能够带动医学科学研究活动大力发展的活动，往往需要高水平的团队和人才才能完成。承担重大任务本身就是上级给予创新团队的肯定和鼓励，重大任务不论从受重视程度和保障力度上都大大超过了一般任务，所以重大任务带来的不仅是挑战，也给研究型人才队伍的培养提供了良机。

1. 锻造团队能力

通过重大任务，可以给团队成员提供更多科研实践机会。承担重大任务过程中，每个人遇到的困难和问题必然比完成普通任务时遇到的更多，这也给研究型人才提供了更多挑战自我的实践机会。把中青年骨干适时地用到负有重要责任的岗位上，让其在实践中摔打磨炼，在勇挑重担中脱颖而出，增强他们对团队认同感，促使他们开动脑筋，开拓创新，在不断的实践中积累经验，在更多的实践机会中快速成长。同时重大任务也给团队成员提供更多参与管理机会，锻炼团队管理能力。重大任务通常在开始实施前会制订任务计划书，计划书中会明确每个团队或个人应该承担的工作和要达到的最终目标。任务执行过程中会安排中期考核，任务完成后还会进行结题考核。同时，在重大任务完成过程中，研究型人才作为人才管理工作的核心环节，必然要求深入研究解决研究型人才工作面临的突出矛盾和问题，妥善解决引进人才、用好人才等方面遇到的难题。这些都能够充分考验团队的管理能力。重大任务的完成必须依靠团队的力量，这样就使所有参与项目的研究型人才参与到团队的管理工作中，部分科研人员因此将不断积累管理研究型团队的经验，从而不断提高团队的工作效率，使每个人才的作用发挥到最大，达到“1＋1＞2”的效果，提高重大任务完成的质量。

2. 促进人才培养

重大任务的完成光靠一个单位的现有人员是不够的，需要通过和内外单位的联合协作才能更好地完成。但是与其他单位的联合协作也存在着中间环节过多、人员管理不善、信息沟通不及时的问题，以重大任务为平台，引进优秀研究型人才加入团队是一个很好的提升研究型人才队伍质量的方法。建立项目化的引进模式将人才引进纳入重大任务的规划中，针对承担任务的具体情况，制订一个长期引进和培养机制，利用重大任务的经费优势和政策优势，建立长期持续的鼓励措施，不断引进高层次或者有潜质的研究型人才，形成一种引进和培养并举管理模式。另外，还可以从重大任务中分解出本单位难以完成的任务部分，设立具体基金项目，并以此为基础招募有能力的个人和团队，以招标的形式鼓励高层次研究型人才加入团队，以项目效益、发展空间和职称待遇等吸引研究型人才参与到重大任务中来。对利用重大任务的政策优势，制订出台配套文件，留住在本单位进修深造的人才；采取建立协作关系、签订合作协议、实行有偿服务等方式，实施特殊政策、建立特殊机制、提供特优服务，在人、财、物方面给予全面保障，通过重大任务大力支持研究型人才进行技术研究和自我提升，实现自我价值和提升自身素质。邀请国内、国际知名院所的专家、学者、教授，进行技术指导，用外智外力保证重大任务的顺利完成。

四、发挥领头作用

“千军易得，一将难求”，“将”是决定高水平创新团队能否产生的关键因素。研究型医师团队学科带头人是研究型医师团队的核心，必须充分发挥学科带头人的作用，带领团队成员向着共同的目标奋进。

(1) 研究型医师团队学科带头人或领军人才与成员一起建立团队共同的愿景。学科带头人或领军人才帮助团队成员明确团队目标，形成团队共同的工作方法。学科带头人或领军人才围绕目标开展工作,帮助成员调整个人目标与团队目标的不一致,并致力于使团队成员的个人目标与团队目标高度一致,将团队目标内化为个人需求。

(2) 学科带头人或领军人才要把团队成员的个人发展放在重要位置。团队目标要为个人目标实现提供途径,为团队成员的个人发展提供广阔的空间和平台。科研创新团队具备人才培养的良好的学术氛围和资源优势,团队应该是一个科研人才的孵化基地,具备良好科学素质的优秀人才在这里被发现并着重培养。科研创新团队内部应建立一系列的人才激励机制,依据成员能力和业绩做到赏罚分明,成员能上能下,不断地推陈出新。

(3) 研究型医师团队带头人尊重和信任团队成员,适度授权。团队学科带头人务必学会合理授权,调动成员的积极性,充分信任团队成员有完成任务的能力和责任感。帮助成员充分理解授权的内容、要求和预期结果,制订措施协助成员工作,阶段性检查成员的工作进度。

(4) 研究型医师团队学科带头人要注重培养团队文化。科研创新团队文化的形成,与团队学科带头人有着密切的关系,学科带头人的价值观直接影响团队的文化取向,团队的领导风格影响到团队的气氛。富有激情、乐观的团队领导,支持性的管理风格使人们敢于尝试、不怕失败。"民主式"充分授权的领导风格能够调动成员的积极性和主动性,增强责任感,而增强团队的内聚力。关心成员,注重团队内深层次情感交流的团队领导,呈现出信任与支持的团队氛围。

参考文献

[1] 段链, 王晶桐, 叶丽娜, 等.医院专职科研人员职业初期离职相关因素分析[J].中国医院管理, 2013(2): 57-58.

[2] 马晨华.论研究型高校专职科研队伍的建设[J].教育教学论坛, 2013(9): 22-24.

[3] 马晨华, 褚超孚, 赵雪珍.研究型大学高水平专职科研队伍构建机制研究: 基于浙江大学的探索与实践[J].科技进步与对策, 2014,31(9): 152-156.

[4] 季小天,赵文华.一流科研创新团队成长的关键因素探究——基于科学精英的视角[J].科学学研究,2022,40(9):1721-1728.

[5] 赵升阳.论军队研究型医院学科人才管理的哲学思维[J].解放军医院管理杂志，2011，18(12)：1110－1111.

[6] 苏荟，梁晓雨.科研团队负责人领导行为优化策略[J].中国高校科技，2019(11)：12－15.

[7] 赵家义，韩一平，袁鹏群，等.浅谈研究型医院全科医师科研能力的培养[J].中国高等医学教育，2015(3)：22－23.

[8] 潘正，庞建民.大型公立医院“学习型”后勤保障团队建设的实践与探索[J].中国医院建筑与装备，2024(2)：20－25.

[9] 康姮.医学院校附属医院创新型师资管理队伍建设的探讨[J].中国卫生标准管理，2024(3)：84－87.

[10] 徐文静.中医院急诊科团队文化建设的创新管理[J].中医药管理杂志，2023(9)：243－245.

[11] 杜业艳.研究型团队中团队负责人的角色定位研究[J].中文科技期刊数据库(全文版)社会科学，2023(4)：114－116.

[12] 季小天，江育恒，赵文华.研究型大学一流创新团队的形成与发：以中国科学技术大学量子信息研究团队为例[J].高教文摘，2022(5)：36－40.

[13] 井润田.高校科研团队管理与战略科学家能力建设[J].上海交通大学学报(哲学社会科学版)，2022，30(4)：43－56.

[14] 蒋永文，夏天添，王玉光.团队调节焦点如何提升高校科研团队创新效率：来自经验取样法的研究[J].高等工程教育研究，2023(1)：104－110.

[15] 李燕平.基础医学实验室创新型教学及管理模式探究[J].继续医学教育，2023，37(1)：105－108.

[16] 黄洁珊，贾品，韩立远，等.浅谈医院专职科研团队规范化建设[J].医学信息，2017，30(17)：1－3.

第八章
研究型医院文化引领

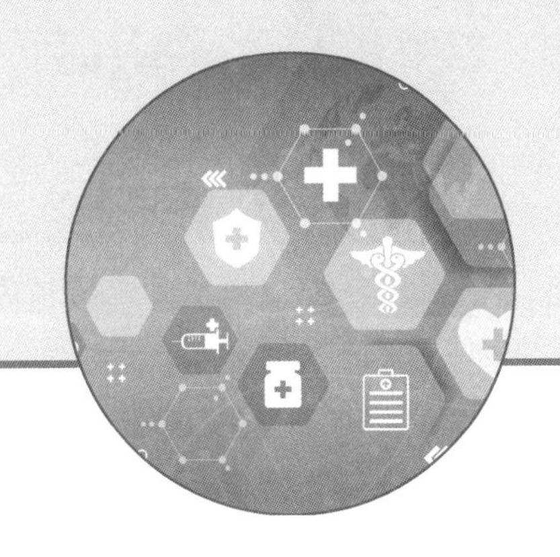

研究型医院文化具有研究型医院的特征，是培植与营造积极进取、勇于创新、科学严谨、求真务实、团结协作、学术民主、环境宽松的医院特色文化。本章对研究型医院文化的内涵包括研究型医院文化的概念、特征、功能进行了阐述，重点论述了研究型医院的文化战略及研究型医院文化塑造。

第一节　研究型医院文化内涵

一、研究型医院文化的概述

(一)医院文化的定义和内涵

医院文化是适应现代医院管理客观要求的产物，是在医疗服务过程中逐步形成和发育起来的价值观念和精神，以及由此生成的道德规范、行为准则、理想信念以及医院传统，并在此基础上形成的医院服务意识、服务理念、经营战略等。它是医务人员在长期的医疗工作中形成的一种有医疗行业特点的一种文化，是医院职工共同创造的多元文化的复合体。

医院文化是如今医院管理中重要的理论和依据，其所包含的内容主要有：医院经营管理哲学、医院精神和医院形象。前者的形成主要依靠医院在日积月累的管理中所创造出的世界观和方法论。在当前主要看中医院文化和医院精神的年代里，研究型医院更需要有博大精深的文化引导医院不断完善，不断创新，提高工作要求，从而给患者提供更专业的服务。

(二)研究型医院文化的构成要素

狭义的医院文化包括医院目标、医院哲学、医院制度、医院文化活动、医院环境、医院形象、医院创新等无形的意识形态及与之相适应的文化结构。具体包括：医院文化的物质层也叫医院的物质文化，它是由医院职工的创造和各种物质设施等构成的器物文化，是一种以物质形态为主要研究对象的表层医院文化。医院提供的服务是医院生产经营的成果，它是医院物质文化的首要内容。其次是医院创造的就医环境、医院建筑、医院广告、包装与设计等，它们都是医院物质文化的主要内容。

医院文化的制度层又叫医院的制度文化，主要包括医院领导体制、医院组织机构和医院管理制度三个方面。医院领导体制的产生、发展、变化，是医院生产发展的必然结果，也是文化进步的产物。医院组织结构，是医院文化的载体。医院管理制度是医院在进行生产经营管理时所制订的、起规范保证作用的各项规定或条例。

医院文化的精神层又叫医院精神文化，相对于医院物质文化和行为文化来说，医院精神文化是一种更深层次的文化现象，在整个医院文化系统中，它处于核心的地位。医院精神文化，是指医院在经营过程中，受一定的社会文化背景、意识形态影响而长期形成的一种精神成果和文化观念。它包括医院精神、医院经营哲学、医院风貌等内容，是医院意识形态的总和。它是医院物质文化、行为文化的升华，是医院的上层建筑。研究型医院的精神文化是必需培植与营造积极进取、勇于创新、科学严谨、求真务实、团结协作、学术民主、环境宽松的医院特色文化。

因此，研究型医院文化首先要具有研究型医院特征，体现其悠久而厚重的历史文化积淀、特色鲜明的核心价值观、以人为本的服务理念、人文与科学交融的良好氛围、与时俱进的创新精神以及民主、开放、和谐的工作环境。同时又是有别于医院文化的具有本医院文化传承印迹且不可复制的医院文化特质。研究型医院文化是创建研究型医院的精神动力和软实力。研究型医院的核心价值观是创新第一、追求卓越。主要内容是能够反映研究型医院精神风貌和发展历史的医院思想、医院精神、医院作风、医院传统和医院品牌。创建研究型医院要防止和克服只重视硬件不重视软件、只重视物质投入不重视文化建设的现象，切实把医院文化纳入医院的顶层设计、统筹规划、一体建设，做到思想先进、格调高雅、体系开放、特色鲜明。

二、研究型医院文化的特征

医院文化是医院这个特殊群体在为人类获得健康和提高生命质量的历史发展及历史创造过程中所构建形成的特殊文化形式，具有不同于其他群体文化的文化特点，是拥有医院特征的一种行业文化。研究型医院文化除了具有一般医院文化特征外，还具有研究型医院发展理念和目标的文化特点。

(一)社会人文性

研究型医院文化从本质上说，就是关于“人”的文化，以人为本，关注人的生理、心理和精神需求，尊重人的生命尊严和生命价值，促进人的全面健康和发展。一方面医院文化强调服务于社会大众，满足人民群众的医疗卫生保健需要，给予患者及其家属所需要的人文关爱，关注社会效益。一方面医院文化强调人的价值观在医院中的重要地位。由于医疗行业是一个特殊的行业，在医院从事医疗工作的医务人员承担较高的职业风险。因此，在医院管理中，医院文化强调要关心人、尊重人、信任人，激发人的使命感、自豪感和责任心，倡导奉献精神、集体主义精神，提倡建立亲密友善、互信与信任的关系，注重员工的自尊，满足员工自我实现等高层次的心理需求，并把这些理想信念、价值观等注入员工的心灵深处，形成一种和睦相处、同舟共济的人际环境，以期实现医院目标和社会目标。

(二)时代先进性

研究型医院文化是在一定的社会历史文化、现代科学技术和现代意识影响下形成和发展起来的。社会政治、经济的发展、时代的变更都对医院文化起着重要的影响和制约作用。医院文化的建设和发展必然与时代的脉搏一起跳动，体现时代的特点和先进性。在我国经济社会发展、人民生活水平日益提高、医疗卫生改革日益深入的今天，医院文化不仅体现了社会主义的基本特征，而且充分体现了当今改革开放年代的精神特征，渗透着现代医院经营管理的思想。特别是进入 21 世纪，医学模式正从生物—心理—社会医学模式转变，新兴学科和高新技术在医学领域的广泛应用，有力地促进了医学科学技术水平的提高，促使医院在医学模式的转换中发挥积极的作用，为保障人民的健康做出更大的贡献。尤其是我国正处于中国特色社会主义新时代，医学科学技术的日新月异，医疗保障体制改革的深化推进，都不断赋予医院文化新的内容，给医院文化烙上时代的印迹。医院文化唯有反映时代精神，适应所处的政治、经济、文化环境和地域环境，做出相应的调整，否则，医院文化就会失去生命力。所以，医院文化是随着时代的发展而发展的，是时代精神的反映。

（三）职业高雅性

研究型医院文化在具有职业性特点的基础上，注重追求格调高雅的文化境界。一是医德高尚，表现在把医学报国的职业理想、服务人民的职业情怀、淡泊功利的职业境界、乐于奉献的职业精神、以人为本的职业理念、治病救人的职业良心、热爱病患的职业情操、忠诚慎独的职业品行作为价值追求，把患者的幸福、科技的进步、事业的发展作为最大的快乐。二是医术高超，表现在具有极端负责的医疗态度、恭谦和蔼的医疗言行、丰厚博学的医疗知识、整体辩证的医疗思维、躬亲规范的医疗习惯、严谨求实的医疗作风、娴熟精湛的医疗技术、精心施治的医疗过程。三是环境优美，通过医院文化的实体化、具象化、艺术化，把文化元素融入医院的方方面面、角角落落，绿化、美化、文化院内景观环境；无论是服务的流程还是一个具体的护理操作，都渗透着以人为本的文化内涵。四是高品位有情趣，不仅工作出色，成果丰硕，口碑俱佳，而且端庄优雅，多才多艺，兴趣广泛，体现医务工作者良好的品行修养和文化内涵。

（四）体系开放性

研究型医院文化以开放的眼界和胸怀，面向社会，面向世界，博采众长，拓展医院文化发展思路。在继承传统的深厚医学文化的基础上，学习和借鉴其他行业和门类、学科的优秀文化，以及国外的先进文化，兼容并蓄，融合发展，并在不断拓展与国内外合作交流中，形成以国际化意识、国际化视野、国际化标准为核心的层次高、境界高的医院文化，成为医疗行业文化的引领者。

（五）继承传播性

我国的医院文化是中华民族文化的组成部分，传承民族优秀文化传统，借鉴吸收各国文化精华是医院文化的重要特征。一是对中华文化传统的继承。二是对传统医学文化精华的继承。三是对社会主义的革命文化传统的继承。优秀的医院文化，一方面通过医院的医疗活动，为保护社会生产力，为人民的健康做出贡献；另一方面，医院以自己特有的医院文化向外部辐射，影响整个社会。

（六）创新发展性

医院文化是在医疗实践和医院管理活动中逐步形成和不断发展起来的。随着时代的发展、社会的进步、医院内外环境的变化，医院文化必将要适应调整，自我更新。创新是医院发展的源泉，医院文化创新不仅是医疗技术和医院服务的创新，更重要的是观念、意识及相关体制和制度的创新。医院文化的创新既是时代的要求，又是医院文化自身发展的内在要求。医院文化顺应历史和时代的发展，与时俱进，从内容、形式和手段等方面不断创新，使医院文化成为无愧于时代的精神文化，向社会展示其独特的魅力。

三、研究型医院文化的功能

1. 导向功能

研究型医院文化通过熏陶或潜移默化等方式渗入全体医务人员的心里，进入全体医务人员的灵魂，以至于改变全体医务人员的观念，让全体医务人员取得共识的一种功能。

2. 塑造功能

研究型医院文化的塑造功能是通过明确的方式向全体医务人员展示医院的尖端技术、精神面貌、道德风尚和管理水平，获得全体医务人员的信赖与认可，从而树立良好的医院形象。

3. 凝聚功能

研究型医院文化的凝聚功能是一种无形的力量，它通过“认同感”“亲切感”“归属感”等培养全体医务人员的群体意识，使全体医务人员产生强烈的兴院意识和主人翁意识，并且形成医院内部的和谐气氛。

4. 保障功能

研究型医院文化为医院的持续发展提供了坚强的精神保障，这是由文化的相对稳定性决定的。这种保障也建立在医院文化的时代性的基础上，医院文化如果不能与时俱进，必将成为医院发展的障碍。

5. 调节功能

由于个人的个性差异，能力大小的不同，思维观念也有一定的差异性，这就需要医院文化来进行调节，让员工能够为实现自我价值而努力的同时，为实现医院的总目标而奋斗。

6. 约束功能

医院文化中的管理规定、价值观念、道德观念等形成了一种良好的微观社会心理环境,约束和规范着全院人员的心理和行为。

7. 激励功能

医院文化具有使医院成员从内心产生一种高昂情绪和奋发进取精神的效应。医院文化把尊重人作为中心内容,以人的管理为中心,使医院创造出一个良好的文化氛围,往往能产生一种激励机制,从而使职工形成积极向上的思想观念及行为准则,形成强烈的使命感、持久的驱动力,成为职工自我激励的一把标尺。

8. 辐射功能

医院文化一旦形成较为固定的模式,它不仅会在医院内部发挥作用,对本医院职工产生影响,而且也会通过各种渠道(宣传、交往等)对社会产生影响。医院文化的传播对树立医院在公众中的形象很有帮助,优秀的医院文化对社会文化的发展有很大的影响。

9. 品牌功能

医院品牌展示一个医院的形象,医院如果形成了一种与市场经济相适应的医院精神、发展战略、经营思想和管理理念,即医院品牌,就能产生强大的团体向心力和凝聚力,激发职工的积极性和创造精神,从而推动医院经济实力持续发展。

第二节　研究型医院文化战略

一、研究型医院文化战略规划

(一)确立文化战略规范的目标

1. 核心价值观的塑造

树立以患者为中心的核心价值观,强化医疗人文关怀,提升患者的就医体验。

2. 创新能力的提升

鼓励医务人员开展科研活动，推动医疗技术创新，提升医院的科研水平和创新能力。

3. 团队协作精神的强化

加强学科交叉与融合，形成良好的学术交流氛围，推动医疗技术的进步。

4. 人才培养与引进

建立完善的人才培养和引进机制，为医院的可持续发展提供人才保障。

5. 品牌形象的塑造

加强品牌建设，提升医院的知名度和美誉度，增强患者的信任感和忠诚度。

(二)制订文化战略规划

1. 培训与宣传

开展核心价值观的培训和宣传活动，使全院员工深入理解并践行医院的核心价值观。

2. 科研支持

设立科研基金，支持医务人员进行科研创新，鼓励学术交流与合作。

3. 创新奖励机制

建立创新奖励机制，对在科研和临床工作中取得突出成绩的员工给予表彰和奖励。

4. 跨学科交流与合作

加强不同学科之间的交流与合作，促进多学科联合诊疗和科研合作。

5. 团队建设

加强团队建设，提高团队的凝聚力和执行力，提升医疗服务质量。

6. 信息共享平台

建立信息共享平台，促进医院内部的信息交流与合作，提高工作效率。

7. 人才培养与引进

制订人才培养计划，加强对本院医务人员的培训和教育；同时引进高层次人才，提升医院的综合实力。

8. 品牌建设与宣传

制订品牌建设与宣传计划，通过多种渠道宣传医院的特色和优势，提高医院的知名度和美誉度。

（三）文化战略规划的关键

1. 依托物质文化塑造良好医院形象

医院做好物质文化建设成为促进研究型医院文化发展的重要基础，内容上涵盖了布设医院内外部环境、充分展现医院文化影响力、搭建医院内在情况识别系统、制订医院文化宣传推广资料等。依托宣传的方式实现医院文化的视觉化转变，进而实现对医院价值理念的精准传达，让全体医务人员对医院的信息一目了然，塑造强大的认同感。

2. 依托精神文化建设有效推进研究型医院文化发展

不管是面对什么样的组织或者团体，其在持续发展的过程中都要以其相对的精神建设作为主要支撑力量，那么当前医院文化建设当中的主要价值趋向及心理作用定势恰恰是以创新精神为主的医院文化的内容，它方方面面地渗透到了医院建设发展过程中的每一项价值观念和道德标准以及竞争意识方面，多方并举。要进一步提高院内职工人员的思想意识并且加强其行为方式的转变，重新塑造医院企业文化形象，使其能够更好地适应现阶段下医院工作机制改革的需要，为全方位推动研究型医院文化建设奠定扎实的工作基础。

3. 以制度文化建设切实提升管理水平

要想实现研究型医院文化高质量发展，需要搭配健全的制度内容加以支撑，由此切实保障物质与精神文化的有效建设。

二、研究型医院文化战略路径

（一）找准差距，重建研究型医院三大文化

文化建设不是从无到有的过程，而是对已有文化的扬弃，为有效推进研究型医院的文化建设，应对医院的发展目标、办院宗旨、规章制度、传统习惯、服务对象、价值观念等方面进行全面的调查分析研究，结合新时期对医院发展的具体要求，找准研究型医院文化建设与社会公众、医院发展要求之间的差距，进而重建医院的管理文化、物质文化和精神文化。具体做法：首先，在管理文化方面，引进先进的管理经验，建立系统的医疗管理制度和行政管理制度，实行精细化、标准化的服务质量管理。运用研究型医院文化的结构体系，制订重点服务的系统章法和评估标准，把研究型医院文化理念以制度方式加以规范。主要通过建立医疗制度，规范医院职工的工作行为，融入研究型医院的宗旨及价值观念,传递医院的积极正能量,同时行政管理方面强调人性化管理,充分发挥职能的技术潜能、素质潜能。建立起具有刚性力度的管理制度体系,做到职责明晰化、程序规范化、行为流程化、质量标准化。用标准牵引成果转化。运用研究型医院文化的渗透功能,修订完善首问负责、专业责任的守则细则,使每项业务、每项任务、每个岗位、每个成员干什么、怎么干、什么标准步入常态化的运转轨道。用奖惩激励成果转化。运用研究型医院文化的凝聚效应,引导员工崇尚真成果,推荐新成果,借鉴好成果,发挥先进典型的示范作用,实施文化建设滞后的惩罚警示,从而提倡和鼓励文化引领的公平竞争,激励成果转化。

其次,在物质文化建设方面,打破传统的医疗基建、设备引进及医院环境建设,重视从细节着手,通过设立便民设施、优化导医、就诊流程等最大限度地满足患者的需求,并建立信息反馈管理系统,从不同角度强化医院的文化建设。

最后,在精神文化建设方面,着重研究型医院价值观念体系的优化或重构,集中体现研究型医院的精神、办院宗旨、发展理念及其贯彻方针,创办内部刊物,积极开展文化娱乐活动,丰富员工的精神生活,培养员工的团队意识和集体意识。

（二）强调研究型医院文化建设的目标设计,注重目标执行的可操作性

研究型医院文化建设目标不能长期停留在走形式的层次上,要注重科学方法的应用,从定量和定性两个维度分别对研究型医院建设的目标逐一细化分解,体现医院文化建设的共性特征,更要结合医院的特色,突出研究型医院文化建设的个性特征。同时,目标的制订是为了更好地落实执行,为确保医院文化建设的执行性及可操作性,明确各年度的分目标和具体内容,强调医院文化建设的投入预算、进度安排、考核与验收的标准与方式、如何监督管理等相关问题。

（三）建立研究型医院文化建设的监督管理制度

首先,研究型医院文化建设是医院的长期投资项目,应该将该项费用支出纳入年度经费预算之中,而不能视为临时性支出,以确保研究型医院文化建设的长期稳定投入。其次,文化建设作为软实力建设,缺乏有效的监督将严重制约研究型医院文化建设的进度,明确监督管理任务,由医院党政、工会等相关人员组成监督小组,监督研究型医院文化建设的开展。最后,研究型医院医院文化建设应得到领导的高度重视和积极倡导,前提是领导要充分认识研究型可以

用文化建设对医院发展的作用，明确研究型医院文化建设的现状及目标，强化医院文化建设的落实执行。综上所述，只有高度重视和加强医院的文化建设，从根本上强化医院、职工的文化建设意识，推进研究型医院文化与工作的融合，有效处理医患关系，提高社会公众对医院的满意度，提升研究型医院的社会形象，真正地提高医院的综合实力和核心竞争能力，树立区域品牌，形成区域优势，进一步发展扩大医院社会影响力，确保我国医疗体制改革的成效。

三、研究型医院文化战略管理

医院文化战略是一个实践、探索、再实践的过程，是贯穿于医院持续发展中的生命线，认清和把握医院文化战略发展总趋势，通过大力发展医院文化生产力，创建学习型组织，不断强健医院品牌，创新发展医院文化，使医院文化战略持续、稳定、健康发展，才能为研究型医院实现可持续科学发展目标提供强大的精神动力和智力支持。

（一）制订建设战略，做好文化建设定位

医院文化建设具有一定的周期性，为了达到医院文化建设预期效果，要从战略计划入手，根据医院现有文化发展情况，制订完善的医院文化建设战略，并贯穿于整个医院经营管理活动中，制订文化建设整体目标，做好文化建设定位，合理设置建设时间，一般为 5 年甚至是更长。建设战略作为医院文化建设的前提条件，对医院文化建设活动的开展具有指导作用。同时要对文化建设战略计划进行划分，制订初期、中期、短期建设目标和计划，并在制订建设计划之前要开展深入调查了解医院现阶段内外部环境，进而提高医院文化建设战略的科学性和准确性。

（二）塑造医院形象，强化医院视觉识别

在进行医院文化建设的过程中，要先从医院外在形象入手，通过对医院外在形象的改造加深社会大众对医院的第一印象。以医院整体形象为切入点，这种方式易操作，容易被社会大众第一时间接受，进而循序渐进地实现医院文化建设。医院形象主要包括两个层面，在表层方面，代表医院表象与行为，主要涉及标志特征设计、建筑规划、服饰语言、标牌文字以及设备条件等内容，而里层方面主要涉及到医院核心价值观和经营管理信念。对此，在进行医院文化建设的过程中，要重视强化医院的行为方式与视觉识别，塑造医院良好的形象，并借

助医院外在形象传达医院的核心理念，展现出医院文化的魅力。

（三）强化员工素质，实现医院以文化人

医院作为文化知识的聚集地，其内部工作人员具有极高的文化素养，可以借助文化提高内部员工的自觉性，实现自我约束和自我发展，进而促进医院整体管理水平的提高。实现这一目的就需要高素质管理人员，医院要加大管理队伍的组建与培养，提高管理队伍的专业管理能力和综合素养，有助于医院文化的建设与发展。首先，建立团队共同目标，医院可以将研究型医院文化为共享观念价值与行为规则，在团队内部形成共同行为模式，将管理队伍与医院发展紧紧联系在一起，突出管理队伍对医院发展的重要性，激发出管理队伍责任感，向共同目标努力。其次，做好团队内部沟通，创造交流平台和交流机会，构建医院管理团队信任氛围，进而实现沟通协调。同时要设置合理的激励制度，激发出管理人员的工作热情，提高工作积极性和主动性，进而实现医院综合管理水平的提升。最后，树立创新意识，培养和提高管理队伍创新能力，具备高度的弹性以及敏捷的创新能力，在塑造这样的团队文化时，就要把弹性以及创新能力塑造在团队文化内，实现医院文化建设。

（四）创新医疗服务，提升医院核心竞争力

在进行医院文化建设的过程中，要以医疗服务为核心，强化服务创新，为医院文化的建设和发展创造有利的基础条件。其服务创新主要表现为以下几方面：第一，强化技术服务。医院医疗技术水平直接关系到医院服务质量，并作为延伸医院服务的重要工具，要将技术服务落实到每一位员工身上，根据实际医疗服务工作，借助现代化医疗设备与技术，对现有医疗服务进行创新，进而满足患者多样化的医疗服务需求。第二，增加特色服务。根据患者个体需求，积极开发特殊服务项目，结合医院现有人才优势和物资优势，研究差异化服务产品，制订服务特色，其中包括免费咨询、赠送宣传资料、调查患者需求等，强化医院服务优势。第三，凸显文化服务。开发文化服务项目，强化服务产品文化水平，开通网上咨询、网上诊疗、网上教学等网络服务项目，实现与患者的交流和互动，了解患者需求，促进医院服务达到新的高度，进而促进医院可持续健康发展。第四，加强品牌建设。医院品牌是医院的信誉，是医院核心竞争力的保证。创建医院品牌的最终目标是提高患者对医院的忠诚度，使患者在对医院品牌信任的基础上，保持重复购买医疗服务或以自己的行为召唤他人购买或增加购买医疗服务的力度。医院走品牌化的道路,加强医院品牌建设,不仅保护了医院品牌始终拥有鲜明的特色,而且增强了医院的核心竞争力,从而不断增强医院可持续发展的活力和动力。

(五)创建学习型医院,为研究型医院发展提供不竭动力

创建学习型医院,有利于医院观念更新,知识创新,与时俱进,提升文化软实力,增强文化竞争力,为研究型医院发展提供不竭动力。创建学习型医院是紧跟时代发展的需要。全球经济一体化和高速发展的科学技术,给医院带来前所未有的内外环境变化。医院要获得可持续发展,就要不断地引进新技术、新设备,满足就医者的医疗需求,同时又要不断地提高管理水平,这需要医院更新原有知识,学习吸收或创造新知识,不断增加智力资本。创建学习型医院就是要转变员工的学习观念,建立以共同愿景为基础、以团队学习为特征、对患者负责的扁平化的横向网络系统,促使各种知识在员工之间流动和传递、交流和共享,改善员工知识结构,提高群体智商,形成共同价值观,并转化为医院的创新能力和发展能力。

将医院建设成为学习型医院,做好随时补充新知识新技术的思想准备和获取能力,建立开放的学习环境,培育坦诚交流的文化,倡导开放、互助的学习氛围,提升团队学习力,是研究型医院发展的必由之路。一方面通过员工培训、业务进修、远程教育、病患交流等方式,促进知识、经验、信息在医院员工中传播和共享;通过学术报告会、形势报告会、临床会诊、病例讨论、病理讨论等活动,增加知识交流的机会,使不同学科、不同专业、不同门类和不同经历的员工,分享彼此的隐性知识,从他人的学习成果中学习受益;通过培育学习型、反馈型和共享型团队文化,支持交流合作,鼓励员工自主参与学习和分享知识,当知识交流互惠性理念成为医院员工的文化认同时,每个人都愿意贡献自己的知识,就会大大增强团队合作力,使团队智商大于个人智商之和,发挥团队智慧和整体协同效应,使学习力最终转化为生产力,实现共同的目标。另一方面,建立富有生命力的学习型医院,最根本的还是要营造使员工能够畅所欲言,管理者能够虚心听取各方意见的氛围。

总之,医院文化战略发展要紧跟时代发展的步伐,积极探索医院文化建设的新经验新方法,为群众和员工服务的方向,贴近实际、贴近生活、贴近群众,通过建立和完善医院文化创新体系,提炼医院创新文化内涵,为推进医院的观念

创新、技术创新、体制机制创新、管理创新及经营模式创新等提供有力的保障，使医院文化成为建设研究型医院的动力源泉。

第三节　研究型医院文化塑造

一、构筑研究型医院文化愿景

建立共同愿景，追求自我超越。重在激发每位员工在共同愿景下，把学习新理论、新知识、新技术和新方法作为一种生活方式和生存的基础，不断提升自己的学习能力和创新能力，更重要的是使人们在学习的过程中，逐渐在心灵上潜移默化、升华生命的意义。愿景就是发自内心最深沉、最真挚的希望和梦想，它深入人的内心，铭刻在人的潜意识中，使人兴奋和激动，并产生出创造性张力。“有愿景才会有创造的激情”。共同愿景是医院前进的目标和动力，是个人与组织共存的愿景，体现了医院自身的核心价值观，具有绵延不绝的生命力，这是创建研究型医院的关键。医院共同愿景包含三个要素：使命、目标和价值观，被医院每个员工与组织认同和接纳。因为，医院的发展目标为员工提供了努力的方向，医院价值观和使命凝聚人心，提升了工作的意义，使员工与组织围绕着共同愿景，把个人职业生涯规划与医院目标结合起来，学有目标、学有所用、学有所获、学有所乐，在学习过程中不仅向书本学习，还要向他人学习、向同行学习、向对手学习。在工作中学习，在学习中工作，不断自我超越，为实现共同愿景而努力。

研究型医院有自己明确的定位和使命，是以高质量完成临床医疗工作为基本任务，以培养优秀拔尖人才为突出优势，以创新性科学研究为重要使命，以制订或修改临床医学标准和规范为水平标志的大型综合型医院。这就要求研究型医院必须要有相应的精神来塑造员工的价值观，统领全体员工努力完成上述任务。因此，研究型医院的精神有自己基本特点：

1. 传承性

研究型医院精神并非空穴来风或是坐而论道，凭空臆造杜撰出来的。凝练响亮、蕴涵丰富、能够起到良好的引领作用的医院精神往往既有深刻的历史传承，又善于吸收和借鉴国内外和其他行业优秀的精神文化食粮。中国传统历史文化倡导“仁爱”“博爱”“医者仁心”等精神，虽然在历史长河中大浪淘沙，但这些闪光的精神财富却一直沿用至今。

2. 人文性

作为研究型医院，人文性是它不可或缺的基本属性。人文是指以人为本，作为治病救人的医院即以患者为中心，一切从患者的利益出发，尊重患者、爱护患者，不仅要看好病，还要享受到优质高效的诊疗服务。人文关怀是医学的最高境界，更是管理的最高境界。是现代医院管理的新趋势和新发展。华西医院把“以人为本、崇尚学术、追求卓越”明确写入医院精神；鼓楼医院把“建成国内服务最好的人文医院”确立为医院愿景，每年年终都进行“人文科室”“人文员工”评比活动，这些都是研究型医院人文性的集中体现。实际上，稍加留心即可注意到几乎所有的国内知名医院的简介中都有“以人为本、以患者为中心”或类似内容的表述。

3. 行业性

治病救人是医务人员的天职，医院是为人民群众提供优质诊疗服务的场所。作为研究型医院，不仅要看好病，更要看别人看不了的病；不仅要高质量地完成临床医疗工作，更要引领行业动态、制订行业规范；不仅要强化服务性，更要体现公益性。医院精神作为医院内部员工群体心理定势的主导意识，也必然受到医疗行业特殊性的影响。“大医精诚、追求卓越”是华山精神；“关怀、服务”是华西医院的文化理念；“无损于患者为先”是鼓楼医院的核心价值观……这些精神和理念都充分说明了研究型医院的性质和使命，就是为了全体社会成员的生命健康服务，患者不分贫富贵贱，全部一视同仁。

4. 时代性

人总是生活在特定的时代。鲁迅先生曾说，人不能超越他所处的时代，想超越时代，就如同拔着自己的头发上月球。但是人们的时代精神是一种延伸体，有前沿的一端，也有滞后的一端，有庸碌的时代意识，也有洞明的时代精神。历史的车轮是不断前进、永不止息的，因而研究型医院精神也不能故步自封，停滞不前，必须要与时代、社会的发展相适应。

5. 担当性

担当性是研究型医院精神区别于一般医院精神的显著特征。所谓担当，是研究型医院精神能够更好地引领医院员工自觉自愿地投身医疗卫生事业，以提升医疗服务质量、科研教学水平以及制订和引领行业规范为己任，在重大公共卫生事件中能够临危不惧、救死扶伤，展现当代白衣战士的风采，捍卫人民群众生命健康。研究型医院精神的担当性体现在医德与医术的双重追求，一方面“厚德”“仁爱”“诚信”“关怀”“奉献”等是对医务人员职业道德上的考量，敬畏生命、甘于奉献、不畏艰险、不计得失才能真正成为一名优秀的医务工作者，无数这样的员工才能造就一所名副其实的研究型医院；而“技精图强”“追求卓越”“求实进取”等信条则是勉励医务工作者依靠自身的勤勉和钻研，在专业追求上永不止息，保持前沿的知识更新，不断攻克现有的医学难题，为人民群众的健康谋福祉。

6. 创新性

所谓研究型医院精神的创新性，包含着两层意思，一是精神本身要不断更新和完善，适应不断变化和发展的医疗环境和医院现状，由此才能更好地统一员工思想、指导员工的言行，转化成强大的精神力量；二是注重医院创新精神氛围的营造。研究型医院在一切工作中都要树立创新思维和创新意识，无论做什么事都要求新求变，要以创新精神为指南，并把这种思维和意识通过表彰、激励、宣传、教育等方式内化为员工的精神素质，使得创新成为一种潮流、一种时尚、一种氛围和一种自然而然的思维方式和行为方式。这样，医院的发展就会如同有源之水，生生不息、源远流长。

7. 协作性

协和医院把“协作”写入院名，同仁医院秉承“精、诚、勤、和”的同仁精神办院，华西医院的核心价值观是“为祖国奉献、为事业创意、为团队进取”。此外，湘雅医院、盛京医院、中山医院等国内著名医院都把“团结”明确写入院训。可见，团结、协作是研究型医院普遍认可的精神属性。医院的建设发展需要各部门团结协作，精确配合才能形成 1＋1＞2 的合力；医学事业的发展更不能各自为政、坐井观天，只有拓宽思维、打开眼界、放眼世界，善于吸收和利用别人的先进成果，同时也要善于分享和交流，才能共同突破与进步。此外，和谐的人际关系、蓬勃的员工面貌、良好的医院氛围也有赖于协作精神的造就。

二、塑造研究型医院文化品质

精神对一个民族、一个国家、一个行业、一个单位的发展起着引领的作用，研究型医院承载着比一般医院更艰巨的任务，不仅要高质量完成临床医疗工作，会看病，看好病，“能看其他医院看不了的病”，同时还要培养优秀拔尖的“复合型”人才，能开展创新性科学研究解决临床难题，还要站在行业的高度制订或修改临床医学标准和规范。要完成这些任务和使命，使医院长期可持续发展，精神的作用是至关重要的。但作为群体意识的医院精神，不是凭空出现的，也不是员工头脑里固有的，而是医院领导层在长期的实践工作中对员工有意识进行培养、塑造和规范而形成的，是一个长期艰巨的过程，是一个由低到高、由浅入深的过程，是从实践中总结出来，又回到群众实践中去，并通过群众的实践不断丰富和发展的过程，认识、实践、提高、再认识、再提高的过程。

一般来说，精神的培育与塑造大致可分为以下三个阶段：

（一）研究型医院精神的提炼

在精神的培育与塑造工作中首先要回答的是培育什么样的精神，也就是医院精神的提炼和确认，而医院精神的提炼既离不开对医院历史的总结，离不开对现状的审视，更离不开对医院未来发展目标的规划，只有将这几者有机结合，才能确立合适自己医院的精神。具体来说，医院精神的提炼和确认可以从以下几方面入手。

1. 医院历史文化传统总结

很多研究型医院都有深厚的历史文化传统，历史文化是研究型医院发展的根基，更是研究型医院精神的源泉，对医院精神的培育和塑造产生着重要积极影响。梳理、挖掘医院优秀的历史文化传统不仅可以帮助找到医院精神的“根”，会让医院员工对医院精神对认同感和亲切感，从而有助于医院精神的继承和发扬光大。

2. 现状调查

包括医院自身现状、行业现状和社会现状的调查与分析，因为医院精神离不开时代性、行业性，再好、再伟大的精神如果脱离了实际，那也注定只能成为一个“空中楼阁”，无法成为员工的行为准则。因此，现状调查也是提炼医院精神不可忽略的步骤。南京鼓楼医院在确立医院精神时，就由院长牵头，进行了长达 6 个月的医院价值观调查，形成了十万余字的调查报告。

3. 医院未来发展目标的确认

归根到底，医院精神是为实现医院未来发展目标服务的，因此，医院有什么样的战略，未来要达到什么样的战略目标，相应地，就应该着力去培育什么样的医院精神。比如，要想成为研究型医院，医院精神里就要特别体现出创新和担当的特质。如果历史文化传统可以帮助确立医院精神的“根”，那么，医院未来发展目标可以帮助确立医院精神的“魂”。

4. 发动群众，集思广益

当厘清医院的历史、现状和未来后，就可以把这些内容向员工进行公布，在员工中广泛征集医院精神的标语、口号，这样不仅可以在员工中集思广益，可能确实能征集到一些好点子，另外，还能发动员工广泛参与，引发员工对医院精神的关注，本身就是医院精神的一次传播和教育。

5. 上下结合，反复筛选

认真做好前四个步骤的工作后，医院领导层在综合各种情况的基础上，确立医院的主要精神，还可以再一次发动员工，由员工进行筛选。这样通过上下结合，反复筛选的过程，最终确立的医院精神一定既是体现了医院特色、领导意志，又是员工乐意接受的。

(二)研究型医院精神的推广

1. 广泛宣传，全员知晓

研究型医院精神一经确认，应建立医院精神宣传战略，有计划有步骤地向全院员工进行宣教导入，并在适当的机会向社会公布和展示。这里的宣传包括两层含义，一是知晓，医院可以利用各种会议、各种载体如院报、医院网站、宣传橱窗等传播医院的精神理念。二是知其然还要知其所以然。因为观念的转变是最根本的转变，是行动的基础，只有员工全面、正确地理解了医院精神，内心真正接受了精神所包含的实质，在日常行为上才会自觉去实践。

由于医院精神往往是由一两句话、几组词语或标语概括的，因此，在进行医院精神的宣传时，最好能将医院精神具体化、形象化，如找出能代表医院精神的一些典型事例、典型人物，有利于员工对医院精神的理解。

2. 医院制度与精神要匹配

医院的规章制度也是医院精神文化的一部分，如果规章制度与医院所倡导的精神不匹配,甚至背道而驰,就会让员工无所适从。由于规章制度是刚性的,不执行规章制度的后果是显而易见的,比如处罚,而不履行精神的后果往往是隐性的,没有直接的损失。最后的结果必然导致精神就只是一句口号而已,对员工起到的激励、约束作用有限。

因此,医院精神一旦确定,培育与塑造过程中,领导要注重梳理本单位的各项规章制度,对明显违背精神宗旨的,必须进行修改。

3. 领导率先表率,发挥引领作用

领导者作为医院的决策者,对医院精神的重视程度和率先垂范决定着医院精神的动力支持和实现程度。医院领导不仅是医院精神的制订者,同时还是医院精神的重要实践者。领导干部是职工的标杆,其处事风格、办事方式对员工起着引领和表率作用,在很大程度上决定了医院精神在医院内的贯彻和养成。

因此,一方面,领导干部时刻要用医院精神来规范自己的言行,甘做医院精神的倡导者、推动者和践行者。另一方面,领导干部还要善于将医院精神融会贯通于医院的各项决策和管理中。

4. 树立典型,发挥示范作用

先进、榜样的力量是无穷的,用先进人物、典型事件引导、启迪员工,能增强员工对医院精神的进一步理解和认同,激励员工效仿追赶先进,让先进人物代表的医院精神逐渐成为全体员工的共同追求和行为准则。

(三)研究型医院精神的深化

医院精神的深化阶段主要是要解决员工从“要我做”变为“我要做”,使医院精神向深层次发展,让医院精神成为员工自觉行动,成为一种“本能”。同时,在医院主流精神不轻易更改的前提下,可以根据形势变化,丰富医院精神的内涵,鼓励员工在自觉实践中,对医院精神可以做出新的诠释,这样医院精神就能焕发出更大的生机,进一步促进医院的发展。

1. 循序渐进,持之以恒

“行动重复一千次就变成习惯,思想重复一千次就变成信念”。医院所倡导的精神要想得到员工的认同,并变为员工的自觉行为,需要反复教育、反复宣传、反复灌输、反复实践、反复推动。

2. 不断丰富,不断创新

医院精神一旦确立,虽然不能轻易更改,但在主流精神不变的前提下,可以根据形势变化，对医院精神的内涵做出更丰富的诠释，尤其是要鼓励员工在自觉实践中，进一步创新医院精神。

三、践行研究型医院文化举措

(一)以患者为中心，提炼医院文化的核心价值观

以患者的需求为中心，以医院历史传承为源头，提炼和确立医院的行业道德、人文精神和价值观，作为立院和兴院之本，加以尊崇，充分展示和广泛传播，形成医院内部和外部对医院的共识。

以患者的需求为中心是指：①医院是救死扶伤，发挥人道主义精神的是医院实践的基本出发点，各项医疗活动和医院本身的运作始终要围绕这个主题展开，而且是判断医院行为价值的终极标准，任何时候不能偏离，不能废弃。②要树立患者至上的价值观念。患者的生命权、健康权、隐私权、知情权、选择权和决定权应该得到充分的保障和尊重。③医院实践要从单纯的生物模式向生物—心理—社会综合模式转变，要摒弃“见病不见人”单纯的技术服务观念，把单一的临床治疗服务转变为提供全方位，多层次的健康服务，实现“医病医身医心”，从而全面提升健康水平和生存质量。

(二)以医院人为中心，建设医院文化的核心团队

医院文化的建设者、实施者、传播者是医院人。因此培育符合医院价值取向和精神风貌的医院人和给提供医院人良好的工作条件和环境是医院文化建设的重要内容，并直接关系到医院文化建设战略目标成败得失。

医院人的培育包括：①业务素质的培育，建立学习型的职工队伍，促进医学实践水平的不断提高。②创新精神和团队精神的培养，促进医疗技术的创新和发展和提高内部成员间的协作精神，提高管理和工作效率。③医院人的人文和道德素质的培育，包括传统道德、职业道德、伦理道德和人文素质等多个方面，使医务工作者有自律性、责任感和使命感，并避免盲目崇拜医疗科技、滥用医疗技术，提倡选择适度、有效、可靠的治疗方案和措施。医院人的环境建设包括：①提供良好的学习、生活和工作物质条件和培训深造机会；②关注和减轻医务人员职业危险因素的暴露和职业压力，保障医务人员自身的身心健康；要赤诚关心医院人及其家人生活状态，及时排解影响工作质量的消极因素；③创建知人善用，宽松和谐和富有竞争的人际关系环境，使医院人之间感觉到“互尊、互

信、互助、互爱、互谅”;④建立合理公平的业绩考核、晋升制度和酬劳分配制度,使员工的劳动和付出得到充分的认可和尊重,⑤建立“人人都是管理者”的管理理念,发挥员工的主人翁责任感。医院要围绕选人、用人、培养人、激励人、留住人营造人本环境,对医院人的长远利益负责,为医院人的信仰、利益、追求、理想和他们树立怎样的人生观、价值观和世界观负责,真诚帮助每位医院人在不同层面找到自己准确的定位,从而增加员工对医院的归属感、认同感和荣誉感;激发员工的主动性、想象力及创新精神,提高医院的运作和管理效率,最终实现医院人的人生价值和医院价值的双赢。

(三)以创新为驱动力,加强创新环境建设

1. 明确创新环境建设定义

研究型医院就是创新理论在卫生事业的具体应用。主动进行创新环境建设,营造浓厚的创新氛围,形成创新环境品牌,是研究型医院文化建设战略的重要内容。

2. 制订创新环境建设规划

做好创新环境建设规划,要把握制订创新和稳定的统一、传承和创新的统一、科技和人文的统一、基础和临床的统一原则,同时在借鉴成功经验的基础上,制订创新环境建设规划。

3. 推动创新环境建设进程

在创新环境建设领导上,要创新理念环境,创新制度环境,创新执行环境。要重视营造医院宽松的创新氛围,包括大胆创新的自由氛围、学术争鸣的平等氛围、学习互助的合作氛围、实事求是的学风氛围。

4. 营造医院全员创新环境

在物质环境建设方面,搭建实验平台、信息平台、教学平台及交流平台。在精神环境建设方面,鼓励全员创新。

5. 营造医院全面创新环境

在管理创新环境上,做到发展思路创新、学科建设创新、资源整合创新、管理手段创新、公立医院产权制度改革模式创新、资本运营方式创新。在科技创新环境上,要支持模式创新、内容创新与合作创新。在服务创新环境上,研究型医院应不断深化人文服务、打造人文服务品牌。在文化创新环境上,要推动管理模式由“制度约束”向“文化自觉”转变;推动组织结构由“职能分工”向“流程分工”转变;推动行政管理由“部门管理”向“岗位管理”转变;推动绩效评价由“结果评价”向“全程评价”转变。

6. 实现创新环境建设目标

做到创新环境蓬勃向上,创新精神氛围浓厚,创新关系信任和谐,创新环境形成品牌。

参考文献

[1] 崔军舰.新时期医院文化建设路径研究[J].管理观察，2017(12)：187－188.

[2] 唐莉.现代医院文化建设研究[J].2017(22)：171－171,173

[3] 葛承法，姜哲. 浅议研究型医院后勤文化建设[J].中国研究型医院，2019,6(3)：6－10.

[4] 颜亚珊.构建创新型医院文化的对策研究[J].经济技术协作信息，2014(6)：50.

[5] 王建新.公立医院文化力与高质量发展作用机制与路径研究[J].2021(6下)：93－95.

[6] 姚军.中国研究型医院理论解读之十七:研究型医院的文化[J].中国研究型医院，2018(4)：58－65

[7] 胥敏.医院文化建设的新思路、新途径和新举措[J].2012(32)：385－386.

[8] 易小平,唐献忠,廖伟华.浅谈医院文化组织建设体系及实施路径[J].中文科技期刊数据库(全文版)社会科学,2023(7):58－60.

[9] 赵秋雨.公立医院文化建设的价值及实践研究[J].区域治理,2023(30):261－263.

[10] 郝宗山.基于健康文化传播的医院文化建设路径探究[J].文化创新比较研究,2022，6(6):179－182.

[11] 姚巡,柴桦,张猎,等.厚植育人文化,基于研究型医院培养拔尖创新人才的探索与实践[J].中华医学教育探索杂志,2021(10):1117－1122.

[12] 姚超,魏霄瑾,杨俊体.研究型医院的安全文化与医疗质量及安全的精细化管理[J].中国卫生产业,2019(10):109－111.

[13] 华树成,徐长妍,许微,等.研究型医院文化体系建设探讨[J].中国研究型医院,2016(2):42－45.

第九章 研究型医院机制保障

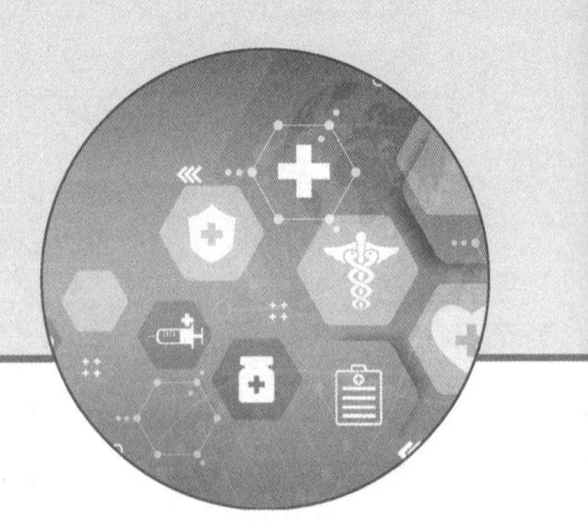

研究型医院的建设需要创建一系列的机制和制度来保障研究型医院的建设能按照医院的战略目标顺利实现。本章重点阐述了研究型的组织保障，包括顶层规划设计、组织结构完善、领导坚强保障等措施；研究型医院的质量保障，包括研究型医院的质量内涵、体系及相关质量控制措施；研究型医院的财经保障，包括研究型医院的经费管理、成本核算和绩效分配。

第一节　研究型医院组织保障

一、顶层规划设计

(一)顶层设计要立足全局，引领实践

树立全局观、大局观是加强顶层设计的核心要义，顶层设计的“顶层”所在，正是要求研究型医院的建设要从全局着眼、从宏观思考、从长远入手，而非谋一时一域之得失。加强顶层设计的基本内涵是要做到全局设计、总体设计、统筹设计，就是要从管理制度、激励机制、科研创新机制等体制机制作出统筹设计，加强对各项制度关联性的研判，努力做到全局和局部相配套、治标和治本相结合、渐进和突破相促进。

(二)顶层设计要注重系统性、整体性、协同性

研究型医院的建设“是一项复杂的系统工程”，要求注重规划的系统性、整

体性、协同性，这既是研究型医院建设的内在要求，也是加强顶层设计的必然逻辑。加强顶层设计就要从系统论出发，把注重系统性、整体性、协同性作为顶层设计的着重点。顶层设计注重系统性，就要把不同学科、不同领域、不同层次的研究纳入一体思考，实现整体与部分的协调运行；顶层设计注重整体性，就要聚焦整体目标和应取得的整体效果，加强各制度和机制之间的关联性研究，一项制度的发布都是牵一发动全身的，政策措施要综合配套、形成体系，在实施上做到整体规划、整体推进；顶层设计注重协同性，就要让各领域各环节衔接得当、协同发力，遵照“时间表”“路线图”，做到按图施工，在方案、落实、效果三方面做到协同配合，汇聚形成强大的合力。

（三）加强顶层设计要与实践探索良性互动、有机结合

顶层设计不是一蹴而就，需要不断验证，在实践中发现问题，不断更改。对于看不准的问题不能匆忙决策，应当采取投石问路、试点先行的办法，在前期探索摸索出可行的思路，实践探索取得的成果和经验是顶层设计的认识来源。同时，前期探索也不可能完全脱离顶层设计任意行事，虽然“摸着石头过河”更侧重在实践中获得认识，但并不意味着瞎摸、乱摸，顶层设计要为探索规定根本原则与方向，对科室探索进行指导和纠偏。实践探索最终要将实践中获得的认识通过顶层设计升华为系统化的理性认识，形成可行的、可推广的实施方案。顶层设计与实践探索相结合不是一句空话，必须回归实践。要在全医院营造尊重实践、尊重创造的浓厚氛围，不能借加强顶层设计的名义抹杀科室探索的积极性、否定实践探索的创造性，一切从实际出发，一切以时间、地点、条件为转移，在实践的基础上实现顶层设计与基层探索的良性互动、有机结合。

（四）加强顶层设计要坚持“以成果转化为中心”

研究型医院的建设，核心在于基于临床做科研，基于科研成果转化临床技术，最后造福病患，造福全人类的健康。因此，顶层设计要紧紧围绕成果转化为中心，凸显研究型医院的使命担当。因此，在顶层实践过程中，要深入基层，了解科研需求，了解项目实施过程中的重点和难点，制订政策过程中不能急于求成，要广泛征集和听取科室意见，让决策尽可能具有针对性，一切为了科研，一切为了转化服务，提升成果转化率。

二、组织结构完善

（一）完善医院管理结构

精干高效的结构是贯彻实施管理战略的组织保证。在当今复杂多变的市场经济环境中，一个高效灵活、适应性强的管理结构是医院立于不败之地的重要保障。医院组织结构一般由院、部、科三级管理体系组成，如何发挥好能级管理的作用建设研究型医院的保证。完善医院组织结构，充分发挥各能级管理，对各级管理者提出明确要求，使各个能级充分发挥作用。院领导要有清晰的战略规划，制订相应政策，提供良好的工作环境和机制；机关职能部门要落实战略规划需求，瞄准重大科研方向，引导各个科室朝着重大科研方向进行研究，提供支持与帮助；各个科室瞄准科研方向，提申请报需求，主动作为，加强科研攻关，促进科研成果转化。

（二）创新医院管理制度

制度创新是医院发展的基础，是医院整体创新的前提，好的制度能使医院各项工作有效运转。一是强化党委的自身建设。加强党委能力建设，尤其是民主集中制度的落实，加强党委统筹能力、战略规划能力建设。二是强化机关工作作风。加强院部领导、机关和临床部与基层定点联系制度，院常委与临床部挂钩帮带制度，院和临床部党委成员下基层调查研究制度等制度的落实，重点解决科室一线工作的难点、热点问题，解决科室人员的后顾之忧。三是强化质量管理。完善相关制度，为医院规范化管理提供依据。

（三）创新医院的管理机制

在医院的发展过程中，医院的内外部条件都处在不停地变化中，只有不断进行管理机制的创新，才能有效地配置医院的资源，寻求医院的最大发展空间。创新多元化激励制度，紧紧围绕研究型医院整体的战略目标来开展，员工个人的能力、素质、潜力可以根据医院的要求进行系统的培养和开发，使其与医院战略要求相匹配。采取科学和人性化的激励措施，站在战略的高度建立有效的激励体系，不断提高员工的满意度，发挥其积极性，使激励真正成为推动医院发展的引擎，从而实现个人业绩和医院的最终目标，达到个人、医院和社会的良好性互动。在实施激励的过程中，一是要建立合理的薪酬分配体系。医院需要实行与岗位、技能、贡献和效益挂钩的薪酬分配制度，使医院的薪酬对内具有公平性，对外具有竞争性。二是要实施多元化激励措施。在拉开工资、奖金档次的同时，应当根据各层次员工的具体需要制订出有特色的激励方案，做到有的放矢，提高激励的效果。三是建立完整的制约机制或约束机制，要求员工在医疗服务工作中的行为要符合职业道德规范和医院规章制度，使其行为具有合法性和道德性。只有制约机制与激励机制的相互配套与结合，医院才能获得预期的管理效果。通过有效的激励作用，建立起想干事的有机会，能干事的有舞台，干好事的有奖励，干错事的受批评，不干事的没市场，干坏事的受处罚这样一种奖优罚劣、催人奋进的竞争机制，最大限度地调动全院工作人员的积极性和创造力。

三、领导坚强保障

（一）成立领导班子

坚强有力的领导、明确清晰的责任，是推动工作、抓好落实的重要前提和保证。加强领导重视，为研究型医院建设提供坚强组织保障，必须健全组织领导体系，层层压实工作责任。各级党委（党组）要担负起主体责任，把研究型医院建设放在战略高度；要成立相应机构，并充分发挥其职能作用。各级党委（党组）书记要认真履行第一责任人责任，负总责、亲自抓；班子成员要认真落实职责，充分发挥应有作用。这样，就能形成组织领导有力、层层压实责任，一级抓一级、一级带一级的生动局面。

（二）迅速部署实施

对于研究型医院建设，医院领导要高度重视，周密部署，组织落实。一是要迅速成立相应的工作领导小组，抓好顶层设计，做好工作动员，细化研究型医院建设任务，责任明确到人。二是要及时制订相应的制度和机制，为研究型医院建设提供良好的工作环境和激励机制，强化协调联动，推动工作有效落实。要完善一线推进机制，层层传导压力、激发动力；完善推进机制，对重大问题坚持专题研究、专班推进、专人负责，实行项目化运作，将重大工作细化为具体任务，逐项抓好落实。三是协调机关职能部门和科室的关系，为研究型医院建设过程中的重难点工作及时提供支持和帮助。

（三）加强跟踪问责

督促检查作为工作的重要组成部分，是推动医院领导决策落实的重要手段，是促进决策完善的重要途径。完善跟踪问效机制，首先强化各级领导的督促检查工作主体责任，建立健全党委领导、党委办公厅(室)牵头抓总、部门分工负责、各方面参与的督促检查工作格局，形成抓落实合力。医院各级党委要将作决策、抓督查、保落实一体部署、一体推进，医院领导要亲自抓督促检查工作；医院办公厅(室)要切实履行抓落实基本职能，主动谋划、加强协调；各职能部门要认真履行职责范围内的督促检查工作责任。加强督促检查机构和队伍建设，将督促检查干部培训纳入干部教育培训工作计划，努力建设业务精湛、作风扎实的督促检查干部队伍。对部署的工作紧盯不放，对推进中出现的问题及时研究、全力解决、一抓到底、务求实效。其次要开展督促检查工作，要紧紧围绕研究型医院建设的中心任务和重点工作，始终在大局下行动、处处为大局服务；要摸清实情、聚焦问题，敢于较真碰硬、加强督促整改；要实事求是客观公正地评价工作、认识问题；要在医院领导带领下，分级负责，既督任务、督进度、督成效，又查认识、查责任、查作风，确保研究型建设落实到位。医院领导要着眼提升督促检查工作科学化、规范化、制度化水平，建立健全任务分解、加强督促检查工作计划和统筹，改进创新督促检查方式方法，充分运用督促检查结果，提升督促检查工作效能。制订督促检查工作年度计划和阶段性安排，增强工作的系统性、科学性、预见性。加强现场核查、实地暗访、随机抽查，着力发现问题、解决问题、推动工作。对督促检查中发现的问题，要责成并督促有科室认真纠正整改、吸取教训，及时完善政策；对问题突出的部门、单位相关责任人进行约谈。将督促检查结果纳入综合考核评价内容，纳入绩效考核部门的年度考核内容。

第二节　研究型医院质量保障

一、研究型医院质量管理概述

(一)研究型医院质量管理的概念

1. 传统医院质量管理

传统的医院质量管理就是医院各项工作的综合性系统化治疗管理，是医院各部门和各科室质量管理工作的综合反映，是医院六要素(人、物、财、设备、人物、信息)发挥作用的集中表现,也是医院管理的有机组成部分。它的任务就是研究如何有效地、科学地运用现代医学科学成就,通过适当的组织形式、管理方法和医疗工作实践,使医学技术充分发挥作用,为患者服务,为人民健康服务。

在以上概念中所讲的质量是指医疗工作的优劣程度,是对医疗疾病的效果而言。医院工作质量也就是医院整个医疗活动表现出来的效果,它有四层含义。

(1)质量目标:是指目前医学科学技术和管理科学可能达到的较高水平。

(2)质量标准:在目前条件下能够达到的质量水平。它要求对所有与质量有关的工作项目和物品都规定质量标准,这些标准的总和就是医院工作质量的要求。

(3)综合评定标准:即综合评定出质量标准。它是从统计数值中计算出来的,所以又叫统计质量。

(4)医疗技术经济效果:就是用较小的经济投入取得满意的医疗效果。

2.研究型医院质量管理

医疗质量管理中的管理,是指对患者来医院治疗全过程的管理。即对门诊部挂号、诊疗室就诊、住院科室(病房)、出院后的随诊等的管理。每一个过程都需要精心管理,建立一个全院从上到下,从临床科室到医技科室,从后勤到供应,保证医院工作正常运行的管理系统。

研究型医院是临床和科研并重的医院。因此,对于研究型医院而言,医疗质量管理固然重要,科研质量管理也非常关键。科研质量管理应该渗透到科研的各个环节。从科研课题的申报到科研成果的产出,都应该进行有序的管理。包括加强科学性和伦理性审查,引入实验室信息管理系统,实现科研项目实时在线可控,保证数据结果真实可靠。无论是科研计划的制订、科研实验的运行、科研成果的评估与监督等科研环节都需要科学的管理与指导。

医院人人都要接受质量管理教育,都要懂得实行医院质量管理的重要性,特别是各级领导必须认真抓好质量管理,从医院主管到机关部门及各科室主任、护士长、医务人员都要参与质量管理。

从以上分析可以看出,医院管理的中心环节是质量管理,而医院质量管理的核心是医疗质量,研究型医院质量管理的难点是科研质量。医疗质量是医院各方面工作的综合体现,同时又是医院整个诊疗技术活动的集中表现,其最终目的是确保医疗质量，使患者获得最佳的治疗效果；而科研科技创新是医院发展的不竭动力，是医院的历史责任和使命，是全面提高医院服务质量的重要途径。

（二）研究型医院质量管理特点

1. 质量管理全方位化

研究型医院质量管理将突破单纯医疗技术和生物医学效应的质控，发展为质量管理、经营管理、科技管理、医疗业务管理有机结合的全方位质量管理，从而把质量管理提高到医院发展战略的高度。

2. 质量管理层次化

微观质控和宏观管理相结合的多层次质量管理是医院质量管理的必由之路。每个人都是医院质量管理的执行者，临床科室及护理是质量管理的第一线，临床部门是医疗质量的综合管理层次，机关职能部门是质量管理的决策层次。从质量管理执行个体到质量管理决策层，是一个由微观控制到宏观管理的过程。

3. 质量管理精细化

在科技高度发达的今天，人们对医疗服务质量提出了更高的要求，需要医院质量管理更加注重细节管理，以满足患者提出的优质服务要求。

4. 质量管理严格化

在激烈的市场竞争中，为满足患者的需要，意味着医疗质量管理要向更深、更广、更高标准的方向发展。例如，诊断治疗质量的提高、患者满意度的增加、医疗效率的提高、缺陷率的下降等。而科研课题的申报到成果转化，也需要更严格化的审查，以杜绝发生伦理、数据造假等问题。

5. 质量管理社会化

随着市场经济的发展和社会的进步，针对医疗服务行业的质量问题而建立的社会监督、制约机制逐渐形成，这种监督、制约将逐渐由软性制约（群众监督、新闻媒体监督）向硬性制约（法律和经济制约）发展，从而使这一社会制约的群众性、法制性和经济性日益强化。

6. 质量管理模块化

质量管理除实行传统的流程式质量控制外，还实行模块控制，形成模块化管理，每一个项目就是一个模块，使医院的基础医疗和护理质量得到整体提升。

7. 质量管理标准化、数据化

质量管理必须有预定的标准、数据，根据设计的质量标准进行管理。比如，医院质量管理有一系列的标准；思想政治工作有设计的标准；人事、党、团工作有标准；医德医风有标准；后勤保障工作有标准。没有标准就没有质量；没有标准就无法管理。没有数据，就没有说服力，就不能分析、判断、评价，就无法对质量管理进行统计。准确、科学的数据是现代医院质量管理的一个重要标志。

（三）研究型医院质量管理意义

研究型医院的根本特征是具备高水平的临床诊治技术和手段。研究型医院不仅要会看病，而且要很会看病；不仅能看常见病、多发病，还能看一般医院看不了的疑难复杂病。医院是以解决人类健康面临的重大、疑难、复杂性临床问题为己任，着眼为伤病员提供高质量的医疗服务，其核心是打造医疗服务的品牌，提高医院在公众中的知名度和美誉度，保持医疗市场份额长期稳定，减少经营风险，从而达到增长经济效益和社会效益的双重功效。

此外，研究型医院坚持临床与科研并举。科研课题数、质量不仅是衡量医院科研实力的重要指标，直接影响医院医疗水平的提升，也是医院创新能力和科研储备的体现。加强课题质量管理，对于进一步提高科研产出，增强医院科技竞争力、促进研究型医院学科建设与发展等具有重要意义。

二、研究型医院质量管理体系

研究型医院质量管理体系包括研究型医院医疗质量标准化管理和医院科研质量管理体系。

（一）研究型医院医疗质量标准化管理体系

1. 建立管理组织

(1) 设立医院医疗质量管理委员会。

(2) 成立医院医疗质量管理科，确立医疗质量管理工作人员职责和工作流程。

(3) 设立科室医疗质量监督员，负责科室基本医疗制度、医疗规范的落实等核心工作。科室是医疗质量管理体系的重要组成部分，科主任是科室医疗质量的第一责任者。科主任、护士长及医技科室负责人的技术水平、质量意识和质量管理能力，代表、决定着整个科室的质量水平和管理水平。

2. 健全规章制度

重点对病历书写制度及规范、危急重症抢救制度及首诊责任制、三级医师负责制及查房制度、危重、疑难病例及死亡病例讨论制度、查对制度、医患沟通制度等关键性制度的执行进行监督检查。针对医疗工作具体情况及时制订符合本院具体情况的相关补充规定,如24小时内转科的病历要求书写“24小时入院转科记录”、需做特殊检查、特殊治疗时签署知情同意书的具体内容等做出具体规定,使各项医疗活动的规范化管理均有据可依。

3. 确定管理目标

(1) 增强全员质量意识、法律意识、安全意识,牢固树立“以患者为中心,以质量为生命”和依法执业的观念。

(2) 严格执行各项医疗核心制度,执行疾病诊疗常规、医疗护理技术操作规范,严把环节质量关。落实有效防范医疗风险的具体措施,及时发现医疗安全隐患,及时整改。

(3) 确立重点监控范围和主要监控指标,尤其是加强对重点部门、重点人群、重要岗位、重点环节的管理,注重细节管理,最大限度减少医疗纠纷发生。合理有效利用医疗资源,在重点专科探索和实施部分单病种质量管理,合理检查、合理用药、合理治疗,做到“优质、低耗、高效”。

(4) 加强医院医疗质量内涵建设,重视医疗质量的基本指标,严格按照质量形成的基本规律,把握好提高人才素质、紧盯环节质量、严格终末评价三个重要环节,更注重质量内涵的不断更新,不断提高。

(5) 逐步推行全面质量管理是医疗质量管理的一种理想状态。它充分体现了质量管理的系统性与科学性,具有全员参与、全过程和全部工作的质量控制等特点,使医疗质量管理工作达到法制化、标准化、规范化,努力做到全员既是管理者,也是被管理者,使制度、规范成为自觉、习惯。

4. 研究型医院质量标准化管理方法

(1)目标管理。

目标管理是根据一个时期或一定时间内制订的期望完成任务的一种管理方法,分为总目标、分目标,即医院目标、科室目标、个人目标。美国管理学家杜拉克1954年首次提出目标管理。他认为把目标作为管理和指导、组织活动的手段,所有的单位都应该按照预定目标进行管理和控制。目标管理有利于充分发挥下级职能的作用，有利于发挥职工的创造精神。医院质量标准化管理引用目标管理方法，可以使其标准发挥应有的作用，并达到实行自我控制的目的。

(2)质量控制。

传统质量控制主要是事后病案质量控制，但现在已将各种方法与传统质量控制方法结合，而以传统质量控制方法为主。控制就是严格按照指令标准进行全过程的控制，使系统处于标准制订的最佳运行状态之中。控制可分为院级控制(质量控制办公室)、机关控制(医务处)、科室控制、诊疗小组控制、个人控制。医院质量控制办公室起重要作用，对全院一切医疗质量活动起控制、监督、考核、评价等作用。以上控制为逐级控制。有时也可越级控制，不过这种情况不能太多，主要应逐级控制。

(3)行政管理。

质量标准化管理也离不开行政管理方法。行政管理的主要任务是，领导亲自督促贯彻标准，执行标准，标准与实行情况不相符合时要及时修订、及时总结、及时制订等。用行政手段参与医院标准化管理，能保障标准的权威性，有利于标准的顺利执行，能收到较好的效果。

(4)经济管理。

经济管理方法是有效的管理方法之一。如何发挥经济管理方法在质量标准化管理的作用，是医院管理的一个重要课题。经济管理方法主要是成本核算、记账意识、利润意识、效益意识、经济责任制、经济处罚经济奖励等。凡执行标准好、效益好的科室和个人就要给予经济奖励，凡执行经济标准不好、效益差的科室就要给予经济处罚。需指出的是，在使用经济管理方法时必须慎重，要掌握好奖罚度，要一视同仁，防止处罚标准不一、对事对人不一的做法。

(5)卫生法规管理。

医院管理靠制度，技术操作靠常规，这是医院管理的金科玉律。质量标准化替代不了医院的卫生法规、规章制度、有关措施、各级人员职责等，替代不了医疗、护理、医技、药剂的技术操作常规，替代不了科研伦理、成果的规定。要依靠法律手段管理医院就要重视卫生法规管理。卫生法规在标准化管理中的应用，是对质量标准管理的补充，是对治疗标准化管理的深化。

(6)思想工作。

质量标准化管理是医院的一项系统工程，牵涉到各单位、各部门的人和事，尤其是医院医务人员的思想工作，单靠质量管理部门往往不能奏效。因为标准的宣传、标准的实施、标准的检查，都离不开人的思想工作。主要是围绕实行质量管理化管理给人们思想上产生的矛盾，带来的问题，有针对性地积极地开展思想教育。思想工作先行，往往事半功倍。

（二）研究型医院科研质量管理体系

1. 课题进度监测

课题进展是否按照开题任务书的时间进度表进行是反映课题质量的一个方面，同时也体现了课题负责人及课题组对课题质量的掌控程度和责任心。课题进展出现与预先进度脱节的原因主要有以下两个方面因素：一是医院处于快速发展阶段，多数课题负责人、承担者同时也是科室的业务骨干，医、研时间分配矛盾突出，客观上影响了课题进展；二是一部分课题负责人确实存在责任心不强，“重申报，轻研究”的现象。针对上述现象，依照各课题的不同预期进度，采用定期书面报告进展、召开课题组例会、科管部门不定期抽查等方式进行监测，能有效督促课题顺利进展。

2. 课题研究人员能力评估监测

作为课题进展中影响最大的主观能动性因素，课题研究人员能力评估和监测也是课题质量控制的重要内容之一。分两个阶段实施：一是在研究申报阶段，由课题组负责人提出研究人员名单和分工，并与上级质控（科室主任、科管部门）共同对研究人员学术专长、研究能力、责任心以及分工是否合理进行综合评价；二是在研究开始后，重点对研究人员是否按照预先分工和培训进行科学研究、知识和技术的运用情况、个人素质胜任力与目标工作要求间的差距和团队精神等方面实行动态考察，并在必要时进行分工调整甚至人员调整，以保证课题质量。

3. 阶段性效果评估

课题进展到一定时期，对课题产出进行阶段性评估，有助于总结经验、及时发现和纠正偏误，确保课题目标的顺利实现。由科管部门组织本院科委会或外请专家采用不定抽查与年度、季度进展检查，审查进展报告、原始实验记录与现场检查相结合的方式进行。重点考核内容：进展与目标任务书相符合情况、实验原始记录真实性、规范性情况、课题产出情况（文章、成果、人才培养）、存在问题、能否在规定时间内完成课题等内容。对在检查中发现研究前景广阔、推广价值好的项目，应给予重点扶持，及时追加科研经费，进行深入研究。对于无故未能按时、按计划完成课题进度的课题应该给予一定的惩罚，包括警告批评、终止课题研究、撤消课题经费等。

4. 经费使用监测

课题经费使用监测包括两方面内容：

(1) 审计课题研究的实际开支与预算的符合程度，由科管部门与财务部门共同完成此项工作，具体措施包括：①与财务供给科共同制订专项经费本，保证专款专用。②采用"阶段性拨款"方式，将课题进展情况与经费挂钩，对于进展顺利的课题按原定计划分批拨款，对于课题进度缓慢、或与经费使用情况严重脱节的课题，在情况调研清楚后，缓拨或停拨，对于情节特别严重的，可以收回已拨经费。③对经费开支范围加强审批，杜绝科研经费挪作他用。

(2) 对课题经费开支与预算之间出现差距的原因进行分析。在经费预算合理的情况下，经费使用也是反映课题质量的一个重要指标。当课题支出明显低于进度要求时，可能是课题没有按时或按质量要求进行的标志；若课题支出大大超过进度，则说明有不在预计中的问题出现，提示需要调整科研计划，避免出现后期因经费短缺而无法完成课题实现目标的情况出现。

5. 科研成果管理

研究型医院是指具有特殊运行模式或管理方式的医院，其发展理念是以临床科研为指导，使日新月异的基础生物医学研究成果转化为改善人类健康的治疗手段。科研产出的类型有很多，但目前在医学领域比较公认的是高水平的论文数量，因而以 SCI 论文作为科研产出的指标。国家自然科学奖、科技进步奖和技术发明奖的成果体现了理论的创新以及应用的前景与效益，是科研创新能力的重要体现，同时还有专利的授权及转化。

三、研究型医院质量管理举措

医院质量建设不仅要着手于"抓"行为，更要聚力于"建"机制。用有效的措施来抓医疗质量十分必要，但效果有限，尤其难以实现医疗质量的层次提升。所以，要从长效机制上去思考如何扭住医院质量建设的内涵本义，促进医院质量建设实现质的提升，使其持续保持在一个较高的建设层次上。

（一）强化意识

要把医疗质量建设作为医院管理的根本前提，让每个员工了解自身贡献的重要性及在组织中的角色，以主人翁的责任感去解决各种问题，使每个员工根据各自的目标评估其业绩状况，进一步引导全体员工牢固树立患者安全第一、医疗质量至上的服务理念。在规范化、个性化诊疗过程中，多增加一些人文关怀，将人文关怀服务理念真正贯彻到日常医疗服务中，编制医院人文服务质量评价指标，不断增强宗旨意识、服务意识、主体意识，把质量管理作为自己义不容辞的责任，成为自觉、自愿、自发的行动，才能把质量管理的制度落实到末端，把问题解决在一线。

（二）加强领导

医疗质量是一所医院生存发展的根本，要从战略高度认识和把握质量内涵建设，把质量管理摆上党委日程，作为医院首要工程来抓，健全完善制度体系，确定长远的质量建设规划和目标，认真落实并监督医疗质量活动开展情况。医院要按照国家提出新医改目标和等级评审标准，进一步完善《医疗安全工作制度》《质量管理委员会管理规则》等制度，规范查房、手术安全核查、术前讨论和交接班制度，并对医疗质量进行定期检查、评价和持续改进。同时要充分发挥质量管理委员会、职能科室、科室质量控制小组等组织机构人员的作用，全力调动一线人员的积极性，实施有效监督和奖惩激励机制，实施有效监督和奖惩激励机制，确保医疗行为始终在阳光下运行。

（三）创新方法

医疗质量建设和持续改进是医院管理的核心内容。加强医疗质量管理，遵循医疗质量规律，有效控制“基础医疗质量、环节医疗质量、终末医疗质量”三个管理环节。深入研究医疗质量管理的科学方法，是时代发展趋势也是客观要求。要积极借鉴国外先进经验、跨行业有益做法，主动运用戴明循环（PDCA）、品管圈等方法，引进大数据、云计算等信息化技术手段，创新长效管理机制，通过对数据的有效整合，满足个性化医疗服务需求，推动医学研究、临床决策、疾病管理以及医疗卫生决策的转变，不断增强医疗质量管理的科学化、精细化和规范化水平。

（四）抓住核心

意大利经济学家帕累托认为，在任何一组事物中，最重要的只占其中一小部分，约 20%，其余 80%尽管是多数，却是次要的，即“二八定律”。在医院质量管理领域，同样也要充分利用“二八定律”的作用。如果能抓住医院质量管理的关键，那么就能收到事半功倍的成效。根据“二八定律”，抓核心制度、核心指标和核心人员，构建全维、高效的质量管理体系，提升质量管理效能。抓核心制度，主要是通过制度建设，实现制度体系“全而不杂、精而管用”，用简明实用、易于操作的医院质量管理制度来引导和规范医务人员的行为。抓核心指标，主要是以科研成果、成果转化等关键指标为牵引，促进研究型医院“研究”职能的提升。抓核心人员，主要是以院、科、组骨干力量为管理核心，通过抓工作，监督管理等途径提升质量管理能力。

（五）聚焦创新

研究型医院的核心就是技术创新。技术创新是提升医疗服务品质，让患者享受到高质量的诊疗服务的关键所在。当前，医学科学技术飞速发展，技术创新呈现出很多新的特点和规律。要通过技术创新提高医疗服务质量，就必须准确抓住这些特点和规律来推动技术创新。概括起来讲，当前诊疗技术创新主要体现在微创化、无痛化、精准化、综合化和专业化等方面。以综合化为例，在医学学科向融合与分化两个方向同步发展的大背景下，学科发展一方面更精更细，另一方面也趋于相互融合，抓住这个特点，我们就能通过多学科协作，研究和催生出具有很强创新性的新的诊疗技术。技术创新是提高医疗服务质量最核心的发力点，同时也是最需要准确把握的发力点，把握不好则过犹不及，这就要求严格把好创新技术的准入关，把技术先进和技术安全放在同等重要的位置，不能让患者成为先进技术的试验品。尤其是当前国家取消三类医疗技术准入审批，更加强化了医院对技术管理的主体责任。对这些新技术新疗法，严把准入关，应用准入前必须经过伦理委员会的充分论证。同时，对这些技术施行者的资质严格把好入门关，确保技术先进安全，人员资质过硬。

第三节　研究型医院财经保障

一、研究型医院的经费管理

对于研究型医院财经工作来讲，就是从管理系统的角度，紧紧围绕研究型医院建设的关键环节及其主要控制点，为研究型医院的建设提供财力保障。

（一）强化党委管财理财

1. 完善决策机制

坚持党委当家，注重集体理财，充分发挥党委对财务工作的集体领导作用。年度预算、工程建设、药品和医疗设备采购、专项等大项敏感事项须经党委常委会会议或办公会议研究讨论，集体决定。对重大经费决策特别是与医院利益、战略研究密切相关的事项，要充分发挥专家教授和地方咨询机构作用，广泛征询意见，运用现代技术，做好咨询论证与评估，为领导决策提供科学合理的参考依据。

2. 强化集中统管

医院的资源配置决策主体多元，各项经费来源渠道多样，所有的财力物力资源，都要在党委统一领导下，按照分工保障原则，事业任务需求首先在相应事业经费中统筹安排，机动费和家底经费主要用于解决特殊问题和弥补经费不足。严格落实党委集中领导下的首长分工负责制，实行经费集中归口，切实防止财力分散。

3. 注重绩效评价

加强财力使用的跟踪问效，完善财务管理综合评价机制。建立“要达到什么目标，能够产出什么、需要多少资源”的逆向过程，建立“花钱先问效、无效必问责”的规矩，强化考核问责，注重财务监督检查结果运用，每年对各单位项目经费管理情况进行绩效评价，明确在政策执行、保障效益、家底管控和廉洁自律等方面应达到的管理目标和相应责任，促进有限财力能够最大化转化为保障力，促进财权财力运行的规范性、安全性和有效性显著提升。

4. 加强监督制约

坚持财务公开制度，将预算安排与执行、工程建设招投标以及物资设备采购、项目立项等重大事项列入财务公开内容，每年召开经济工作分析、预算执行情况报告等会议，以经济运行月报、收支情况分析报表及财务工作报告等形式，定期公开，自觉接受监督。不断强化纪检监察、财务监管、审计监督，切实形成监督检查合力，及时查纠存在隐患，堵塞管理漏洞。

(二)健全财务管理制度

1. 完善财务标准制度体系

构建以财务条例为统领，以预算管理、各类经费管理、资金资产管理和会计规则等基本规章为主干，以一系列经费标准和具体管理规章为支撑的财务标准制度体系。为有序组织经费供应保障、规范财务管理监督，建设研究型医院，更要有章可循、有法可依，不断加强财务标准制度建设，做到充分发挥其在供应保障中的主体、公平和约束控制作用。

2. 严格按制度花钱办事

财务工作者是经费安全的守护神，严格按制度花钱办事是保证经费安全最重要和最有效的手段。建设研究型医院，必须坚持用财务标准制度指导日常工作，年度预算分配、资金划拨存储、经费收支使用、预算外经费管理都不打折扣，不越红线，努力形成按制度、按预算、按标准、按程序花钱办事的运行秩序。

3. 财务监管全程闭环

全面推行全成本核算，将医院人、财、物全部纳入核算管理范围，对整个经济运行中各项成本费用进行核算、反映、监督、计划和控制。新形势下，把强化财务监管确立为财务工作的基本要求和主要抓手，贯穿于财力分配、供应、使用、管理的全过程，涵盖经费、资产、资金等管理要素。各项经费决算，定期与规划计划、概算预算相比对，形成经费支出闭环管理，如实反映预算执行情况和事业保障绩效。

(三)发挥预算统领作用

1. 预算编制精确化

在预算编制中，按照保障中心、统筹兼顾、项目具体、零基预算的要求，把医院一切经费收支纳入年度预算。采取部门申请立项、党委研究定量、财务综合平衡的办法，由各业务部门和独立核算科室，按照任务计划、项目类别、工作事项、经费需求逐项提出年度开支明细，医院党委从中心工作和事业任务出发进行综合衡量，对研究型医院建设年度预算做出精确安排，并按照项目类别将预算细化到具体部门、相关科室科目。预算编制精确化可以减少不合理的预算项目、压缩预算经费，确保经费正确地投向投量。

2. 预算执行明细化

科学编制预算固然重要，但有效执行预算更重要。只有在科学编制预算的基础上严格执行预算，才能做到少花钱多办事办好事。将精细管理理论与实践相结合，既要找准预算执行中的关键环节和主要控制点，又要通过提高效率来节约管理成本。可根据医院年度工作明细安排，将预算指标分解到每个月，实行按月控制经费开支，当月超支不补、节余结转下月使用。

3. 财务分析定期化

为了及时全面地了解和掌握医院资金投向投量、开支使用和经济效益变化等情况，应实行财务周报、月报、季报制度。即：每周向医院主官报送“资金流量周报表”，以便随时掌握资金流量情况；每月向机关部门领导报告分项经费开支情况，以便根据业务工作进展情况，及时调整经费开支；每季度向医院党委汇报预算执行情况，以便及时掌握财经运行状况，合理调整工作重点。

（四）加强资金控制

1. 严格账户管理

分立账户、多头管理，致使资金分散沉淀、不能周转，甚至导致家底不清，这也是一些医院负债运行的一个重要因素。例如，独立核算账户过多，会造成医院有些账户有钱无处花，有些账户缺钱借贷款，使医院付出不必要的资金成本。因此，应科学合理归并医院银行账户，同时统一审批权限、统一科目代码，对研究型医院建设经费实行集中管理、集中核算、集中拨付，确保资金节余一目了然、资金家底心中有数。

2. 规范资金支付

不断完善结算管理办法，出台操作性强的实施细则，对各种结算方式的选择和运用条件进行细化和明晰，加强资金风险预警防范。财务人员对每笔经费收支业务的真实性、合法性和合理性进行认真审查，依据明细预算确定的项目和开支范围，严格落实银行取现和单位库存现金“双限额”管理要求，严格落实经费审批权限。

3. 设置“红线”预警

盘活资金的内在要求是，既要保证资金及时到位、高效运行，又要防止过度开支、截留挪用、延期还款等问题。所以，应建立资金预警机制，对超年度预算开支计划、超项目开支额度，在结算报销时设置“红线”进行预警。

（五）严格实物资产管理

1. 完善资产配置标准

资产配置标准，是确定医院购置、调剂、转让和安排经费预算的基本依据。目前部分医院还没有非常健全的实物资产标准（定额或限额），客观上导致了医院个别资产存在无序增加、随意处置、闲置浪费和损毁流失等现象。创建研究型医院，必须探索建立完善规范统一的资产配置标准体系。既立足经费供应可能，贯彻勤俭建院要求，也要充分考虑发展需求，确保配置标准具有适用性和相对稳定性。要根据资产使用性质，明确功能档次、价格参数和保密要求等，使资产标准条理更清晰、标的更明确。

2. 资产管控全程动态

牢固树立钱物并重思想，实现从资产采购、使用、维修、保养、报废整个生命周期的动态管控，以购建费用、使用管理费用和残值变价收入为经费管控重点。依托资产管理系统，将条形码、二维码及红外射频等现代物流信息技术引入资产管理，对资产进行实时跟踪管理。按照医院会计核算方法要求，将固定资产与财务账务处理的实时联动，实现资产管理与预算管理相结合，降低运营成本，提高资产使用效益。

3. 资产处置严格规范

进一步深化资产管理与预算管理相结合改革，始终坚持“三化一统筹”原则，实现资源的高效利用，把好资产“出口”环节，严格执行“申报、审批、鉴定、评估、处理”的处置程序，组织好性能鉴定和残值评估，落实好三个必须：即资产处置必须以年度预算为依据，杜绝随意性；资产处置必须报单位主官，提高审批权；资产处置必须进行性能鉴定，防止流失。

（六）加快财务信息化建设

1. 整合规范数据信息流

充分发挥财务数据信息的反映和监测作用，提升财务监管的精细化程度。统一医院财务管理和经济核算目标，把医院经济运行的每一个环节、资产活动的每一个部位、经费支出的每一个末端的数据信息进行整合规范，以“信息流”反映和监测“经费流”和“资金流”，提高经济活动的透明度。

2.加大技术管控力度

坚持制度规范与技术管控相融合，推动财务管理方式由“人控”向“技控”拓展。不断融入现代医院管理理念和流程，利用现代化管理手段，整合医院已有信息资源，创建一套支持医院整体运营管理的统一高效、互联互通、信息共享的系统化医院资源管理平台，实现医院人、财、物集约运营管理，进一步提升医院内涵管理质量和水平。

3.加强数据分析利用

根据研究型医院管理要求，设置综合管理、成本管理、发展能力等指标，定期分析门诊人均医药费、人均医药收入、总收益率、医药收益率等情况，生成收益能力分析表、资产运营状况分析表、偿债能力分析表、发展能力分析表以及工作量指标分析表等报表，充分利用财务数据分析，为医院管理提供更加全面的决策依据。

二、研究型医院的绩效分配

（一）绩效考核分配的意义

绩效考核是对医院员工劳动付出的一种反馈，同时是支付薪酬的重要依据。绩效考核通常是指从医院的管理目标出发，用一套系统、规范的程序和方法对员工在医疗服务工作中表现出来的工作态度、工作能力和工作业绩等，进行以事实为依据的评价，并使评价以及评价之后的人力资源管理有助于医院管理目标和员工个人发展目标的实现。在实施考核中就必须要有一套能够引领目标、指导工作、反映岗位特点和业绩的科学考核标准，坚持定量与定性相结合，定期检查与不定期检查相结合，督促与协调服务相结合，适时考查与年终考核相结合的原则。同时在实施考核中做到公正操作，对事不对人。医院在实施绩效考核中，重点要针对研究型医师的目标制订绩效考核内容和指标。其中，定性指标用于考核不可量化的工作，定量指标侧重于考核工作的结果。通过定性考核和定量考核相结合，能实现短期目标和长期目标的相互促进。同时建立考核档案，并把考核结果作为研究型医师晋升、聘任、培训与教育、薪酬分配以及奖惩的依据，通过绩效考核调动员工的工作积极性和挖掘员工的潜力。

(二)绩效考核的程序

医院的绩效管理涵盖了员工的绩效目标、绩效考评、绩效分配、绩效改进等与员工绩效相关的各个方面,采取有效的激励理论(层次理论、双因素激励理论、公平理论、期望理论、激励的强化理论),使用“目标管理”将医院的战略目标分解为员工的个人绩效目标;使用“平衡计分卡”和“KPI”的方式选取个人考核指标;采取“360 度考核”的理论确定绩效考核的方法;在绩效工资中引入“绩效薪酬工资制”,根据实绩确定绩效工资的额度。经济管理部门应当按照研究型医院建设要求,充分发挥绩效考核的杠杆作用,建立一整套综合绩效考评机制,实行绩效工资与研究型医院目标密切挂钩,实现考评奖惩“常态化”,合理分配研究型人才的绩效工资,有效激励研究型人才的积极性,确保研究型医院建设目标的实现。

1. 分配依据

各科室绩效工资按照研究型科室绩效考评指标进行定量考核指标并分配,科室内的二次分配按照员工绩效考核指标进行分配。

2. 考核部门

综合绩效考核结果作为研究型科室和处室绩效工资发放和评优的重要依据;综合绩效考核结果与科室、处室负责人考核挂钩。绩效工资分配时,由不同部门提出考核意见,经汇总后统一由经济管理部门发放。

3. 考核程序

医院在完成岗位职责的基础上(科主任、护士长另加年度目标责任书),统一制订研究型医师的考核评价表并下发至各部门,由各部门主任负责对本部门所有研究型医师进行考核。考核评价方法首先在研究型医师本人自我评价的基础上,由所在部门的主任进行;部门主任可以在同事之间评估的基础上再确定部门的考核结果。部门的主任由分管院领导负责考核评价;各部门在做研究型医师的年度考核评价时,应与研究型医师每月定量部分的考核相结合。

(1) 研究型医师根据《研究型医师综合绩效考核表》的内容填写个人相关信息并完成自我评价。

(2) 部门主任在听取与研究型医师工作及相关同事意见的基础上,结合该研究型医师平时的工作表现、工作质量和数量提出考核等次意见,并对该研究型医师过去一年的工作成绩及下一年度的工作期望形成书面意见后,与被考核的员工进行面对面的谈话。当双方对考核评价结果达成统一意见后，经双方在考核评价表的相应栏内签名后即完成本部门员工的考核评价工作。

(3) 部门主任的考核评价工作在分管院领导与下属的部门主任之间进行；程序同上(科主任完成相关信息填写及自我评价后，将《研究型医师综合绩效考核评价表》交至人事部汇总，由人事部负责交各分管院长作评价。

(4) 分管院领导/部门主任完成研究型医师的考核评价工作后在规定的时间内将《研究型医师综合绩效考核评价表》交至医院人事部。人事部做收集与汇总工作，并对考核过程中出现的问题进行初步协调和监督，形成书面医院年度考核评价总后结提交医院办公会审定。

(5) 院办公会审定通过后，人事部完成研究型医师院级年度考核意见的填写及考核表的归档工作。如出现研究型医师的部门考核评价结果与院级不一致情况，人事部负责通知员工相关部门负责人并说明理由和原因。

4. 分配结果

科室按照每位研究型医师的考核结果进行绩效工资二次分配，每类考核结果对应不同的奖励系数，每月直接兑现，月考核结果及年度考核结果还可做为评先、晋升、提职、续聘等依据。

三、正确处理几个关系

1. 正确处理好在绩效考核中定性考核和定量考核的关系

在实施绩效考核过程中，对于适宜量化的指标原则上进行量化考核，对于不适宜于量化考核的指标进行细化，进行定性考核。这不是说量化指标越多越好，在指标选择时要注意根据研究型医院的战略发展目标按照“KPI”的原则选择关键指标，并且要建立关键考核指标的分析和实时调整的机制。

2. 正确处理好人力资源管理部门和其他相关职能管理部门之间的关系

研究型医师的绩效管理工作不只是人力资源管理部门的工作，而是一个在医院整体层面综合管理的一项工作，需要医院多部门的协作，尤其是在相关科研和技术转化考核指标选定、有关考核的统计方面要重点做好相关指标的核算。

3. 正确处理好科室管理和医院绩效管理的关系

医院与科室签订“科室目标”，研究型医师的管理多由科室进行直接管理，因此在绩效管理设计时注重建立绩效管理的标准体系，除了统一专业的标准外，其他工作的绩效管理原则上在设定的标准上由科室综合掌握，突出科室作为基层绩效管理层面中的作用。

参考文献

[1] 常广明，马强，孙冬莹，等.党对公立医院领导的历史演进、内在逻辑及启示[J].中国医院管理，2021，41(12)：4－7.

[2] 蒋秀凤，吴莹琛，吴艳. 公立医院提升党建工作质量的原则与对策[J].党政论坛，2020(5)：31－33.

[3] 李娜，詹启敏.科技创新与研究型医院竞争力[J].中国研究型医院，2014，1(1)：66－70.

[4] 怡然，曹天宇，徐英霞，等.三级医院科研课题全过程质量控制管理及其保障措施[J].中华医学科研管理杂志，2018，31(2)：158－162.

[5] 李小玲，贾 锐，唐建军，等.质量建设为先导推动医院科学发展[J].解放军医院管理杂志，2011，18(5)：411－412.

[6] 雷震，黄美良，黄峰，等.医疗质量考评体系改革的方法和策略[J].中国医院管理，2012，16(11)：26－27.

[7] 美国医疗机构评审国际联合委员会.美国医疗机构评审国际联合委员会医院评审标准[M].王羽，庄一强，孙阳，译.4 版.北京：中国协和医科大学出版社，2012.

[8] 朱春生.研究型医院创新机制建设[J]. 解放军医院管理杂志，2012，19(1)：19－21.

[9] 王发强.建立现代医院管理制度的思考与建议[J].中国研究型医院，2016，3(3)：15－20.

[10] 肖军，田冰，鲜秋婉，等.医院实施"品质医疗"战略的实践与体会[J].解放军医院管理杂志，2013，20(3)：211－213.

[11] 徐昕明，张雨龙，王磊.创建研究型医院科技创新体系的探讨[J].西南国防医药，2012，22 (2)：198－199.

[12] 姚军，高天.中国研究型医院理论解读之十一：研究型医院的质量(一)[J].中国研究型医院，2017(2)：50－64.

[13] 姚军,高天.中国研究型医院理论解读之十一:研究型医院的质量(二)[J].中国研究型医院,2017(3): 60-74.

[14] 张永敏.依据 JCI 医院评审标准提高医疗质量管理和构建患者安全文化探析[J].交通医学,2017,31(4):398-400.

[15] 张必胜,邱伟,苏皖, 等.军队研究型医院医疗质量考评体系构建[J].解放军医院管理杂志,2017(2):145-146.

[16] 华建平.实施精细化管理推进医院持续发展[J].江苏卫生事业管理,2012,23(1):43-44.

[17] 孙文,戴斌,滕宏伟,等.全面质量管理在医院医疗质量与安全管理中的作用[J].江苏卫生事业管理,2017,28(3):74-76.

[18] 王伟.医疗质量安全管理在防范医疗纠纷中的实践探讨[J].中国医药指南,2017,15(3):298-299.

[19] 姚军.中国研究型医院理论解读之十二:研究型医院的后勤[J].中国研究型医院,2018(2): 56-63.

第十章
研究型医院评价体系

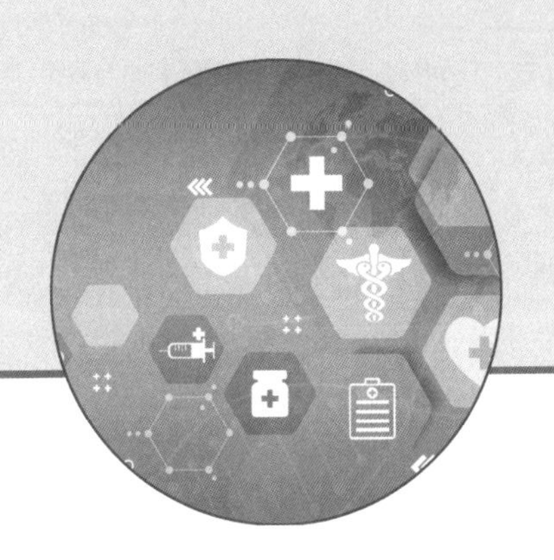

研究型医院理论的四梁八柱基本明确，但总体上还是宏观的、指引性的，实际操作层面内容较少。在实践指导意义方面，对于研究型医院评价的路线图还不够清晰。本章介绍了研究型医院评价指标体系的构建过程，从内涵界定到具体操作方法；并简要介绍现今我国较为完善的研究型医院评价指标体系，该体系包括对研究型医院、研究型学科和研究型人才的评价，由中国研究型医院学会牵头发布。

第一节　研究型医院评价体系的内涵

一、概述

在当前公立医院高质量发展的时代背景下，研究型医院建设不仅是大型公立医院实现从规模效益型向质量效益型转变的重要途径，也是新形势下大型公立医院保持优势、避免受围的战略举措，已成为各地政府、医学院校及其附属医院寻求长远发展普遍关注的重点之一。2004 年，解放军总医院在提出“研究型医院”概念的同时，也概括了研究型医院的 5 个特征和 12 个方面的评价标准体系。但是，目前我国相关研究型医院的研究以概念定义和单一角度的医院个案研究为主，如何科学评估仍是难点。当前，创建研究型医院展现出前景广阔、方兴未艾的发展态势，因此制订一套符合实际、操作性强、有引领性的中国研究型医院建设指南和评价指标体系，并以此在全国范围内开展研究型医院评价遴选活动，有利于进一步指导各地研究型医院建设的理论与实践落地。

一个完善的研究型医院平台需要靠研究型学科和研究型人才来支撑。因此，研究型医院评价体系不仅应包含整体层面，即研究型医院层面，还应包含研究型学科和研究型人才层面。考虑到“研究型医院”是一个具有中国特色的本土概念，所以在建设本地区研究型医院基础上，应对目前公立医院高质量发展形势下研究型医院评价体系的内涵进行界定，并建立符合国情的评价指标体系，以便了解不足并改进。具体而言，就是分别针对研究型医院整体，以及研究型学科和研究型人才的内涵与特征进行界定，然后选取合适的方法，构建研究型医院评价体系。

二、研究型医院的内涵与特征

研究型医院主要是以坚持临床与科研相结合，创造出新的或者相对较新的医疗技术及医学知识为基础，在这过程中持续产生高水平的科研成果，培养出高素质的医学团队，不断提高临床诊治水平，从而创造出国内名列前茅、国际知名的医院。其内涵特征如下。

第一，产出高等级的科研成果是研究型医院的标志。以临床带动科研，以科研促进临床。科研与临床的结合是医学科学向纵深发展的必然结果，也是医学科学发展的迫切需要。研究型医院主要通过积极指引日常的政工后勤和医教研工作，以研究型思维模式和一流的理念为标准，建立科学的研究型管理方法。通过不断探索研究型医院的形成原理及产生机制，深入把握科研及医疗前沿，并培养和提高自主创新能力，力争创造高等级的新成果，并应用于临床，促进医疗技术快速提高，形成研究型医院的特殊优势。

第二，引进、吸取与自主创新相结合是建设研究型医院的重要途径。随着当代医学的迅速发展，已经把科技创新作为医疗不断进步的动力，也是建设研究医院的驱动力。而后将研究成果再转化到临床，更好的应用于临床，服务于患者。坚持与时俱进与自主创新协调发展。另外，我们也应重视引进学习和应用推广并举的观点，不断推陈出新。

第三，研究型医院的主要目的是提高疾病的诊疗水平，并以临床工作为基础，积极开展临床研究。而军队研究型医院有军队自身的工作重心，以解决疑难杂症和提升诊疗能力为目的,不断提高军队医疗服务水平及医院诊治质量。

第四,培养高素质的人才是研究型医院的核心问题。人才是第一生产力,而高素质的人才更是难能可贵。培养一个有梯度、有深度的高素质人才团队是研究型医院建设的一大要务,此团队也是研究型医院发展的动力源泉。医疗、教学、科研齐头并进是研究型医院的内在要求,这就要求不仅要拥有高水平的医务人员,还要培养高素质的复合型人才。不仅要会看病,看好病,还要会教书育人,做科学研究。

三、研究型学科的内涵与特征

优势学科作为创建研究型医院支撑的必需条件,而优势学科不仅是研究型医院学术影响力的突破口、医院生存发展的重要力量和医疗技术水平的重要标志,还要是能持续创造出国内一流、国际领先的科研成果的优势学科群。研究型学科就是其中的一种优势学科。据国内外相关研究型学科文献报道,研究型医院中研究型学科具有巨大发展空间以及大幅度提高医院医疗技术水平的能力。所谓研究型学科就是主要着手于医疗工作,并以临床或基础研究为突破口,能够产出高等级的科研成果,提高临床诊治水平和培养高素质的复合型学科人才的学科群。其内涵主要表现在以下几个方面。

第一,研究型学科必须具备诊治重大疑难杂症的特长。拥有医疗特色技术就能看别人看不好的病,解决临床上存在的诊治或治愈重大疑难杂症的难题,才能在临床学术上独领风骚,引领前沿。

第二,研究型学科必须具备带领学科发展的创新能力。有创新力才能具有有别于其他医院的优势,有优势才有市场竞争力,有竞争力才能决定成败。所以,研究型学科就要不断进行创新性研究,以确保其保持可持续的竞争优势,永远屹立于不败之地。

第三,研究型学科的另一标志是临床与科研相结合,产出高等级的科研成果。研究型学科应该有标志性的科研成果作支撑,且有稳定的研究方向和学科发展方向。比如有国家级重大科研项目、省部级自然基金以及杰出青年基金等重大科研项目支撑,在竞争中才能彰显实力,立于不败之地。以临床促科研,科研反作用于临床,相互促进相互发展。

第四,研究型学科必须具备国内、外一流的学科带头人和能够培养出高素质的人才。研究型学科必须能够在现有条件下培养出高质量、高素质的人才，形成具有重大影响力的学术及技术团队，创造出高等级的科技成果，并将其转化到临床，为提高临床诊疗水平提供条件。

四、研究型人才的内涵与特征

研究型人才是特指具有医学专业知识背景和科研技能，在医学科学技术的创造、传播、应用和发展方面做出积极贡献的专业技术人员。研究型医院建设离不开临床医疗工作，必须坚持"围绕临床搞研究、科研成果为临床"，所以研究型人才必须是临床技术与科研能力兼备的复合型人才。加强医学科研人才队伍建设，做好医学科研人才的培养、选拔、评价和使用等工作，是打造研究型医院的关键步骤。在大力推进研究型医院建设的同时，必须制订科学的研究型人才评价导向机制，激发研究型人才的创造热情，是完成建设目标的重要前提，有重要的战略意义。其内涵特征主要表现在以下几个方面：

第一，研究型人才必须具备较强的创新研究能力。这是区别于一般人才的根本点。创新研究能力的构成要素包括创新研究意识、创新研究知识和创新研究技能，而这三者之中，创新研究意识是决定性因素。研究型人才要在创新意识的驱使下，及时准确地收集各种创新信息，并对事物将来可能出现的情况作出预测，可以表现为从多角度、多方向、多维度地去思考问题，利用外部信息去发现解决问题的途径，科学、合理、有效、有选择地继承前人的经验，同时能及时放弃无用的旧方法，采用有效的新方法，对事物作出新的解释，从而富有成效地创造或创新。

第二，研究型人才必须具备充分的专业知识储备与转化能力。医学科研人才拥有的最宝贵的东西就是长期积累下来的医学知识，及其自身探索出来并逐步积累的医学经验，以及内在形成的创造能力。在知识经济条件下，医学技术产业化的周期被极大地缩短了，研究型人才的知识储备不仅要足够强大，而且能够在较短的周期内将潜在的理论知识和实践经验转化为医疗服务中的生产或服务能力，甚至直接转化为技术或服务产品。

第三，研究型人才必须具备合作交流能力。随着科技全球化的发展和知识经济时代的来临，科学研究与科技开发工作越来越呈现出规模化、复杂化和综合化的特点。单打独斗的发展早已不合时宜，合作交流能力越来越重要。研究型人才不是一个自我封闭的、固执己见的人，而是一个善于适应环境并能够迅速调整自我状态的人，具体表现为善于与别人分享自己的观点，主动地倾听别人的意见和建议，善于让别人了解自己的目的和意图，从而能够获得别人的理解、支持和尊重，创造一个有利于计划实施的软环境。研究型人才应当具有在大团队、多团队内部与团队之间开展合作的内在精神。

第四，研究型人才必须良好的行医品德。这应是所有医务工作者的基本要求。要牢记“健康所系，性命所托”的誓言，要具有良好的医德医风，要自觉树立“全心全意为患者服务”的意识和“患者利益高于一切”的信念，自觉抵制医疗行业不正之风。医疗工作的特殊性决定了一切医务人员必须时刻自觉地以高尚的医德标准来严格要求自己。

第二节 研究型医院评价体系的构建

一、研究型医院评价体系的构建原则

在明确研究型医院的核心内涵和特征后，要对研究型医院建设进行评价，则必须将上述内涵和特征进一步细化为可以测量和评价的指标。

（一）评价指标体系的结构特征

评价指标体系大多数从大指标到小指标，从大化小，形成树状结构。一般指标体系分两级或三级，一级指标反映整个体系全貌，比较稳定，不易变动，具有原则性和抽象性；二级指标或三级指标反映局部，具有具体性和实在性。

评价指标体系应该是由反映评价对象内涵特征及相互关系的多个指标构成的集合体。指标体系具有相关性、多元性和整体性三个特征。所以，构建的评价指标体系能够反映研究型学科的内涵特征，体现各指标间的相互关系。

（二）评价指标体系的基本原则

1. 高效度（validity）

评价指标体系应是为研究型医院建设量身定做的，要求指标是必要的和高度相关的，能较好地反映某个测量纬度的水平。

2. 可精确测量（precision）

为客观反映研究型医院建设的现状，要求选择具有研究型内涵特征的指标，必须可以客观、精确地进行度量。

3. 高可比性(no bias)

要求指标横向比较时不易受构成、偏移等因素的影响。

4. 全面性(comprehensiveness)

评价指标体系旨在能全面反映研究型医院的本质及内涵特征，要求全面考虑评价指标内容，避免片面性或抽象性。

二、研究型医院评价体系的构建步骤

(一)理论研究

查阅有关“研究型医院”“研究型学科”“研究型人才”“评估”“指标体系”等相关方面的文献，根据研究型医院、研究型学科和研究型人才的内涵特征，结合现有医院建设评估经验，归纳概括出研究型医院、研究型学科和研究型人才的概念及内涵特征。同时对研究型医院建设评价相关资料进行整理分析。

(二)形成研究型学科评价指标体系的雏形框架

在文献调研的基础上，满足构建原则的前提下，初步形成评价指标体系雏形。首先确定出一级指标的数量和名称，主要依据为研究型医院、研究型学科和研究型人才的内涵特征，还要注意实际运行中反映出的具体问题。

(三)形成评价指标体系预案

根据研究型医院建设经验、评价目的和条件，采取指标合并或删除的方式，筛选初步制订的评价指标雏形体系中的各级指标。验证所列指标是否违背了建立评价指标体系的原则，能否反映出研究型医院、研究型学科和研究型人才的内涵特征。

(四)通过专家咨询确定评价指标体系

评价指标体系的框架初步确定后，邀请领域相关公共管理专家及临床专家学者进行调研咨询。常用方法为德尔菲法(Deiphi)，以咨询问卷的形式将设计好的问卷分发给各位咨询专家，他们根据填写说明，并结合自身经验填写，然后将问卷回收进行数据处理，综合专家意见增加、删除或合并一些指标，完善评价内容。

1. 专家人数的确定

通常而言，预测研究结果的精确度与加入咨询的专家人数成正比，也就是说专家人数增加，精确度越好。一般情况下选择专家人数以15～50人为最佳。应在确保咨询结果的可信度和权威性的前提下确定专家人数。

2. 咨询专家的遴选

调研咨询对象的选择直接影响到咨询结构的科学性和准确性。专家咨询结果是研究结果信度和效度的重要衡量标准。咨询专家的确定，要以研究目的和意义为基础，充分考虑专家的基本情况（职称、研究领域、工作年限等）。采用经验选择的方式，按照知识结构合理、专业特长互补的原则，遴选出各研究领域的专家。

针对研究型医院评价指标体系建设的需要，可选择临床医学、科研管理、医院管理、军事卫勤管理、护理管理等方面的专家。

3. 专家咨询的可靠性分析

(1)专家的积极性。

专家对本研究的关心程度，以及对研究的支持和认可程度，都对调查结果和研究结果产生很大的影响，通常以问卷的有效回收率、有效问卷率来体现专家的积极性和兴趣大小。例如，有效回收率（R%）＝（咨询回收的有效问卷数/参与咨询的总人数）×100%。

(2)专家的判断依据。

判断依据是影响专家对所调查问题进行判断回答的主要因素。针对研究型医院评价指标体系建设，可以“理论分析、实践经验、参考国内外资料、直觉”四个方面内作为专家主要判断依据，对专家判断值赋予量化。

(3)专家的熟悉程度。

专家的熟悉程度是指被咨询专家对调查问卷内容的熟悉程度，对咨询的可靠性有很大影响意义。例如，专家熟悉程度（D）＝（D1＋D2＋D3＋D4＋D5＋D6）/6。

4. 专家咨询表的设计

评价指标体系初步设立后，根据研究目的和意义设计专家调查咨询表。一般情况可以分为三个部分：首先为研究背景情况说明，以便专家能准确了解本次调研咨询的目的和意义；其次为专家基本情况调查表，包括专家的研究领域、对调查内容的熟悉程度、判断依据等，以便对专家的可靠性进行判断了解；最后为指标体系的专家咨询，主要请专家对各项评价指标提出意见。

（五）为评价指标体系设置权重系数

权重是指在指标体系中用相应的数值来体现各指标的重要性。建立好评价指标体系后，还需对指标确定权重系数，以此才能进行科学合理的评估计算。确定权重系数的方法大致可分为：主观赋权法和客观赋权法。常用方法为层次分析法，是一种主观赋权法，主要利用研究者的经验和判断来确定权重系数。

层次分析法是指将一个复杂的多目标决策问题作为一个系统，将目标分解为多个目标或准则，进而分解为多指标（或准则、约束）的若干层次，通过定性指标模糊量化方法算出层次单排序（权数）和总排序，以作为目标（多指标）、多方案优化决策的系统方法。

层次分析法是将决策问题按总目标、各层子目标、评价准则直至具体的备择方案的顺序分解为不同的层次结构，然后用求解判断矩阵特征向量的办法，求得每一层次的各元素对上一层次某元素的优先权重，最后再加权和的方法递阶归并各备择方案对总目标的最终权重，此最终权重最大者即为最优方案。

（六）评价指标体系的实证研究

在评价指标体系构建完成后，运用该体系对某研究型医院及其研究型学科和研究型人才进行评价，并指导其分层定位发展，验证该体系的科学性和可行性。

第三节　研究型医院评价体系的应用

一、概述

当前，创建研究型医院展现出前景广阔、方兴未艾的发展态势，因此制订一套符合实际、操作性强、有引领性的中国研究型医院建设指南和评价指标体系，并以此在全国范围内开展研究型医院评价遴选活动，有利于进一步指导各地研究型医院建设的理论与实践落地。

中国研究型医院学会自 2013 年创建以来，为中国研究型医院的发展高瞻远瞩、战略布局、科学论证、砥砺推动，释放出强大的影响力和学术吸引力，也吸引着健康界为之共同奋斗。2021 年 9 月 11 日,《中国研究型医院建设指南》《研究型医院评价指标体系》《研究型学科评价指标体系》《研究型人才(医师)评价指标体系》在北京发布。该指南由中国研究型医院学会牵头,上海交通大学医院管理研究院、上海交通大学附属医院、天坛医院、宣武医院、解放军海军军医大学及其附属医院、解放军空军军医大学及其附属医院等单位参与调研,经过多次组织研究型医院建设理论研究专家、知名医院管理专家和临床医学专家研究论证,在认真总结我国研究型医院理论研究与实践经验、充分吸纳研究型医院建设调研成果和全国研究型医院示范建设经验基础上起草制订。旨在给中国研究型医院建设提供可遵循可参考的规范指导,推动研究型医院理论创新和实践发展,增强研究型医院创新转化能力和核心竞争力,使其为全面建设健康中国和促进卫生健康事业发展做出更大贡献。

《中国研究型医院建设指南》对研究型医院建设原则、职能任务、战略定位、组织管理、临床诊疗、创新转化、学科建设、人才培养、创新转化、学科建设、平台支撑、激励机制和文化建设等方面提出了总体要求,《研究型医院评价指标体系》《研究型学科评价指标体系》《研究型人才(医师)评价指标体系》则从医院、学科、人才三个层面提出了具体评价标准。四个文件构成了系统完整的研究型医院建设发展指导体系。中国研究型医院学会将据此更好推动中国研究型医院理论与实践研究,促进全国各地研究型医院转型升级、提质增效,并根据推广应用情况适时修改完善。

二、中国研究型医院评价遴选

"中国研究型医院评价遴选项目"自 2022 年首次推出,由中国研究型医院学会牵头主办、上海交通大学中国医院发展研究院和健康界联合实施,旨在以评促建,推动我国研究型医院高质量发展和"螺旋式上升",是中国研究型医院领域一个具有历史意义的里程碑。

2022 年 5 月 10 日,项目启动了预调研,选择了 10 家典型的医院进行了试点;5 月 28 日进行项目发布;6 月上线了申报平台开始启动全面数据收集,同期先后在北京、广州、济南、上海举办了宣贯会,邀请近百位院士、书记、院长、专家、学者参与,通过线上和线下建言献策,不断完善指标体系,取得了同行、院士及知名专家的共识。10 月份对申报的医院、学科、人才数据进行了审核和反馈,通过与各单位进行数据核对，确保数据真实可靠；11 月份进行了综合评价和终审论证；最终，首届中国研究型医院评价遴选结果发布于 2022 年 12 月中国研究型医院高峰论坛发布。共接收到来自全国三甲医院积极填报的数据 1686 份，参加医院覆盖了全国 27 个省市自治区直辖市中大部分重点三级公立医院；其中共有 163 家医院、521 个学科、1002 名专家参加申报，最终评价遴选出研究型医院 31 家、研究型学科 71 个、研究型人才 108 人。

2023 年共有 212 家医院、642 个学科、1053 名人才参加研究型医院评价遴选申报。经数据核对、严格评审，50 家医院入选研究型医院、30 家医院入选研究型（建设）医院、110 个学科入选研究型学科、216 名人才入选研究型人才。

目前，研究型医院评价主要从医院层面、学科层面、人才层面 3 个角度进行遴选。以中国研究型医院学会《研究型医院评价指标体系》《研究型学科评价指标体系》《研究型人才（医师）评价指标体系》为例，介绍 3 个方面主要内容。

（一）研究型医院评价指标体系（见表 10－1）

表 10－1　中国研究型医院学会《研究型医院评价指标体系》

一级指标	二级指标	三级指标
1.战略支撑	1-1 发展定位	1-1-1 医院政策规划的发展定位
		1-1-2 研究型医院建设文件制度配套
	1-2 研究型组织管理模式	1-2-1 科研创新的激励方案
		1-2-2 研究型医院的机构设置情况
	1-3 研究型团队建设	1-2-3 转化研究的内部评审效率
		1-3-1 引领性的专家人才
	1-4 科创文化建设	1-3-2 科研辅助及管理人才
		1-4-1 创新文化建设情况
	1-5 经费支持	1-4-2 医学人文建设情况
		1-5-1 横纵向课题的科研经费
		1-5-2 医院投入的科研经费
		1-5-3 学科交叉研究基金

（续表）

一级指标	二级指标	三级指标
2.临床诊疗	2-1 疑难重症诊治能力	2-1-1 国家级诊疗中心
		2-1-2 疑难重症诊治能力建设
		2-1-3 疑难病例占住院患者比例
		2-1-4 外地患者就医数量与比例
	2-2 多学科诊疗能力	2-2-1 学科交叉合作情况
		2-2-2 牵头多学科诊疗情况
		2-2-3 远程联合诊疗情况
	2-3 医疗服务质量	2-3-1 医疗服务的质量安全
		2-3-2 服务对象的满意度
	2-4 医学关键前沿技术开展	2-4-1 国际领先诊疗技术的临床运用
		2-4-2 药物、器械创新技术的临床运用
		2-4-3 智能化信息化管理平台的临床应用
3.科学研究	3-1 重点研究攻关能力	3-1-1 国家级科研项目承担情况
		3-1-2 国际合作类、省部级科研项目承担情况
	3-2 临床研究能力	3-2-1 临床研究队列建设情况
		3-2-2 牵头临床多中心研究的情况
		3-2-3 研究型学科的情况
		3-2-4 医院研究者发起的临床研究
	3-3 临床研究成果	3-3-1 制订医学相关指南规范
		3-3-2 高质量的临床研究论文
		3-3-3 省部级以上医学相关科技奖励情况
		3-3-4 应用于临床的发明专利授权情况
		3-3-5 全国科技量值排名情况
	3-4 临床科研与管理平台	3-4-1 临床研究基础设施
		3-4-2 药物、器械临床试验平台
		3-4-3 生物样本库和队列管理平台
		3-4-4 国家级、省部级科研平台
		3-4-5 临床研究信息系统和数据库

（续表）

一级指标	二级指标	三级指标
4.成果转化	4-1 生物医学成果转化能力	4-1-1 研究成果的临床转化情况
		4-1-2 研究成果的产业转化情况
	4-2 临床成果对外辐射能力	4-2-1 临床技术的普及推广情况
		4-2-2 指南规范的推广应用
	4-3 成果转化效益	4-3-1 成果转化的临床效益
		4-3-2 成果转化的经济效益
		4-3-3 成果转化的社会效益
	4-4 临床研究成果转化平台	4-4-1 转化上下游平台资源建设
		4-4-2 转化项目的评估机制
		4-4-3 成果转化激励机制

1. 战略层面

作为研究型医院发展的基础性层面，正确的战略支撑能具有良好的指导带动作用。主要包括发展定位、研究型组织管理、研究型团队建设、科创文化建设、经费支持等。

(1)发展定位：医院在政策层面上应制订目标明确、规划内容具体的发展规划；建设文件制度体系应健全，有具体可操作的建设内容和工作措施。

(2)研究型组织管理：已开展的研究型医师和研究型学科激励方案；临床研究中心等研究型医院组织体系是否健全，机构设置是否完备；转化研究等各项内部评审的流程、环节、时间设计等是否合理。

(3)研究型团队建设：引领性专家人数与占比，如高层次人才、研究型医师等；科研辅助及管理人才，如研究型护士、统计师、工程师、项目管理人员等。

(4)科创文化建设：是否有创新文化建设方案，营造创新氛围；是否定期开展学术研讨会、创新沙龙等；是否定期举办医学人文沙龙、论坛等。

(5)经费支持：可分为院内和院外；院内包括临床研究专门基金投入、科研经费投入占医疗总收入比例、科研经费投入与产出比等，院外包括课题科研资金经费、人均科研经费、年均新获得科研经费等；除此之外，也可考虑跨科室、跨医院、高校合作基金设立、投入经费等。

2. 医疗层面

临床诊疗服务作为一家医院最基本、最重要的任务，是评价一家医院的最主要指标，研究型医院也不例外。主要包括疑难重症诊疗能力、多学科诊疗能力、医疗服务质量、医学前沿技术等。

(1)疑难重症诊疗能力：是否入选国家级医学中心、区域医疗中心等；是否入选国家疑难病症诊治能力提升工程项目等；专科疑难病例占比、外地患者占比等。

(2)多学科诊疗能力：院校级学科交叉合作情况、跨医院多学科诊疗情况等；多学科远程诊疗项目、辐射区域、年诊疗人次等。

(3)医疗服务质量：手术患者并发症、低风险组病例死亡率、医疗事故、院内感染等；患者、受试者的满意度等。

(4)医学前沿技术：卫生健康行政部门认定的诊疗、药物、器械等方面的国际领先技术的临床运用情况；信息管理平台的智能化信息化程度、信息系统评级等。

3. 科研层面

科研创新应是研究型医院区别于一般服务型医院的关键点。主要包括重点研究攻关能力、临床研究能力、临床研究成果、临床科研与管理平台等。

(1)重点研究攻关能力：表明研究型医院在科研方面的领头作用，包括国家级科研项目的主持、参与以及项目总金额，国际合作类、省部级科研项目的主持、参与以及项目总金额。

(2)临床研究能力：临床研究队列数量、队列入组人数等；跨医院的临床研究情况；研究型学科的数量及占比；医院研究者发起的研究数量与规模。

(3)临床研究成果：包括制订的被国内外认可的医学相关指南、规范、共识等；高质量的临床研究论文发表情况，省部级以上医学相关科技奖励情况，应用于临床的药物、器械、诊疗方式等发明专利授权情况；其他科技量值在国内外权威榜单中的排名或分数。

(4)临床科研与管理平台：临床研究专用场地情况、直接用于临床研究的设备数量及金额等；获 GCP 认证的科室开展药物、器械等临床试验的数量、规模、质量考核、通过验收率等；生物样本库和队列管理平台的数量、规模、配套设施、管理措施等；省部级以上重点实验室、医学研究实验室、工程中心、大数据中心等建设情况;临床研究专有系统及数据库规模。

4. 成果转化

成果转化是我国医学科技创新链条的重点,却也是薄弱环节;通过在研究型医院评价体系中增加成果转化方面的评价指标,有利于推动医院提高科研转化能力。主要包括生物医学成果转化能力、临床成果对外辐射能力、成果转化效益、临床研究成果转化平台等。

(1)生物医学成果转化能力:研究成果运用于医院临床情况、进入医疗服务价格目录情况、进入企业研发或生产情况等。

(2)临床成果对外辐射能力:临床技术、指南规范等在不同省市、国内外的推广普及情况。

(3)成果转化效益:包括研究成果转化的临床效益(受益覆盖人群、临床改善情况等)、经济效益(合同金额、到账金额、人均转化金额等)、社会效益(关省部级以上表彰及声誉或主流媒体报道)等。

(4)临床研究成果转化平台:转化平台建设相关专利、法律、资本等机构资源是否完善,支持研究者发起研究的转化项目评估和激励机制是否合理。

(二)研究型学科评价指标体系(见表 10-2)

表 10-2 中国研究型医院学会《研究型学科评价指标体系》

一级指标	二级指标	三级指标
1.学科建设投入	1-1 医疗资源	1-1-1 各类医学中心诊疗中心
		1-1-2 获批各类重点学科/专科
		1-1-3 获批专业质控中心
	1-2 科研资源	1-2-1 出院患者或门诊患者(纯门诊学科)中纳入临床研究的比例
		1-2-2 专病数据库和生物样本库的建设和使用情况
		1-2-3 临床队列建设情况
		1-2-4 医学科研平台
		1-2-5 GCP 备案专业认定

（续表）

一级指标	二级指标	三级指标
1.学科建设投入	1-3 项目资源	1-3-1 获上级纵向、横向科研项目
		1-3-2 获人才项目
		1-3-3 院级、学科自筹科研项目
		1-3-4 IST 数量(申办方发起的 GCP 临床试验)
	1-4 人力资源	1-4-1 研究生导师量
		1-4-2 引进国内外高层次人才数
		1-4-3 学科专职科研人员
		1-4-4 在站博士后及获博后基金人数规模
		1-4-5 学科人才梯队
	1-5 制度保障和研究氛围	1-5-1 制度建设
		1-5-2 学科临床研究的经费投入
		1-5-3 科研、创新文化建设
2.学科建设过程	2-1 高质量医疗技术开展	2-1-1 国际领先技术的运用情况
		2-1-2 药物、器械创新技术的临床运用
		2-1-3 疑难重症病例诊治能力
		2-1-4 重点病种、重点手术
		2-1-5 多学科诊疗能力
		2-1-6 医疗服务的质量安全
	2-2 科学研究开展	2-2-1 国家级科研项目承担情况
		2-2-2 国际合作类、省部级科研项目承担情况
		2-2-3 学科合作能力
		2-2-4 临床研究项目质量
	2-3 科研教学的开展	2-3-1 临床研究授课
		2-3-2 带教本科生参与研究
		2-3-3 派员长期国际访学或参与国际研究

（续表）

一级指标	二级指标	三级指标
3.学科建设产出	3-1 医疗影响力	3-1-1 外地患者占比、国际患者占比
		3-1-2 疑难病例占住院患者比例
		3-1-3 牵头或参与制订各类指南、标准
	3-2 科研影响力	3-2-1 获科技奖项
		3-2-2 高质量的临床研究论文
		3-2-3 国际学术任职、国内学会任职
		3-2-4 举办/主要参与国际性学术会议
	3-3 社会与科技影响力	3-3-1 应用于临床的发明专利授权情况
		3-3-2 成果转化数
		3-3-3 成果转化的临床效益
		3-3-4 成果转化的经济效益
		3-3-5 成果转化的社会效益
	3-4 科研教学成效	3-4-1 研究生升学率
		3-4-2 博士、博士后获批科研项目
		3-4-3 指导学生获奖

1. 投入层面

研究型医院学科建设投入应包括医疗资源投入、科研资源投入、项目资源投入、人力资源投入、制度及氛围等。

（1）医疗资源：是否入选国家临床医学中心、国家级医学中心、国家区域医疗中心、省部级医学中心等，及其考核得分；是否获批国家/省部级各类重点学科/专科，及其专科评估得分和国内排名；是否获批国家/省部级专业质控中心，及其评级/考核成绩。

（2）科研资源：患者纳入临床研究的比例；专病数据库和生物样本库的建库制度、文件规范、数据存储量、出入库情况、资源利用情况、在库样本数量、开放应用数量等；临床队列数量、入组人数、追踪时长、论文数量及影响等；医学科研平台情况，含学科拥有的各级医学研究实验室、国际联合实验室、研究中心等的数量及考核得分；是否为 GCP 备案专业，及其 GCP 备案 PI 数、开展年限、在研项目数等。

(3)项目资源:从上级获得的纵向/横向科研项目和人才项目的数量及获批经费;院级、学科自筹的科研项目,通常是IST未涉及的领域,如罕见病研究、诊断或治疗手段比较、上市药物新用途等;IST数量(申办方发起的GCP临床试验),显示特色疾病在国内的保有量和保有率;IIT与IST并行,互为补充,才能更好地推进药物研究的深度和广度,更多地获得研究数据,为循证医学提供依据。

(4)人力资源:研究生导师(含硕导、博导)的数量、带教研究生数量、优博/优硕占比等;引进国内外高层次人才数,含对学科带头人或科主任、亚专业带头人(学科骨干)、学科后备各类高层次人才的引进数量及产出;学科专职科研人员,含基础与临床研究科研人员、兼职PI人员数量、占比等;在站博士后人数及获博后基金人数占比;学科人才梯队情况,包括领军人才(院士等国家级人才称号、国际期刊主编或副主编)和医师(/药师/技师)博士学历占比、研究型人才(临床学家、科学家、教育家、行政管理专家)占比等。

(5)制度保障和研究氛围:制度建设情况,包括学科发展规划及具体实施计划、规范化的管理制度,学科内鼓励研究的激励、奖惩机制等;经费保障情况,如学科临床研究经费投入占总业务收入比;科研及创新文化建设情况,是否定期举办开展疑难重症、死亡病例讨论会等学术例会、创新沙龙、Journal Club等。

2. 过程层面

作为一家研究型医院,学科建设过程层面的评价不仅应包括对医疗技术开展情况的评价,还应包括对科学研究和科研教学方面开展情况的评价。

(1)高质量医疗技术:卫生健康部门认定的国际领先技术、药物/器械创新技术的临床运用情况;是否入选国家疑难病症诊治能力提升工程项目等;重点病种、重点手术平均增长率是否与门诊患者平均增长速率相匹配(科室总体平均增长率);牵头多学科诊疗情况,如多学科远程诊疗项目、辐射区域、年诊疗人次等;医疗服务质量安全情况,如手术患者并发症、低风险组病例死亡率、医疗事故、院内感染等。

(2)科学研究:国家级、省部级、国际合作类科研项目承担情况,区分主持、参与以及项目总金额;是否牵头/参与国内外多中心研究(含临床、基础研究)、医工合作、医企合作等;医院临床研究中心核查的临床研究项目质量。

(3)科研教学:主讲临床研究课程、临床研究文献导读等临床研究教学情况;参与本科带教学时与人数(含八年制在医院期间进行的研究训练);出国时间超过三个月以上的长期国际访学或参与国际研究情况。

3.产出层面

研究型医院学科建设产出应包括医疗、科研、社会、教学等方面效益与影响力。

(1)医疗效益:异地患者来院就医人数占总患者人数的比例、各专科疑难病例患者人数占住院患者人数的比例等;牵头/参与制订各类指南、各类标准、专家共识数,或研究成果是否被国际指南引用等。

(2)科研效益:获得的国家级、省部级或学会科技奖项;一流刊物的论文发表情况,兼顾数量、被引频次,国际顶级学术期刊发表可设加分项;国际学术组织任职、国际学术期刊主编/副主编/编委等,如中国研究型医院学会、中华医学会、中国医师协会、中国医院管理协会常委及以上任职人次数;举办或作主题报告参与的国际性学术会议。

(3)社会效益:应用于临床的药物器械研发类、诊疗方式等国内外发明专利授权情况;临床成果的临床转化和产业转化数量、受益覆盖人群及临床改善情况(临床效益)、转化协议或合同的协议金额与到账金额(经济效益)、相关省部级以上表彰及声誉或主流媒体报道(社会效益)等。

(4)教学效益:学科培养的研究生升学率、硕转博比例;博士获批博士创新基金等,博士后获批国自然、国社科等;指导学生获得国家级、省部级科研竞赛奖励(学科所培养学生的科研产出能力)。

(三)研究型人才评价指标体系(见表10-3)

表10-3 中国研究型医院学会《研究型人才(医师)评价指标体系》

一级指标	二级指标	三级指标
1.品德作风	1-1 思想素养	1-1-1 思想政治素养
	1-2 品性道德	1-1-2 科学道德素养
		1-1-3 行医品德与责任担当

（续表）

一级指标	二级指标	三级指标
2.诊疗技能	2-1 知识基础	2-1-1 专业知识
	2-2 医疗能力	2-2-1 医疗业务能力
		2-2-2 医患沟通能力
		2-2-3 医疗质量安全
		2-2-4 服务患者意识
		2-2-5 临床诊断治疗水平影响力
3.创新能力	3-1 胜任特征能力要素	3-1-1 科研前瞻能力
		3-1-2 科研洞察能力
		3-1-3 科研创新能力
		3-1-4 信息处理能力
		3-1-5 系统思维能力
		3-1-6 领导能力
		3-1-7 合作交流能力
	3-2 核心研究能力要素	3-2-1 科学研究方向
		3-2-2 自发构建交流平台
		3-2-3 开展产学研合作
4.人才培养	4-1 教学能力	4-1-2 四生带教
	4-2 专科人才培养	4-2-1 科研引导
		4-2-2 责任心
5.学术影响	5-1 研究成果及影响	5-1-1 科技奖励
		5-1-2 发表论文、专著等
		5-1-3 专利授权
		5-1-4 学术影响
	5-2 临床研究及应用	5-2-1 临床新技术首次应用
		5-2-2 临床、社会、经济效益

1. 道德层面

立德树人，德育为先。因此人才评价指标应首先考量其品德作风，包括基本政治素养及职业道德素养。

(1)基本政治素养:即是否坚持正确政治方向,是否具有爱国奉献精神等。

(2)职业道德素养:包括科研素养,即是否遵守规范的科研标准、尊重科学、尊重知识等,以及行医品德,即是否具有良好的行医品德,是否清楚认识社会责任感、职业使命担当等。

2. 医疗层面

即为医师的本职,包括医疗相关的专业知识及实际能力。

(1)知识层面:考量指标可为是否为本专业的硕导或博导,是否精通与专业相关的知识、具有宽广的知识面,是否熟悉临床研究的方法和流程。

(2)能力层面:是否具有丰富的临床实践经验、处理本专业疑难病能力;是否能与患者进行良好沟通,通俗易懂,患者能理解与认同;其医疗质量是否稳定,医疗服务满意度如何;医疗服务时,是否能站在患者立场考虑问题,全面衡量诊治方案的利弊,满足患者合理需求;是否以礼待患,耐心问诊,注意倾听患者主诉;治疗方案是否考虑到患者医院和经济条件;是否有固定患者群,复诊率如何;是否精通本专业疾病诊疗,是否形成专病特色或具有一定区域影响力。

3. 科研层面

评价科研层面的指标涉及较广,大致可分为基本科研能力(即科研工作的基本岗位胜任力)和领域创新能力。

(1)基本科研能力:是否能追踪热点、掌握学科前沿知识,及时从病例收集、实验及数据分析等环节发现临床问题,是否能关注热点及科学研究等最新动态;是否具有职业敏感性、透过现象看本质,发现并提出具有临床实用价值的问题;是否能提出新奇、独特的想法和分析解决问题的建议,是否能结合临床需求提出新的理念或新诊疗方法;是否能获取足够的、高质量的文献及数据等并进行生物信息处理,保证科学研究达到高水准;是否具备缜密的思维能力,基于知识和经验迁移,策略性思考明晰问题或事务间的复杂关系,有针对性地制订解决临床问题的方案;是否具备领导力,能通过采取一定的策略和手段,引领团队不断前进;是否具有国际化视野、优质的学术网络以及集智攻关的能力;是否愿意协同攻关,鼓励团队、表达正向期望,善于建立团队精神。

(2)领域创新能力:发表论文(统计源期刊、SCI/EI)是否相对集中在某一研究领域,被引频次如何,是否行走于科学研究前沿,主持课题是否与主攻专病方向一致;是否能整合资源、组织跨学科平台交流,为基础研究向临床研究转化提供契机；是否注重创新技术转化应用，积极寻求外部企业合作机会，探索“产学研用”深度融合路径。

4. 人才培养

主要指对学生、年轻后辈及下属的带教情况，一部分是应承担的教学责任，另一部分是身为前辈的引导和提携作用。

(1)教学责任：承担的教学工作情况，及其教学效果。

(2)引导提携：创造学习机会以使年轻人获得高质量的教育和培养，引导学生探索问题的解决方案，支持学生基于已有的学科知识进行新方法和技能的探索与运用；培养下属或学生倾注心力，尽职尽责，通过提供帮助或安排培训，促使他们进步成长。

5. 学术影响

主要包括研究型人才(医师)代表性成果数量、学术影响、临床研究应用情况等。

(1)研究成果：获得的科学技术奖项情况；以第一/通信作者在本研究领域高质量期刊上发表论文情况、以主编或副主编参与专著撰写并公开发行情况；获批的标准、发明专利、实用新型专利、软件注册权等。

(2)学术影响：在国内外学术组织任职、在国内外医学期刊担任编委/主编等；参加国内外学术会议并作有影响力的学术报告；牵头/参与指南、规范制订等。

(3)临床应用：医疗卫生监督管理部门对创新成果的认定，上级主管部门首次认定的新医疗技术、创新性术式数目等；新的临床诊断方法、治疗方法、新药、新器械、体外诊断试剂等科研成果转化情况及其到账金额。

三、研究型医院评价体系的应用

(一)研究型医院评价体系应用的原则

1. 以标准为依据

研究型医院评价遴选要依照评价标准，按照研究型医院评价指标赋分办法，以综合数据反映参评医院当前的真实状态和能力水平，对指标总分进行排名。

2. 指标重点突出

体现研究型医院建设主旨要义的“诊治难病”、医学创新、成果转化等核心要素指标要突出，医院近三年内转化项目数、人均转化效益、年度内获得省部级以上医学科技奖励、年度内出院患者四级手术比例等重点指标赋分排序应相对靠前。

3. 评价维度全面

我国医院可划分为研究型医院、临床型医院、全科型医院，其中研究型医院在医疗卫生体系中应处于顶层地位。因此，对其评价注重临床与科研并重，医教与研产融合，保证评价遴选的专业性。

4. 严把数据申报

入选医院是积极参与研究型医院评价遴选，自愿注册申报的医院。但是在申报阶段就应同步开展全面的数据核查，对异常值进行反复验证，确保数据真实性，汇总结果出炉后再次对主要指标进行数据验证，开展同行专家论证，最终在终审论证会上应由参会专家一致通过，确保评价遴选结果的客观、真实、可靠。

5. 参考其他排名

可适当参考其他排名，如公立医院绩效考核、复旦版中国医院排行榜、中国医学科学院科技量值排行榜等，综合衡量；在其他排名中相对靠后则需慎重考虑。

（二）研究型医院评价体系应用的意义

1. 以评促建，推动研究型医院发展

研究型医院建设已进入包括上海、北京、海南、江苏、山东、安徽、福建等省市的卫生健康事业发展规划；目前已有上海、江西、山东、河南、陕西、江苏、吉林、黑龙江等省市建立了省级研究型医院学会，并在区域卫生健康事业中发挥着日益重要的作用；申请成立二级机构和成为学会会员的知名医院、院校和专家教授越来越多，凸显了业内对研究型医院理念的认同在不断加深。通过研究型医院评价遴选，有助于调动各地研究型医院建设积极性，提高其认识水平及实践动力。

2. 明确职能，发挥主力军带动作用

研究型医院评价体系遴选得出的研究型医院、学科、人才，在医疗卫生事业中大都起到了带动作用。一是在整体提升国家和区域医疗卫生水平、解决“大病不出省”方面，研究型医院基本都是国家医学中心、临床医学研究中心和区域医疗中心建设单位，都承担着区域乃至全国诊治疑难危重病症的重要任务，都承担着通过出共识、出指南、出标准辐射带动临床型医院、全科型医院临床诊治水平提升的重要使命；二是在应对重大公共卫生事件方面，申报的研究型医院大多是中流砥柱，疾病诊治指南的审定专家也多是研究型医院的专家教授。

3. 守正创新，促进评价指标多元化

教育部2018年底发布的《关于开展清理“唯论文、唯帽子、唯职称、唯学历、唯奖项”专项行动的通知》，明确了关于项目及基地评审、自主科研经费分配、论文奖励、职务职称晋升、评奖评优和人才引进等原则，旨在扭转学科的评价导向，推行代表作评价制度，注重标志性成果的质量、贡献、影响。有专家指出，“破五唯”不是完全抛弃原有的指标，而是改变“一刀切”模式，探索如何真正用好这些指标。随后教育部与科技部联合发文，提出破除论文以SCI至上，规范各类评价工作中SCI论文相关指标的使用，探索建立科学的评价体系，营造良好的创新环境。在相关背景和文件的指导下，研究型医院评价指标呈现多元化，从投入、产出角度加以区分，并分别设置权重，全面考量研究型医院建设的科技创新情况。同时，丰富的指标体系内涵也使其认识到研究型医院不是门诊量、床位数越多越好，而是充分发挥好多学科诊疗中心的作用；应切实落实临床与科研并举的发展战略，医院的发展路径不能仅仅靠医疗，而要走依靠创新转化支撑医院发展的新路子，真正做到医疗、创新、转化“三手抓”三手都要硬。

参考文献

[1] 朱辉，余飞，范理宏，等.高质量发展形势下研究型医院评价指标体系构建研究[J].中国医院管理，2022，42(4)：66－69.

[2] 王川，孙涛.构建研究型医院科技创新能力评价指标体系[J].中国卫生质量管理，2019，26(3)：130－133.

[3] 陈博.军队研究型医院学科评价指标体系研究[D].重庆：第三军医大学，2013.

[4] 杨英.军队医院研究型学科评价指标体系与评价方法探索[D].重庆：第三军医大学，2014.

[5] 应向华，王剑萍，张勘，等.上海研究型医院的评价指标体系构建研究[J].中国卫生资源，2014，17(2)：82-83.

[6] 吴来阳.研究型医院建设指南及评价指标体系研讨会议纪要[J].中国研究型医院，2022，9(2)：73-75.

[7] 凤磊.研究型医院科研人才综合评价指标体系研究[J].中国卫生资源，2014，17(2)：97-99.

[8] 陶庆梅，于新颖.研究型医院学科科技创新评价指标体系的初步构建[J].中国研究型医院，2022，9(6)：31-36.

[9] 徐拯，段光锋，贺祥.医院研究型科室科技评价指标体系构建[J].解放军医院管理杂志，2017，24(2)：135-137.

[10] 姚军，高天.中国研究型医院理论解读之七：研究型医院的人才培养[J].中国研究型医院，2016，3(2)：54-65.

[11] 中国研究型医院学会.中国研究型医院建设指南[EB/OL].[2023-11-09].http://www.crha.cn/#/Details? type=1227&url=&atype=3.

[12] 中国研究型医院学会.研究型学科评价指标体系[EB/OL].[2023-11-09].http://www.crha.cn/#/Details? type=1228&url=&atype=3.

[13] 中国研究型医院学会.研究型医院评价指标体系[EB/OL].[2023-11-09].http://www.crha.cn/#/Details? type=1229&url=&atype=3.

[14] 中国研究型医院学会.研究型人才(医师)评价指标体系[EB/OL].[2023-11-09].http://www.crha.cn/#/Details? type=1230&url=&atype=3.

[15] 教育部.关于开展清理"唯论文、唯帽子、唯职称、唯学历、唯奖项"专项行动的通知[EB/OL].[2023-11-09]. http://www.moe.gov.cn/srcsite/A16/s7062/201811/t20181113_354444.html.

[16] 钟华，范少萍，李勇，等.中国卫生与健康科技创新指数构建与评价研究[J].中华医学科研管理杂志，2020，33(4)：241-248.

[17] 熊利泽，李谨革，罗正学，等.研究型医院学科建设模式的创新与评价[J].解放军医院管理杂志，2011，18(12)：1112-1113.

[18] 康琦，杨浩，金春林.中国研究型医院评价指标体系研究现状及思考[J].卫生经济研究，2024，41(1)：36-40.

[19] 李晓婧.研究型医院学科建设评估指标体系的构建及应用研究[D].济南：

山东大学,2023.
[20] 张寅.优化人才评价体系，推动研究型医院建设[J].人力资源,2023(2):138-139.
[21] 白杨,张洋.浅谈研究型医院科研项目绩效建设[J].中国研究型医院,2022,9(2):49-52.
[22] 邹茂,吴成斌,陈小丹,等.基于德尔菲法的重庆市健康促进医院评价指标体系构建研究[J]. 医学与社会,2022,35(2):75-79,84.
[23] 曹阳,唐文熙,姚嘉奇,等. 医保视角下公立医院评价指标体系构建[J].广东药科大学学报,2020,36(1):95-101.
[24] 武青松.研究型医院学科评估模型的构建及应用研究[D].武汉：华中科技大学,2020.

第三篇　展　望

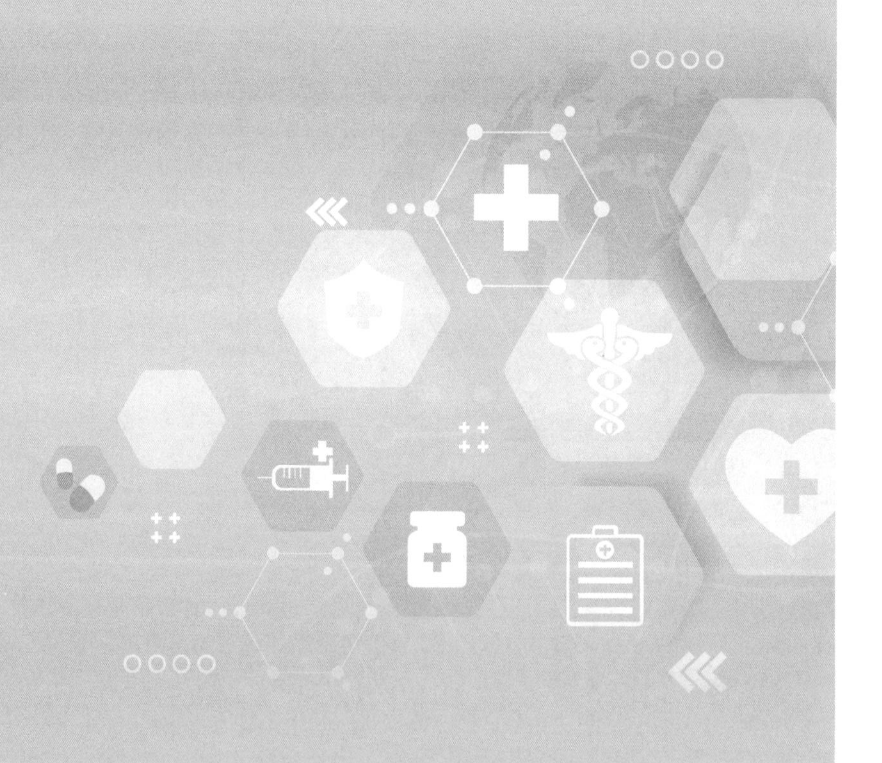

第十一章
深化医改与研究型医院

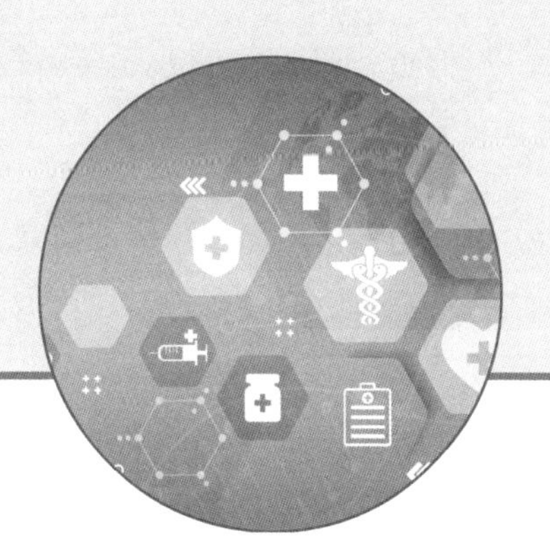

在医改的新形势下，研究型医院可以保持大型公立医院的优势，可以使得医院实现从规模效益型向质量效益型转变。研究型医院主要通过临床医学科技创新，持续提高临床诊治水平。这需要临床与科研有机融合的转化医学。

第一节　国家医改的进展

一、国家医改的历史进程

（一）1949—1978年初级卫生保健建设

1949年，百废待兴，人民生活水平低，医疗卫生体系薄弱。当时，中国的新生儿死亡率200‰，孕妇死亡率15‰，人均期望寿命35岁。为保障人民健康，我国开始探索卫生服务体系建设。建国初期国家财政紧张，对于卫生事业的财政投入不足，因此主要任务是建立公共卫生服务体系，发展壮大城乡基层医疗卫生服务组织，向社会提供以传染病防治、妇幼保健为主的基本医疗卫生服务。与当时的经济制度相适应，公共卫生服务完全依靠政府的管理和财政投入，公共卫生服务在城镇地区由公共财政支持，在农村地区由社区筹款支持，农村地区的集体农庄和城镇地区的工作单位都为其成员提供医疗保健。由“赤脚医生”提供初级诊疗服务，集体农庄或单位提供医疗服务的多层级基本医疗服务体系基本形成，人民的生命健康得到保障。预防性初级保健措施的应用使得我国在这一阶段通过极少的财政投入，提供基本医疗保障以及在计划经济阶段确保群众可以通过多种途径获取医疗保健。

1951 年，原卫生部颁行的《农村卫生基层组织工作具体实施办法(草案)》指明了基本医疗卫生服务内容：以预防为主，注重改善环境卫生，致力于解决安全饮水、粪便处理问题，为妇女儿童提供基本保健服务、开展人群健康教育、实行广泛的社会动员、鼓励公私机构合作、收集和利用卫生信息、开展初级卫生人员训练等改革内容。政府通过公共权力的使用对医疗服务和保障、卫生防疫、卫生监督等实行统一管理，对公立的卫生医疗机构进行全额拨款。

1957 年 8 月，原卫生部在《关于加强基层卫生组织领导的指示》中明确基层卫生组织的任务是“担负医疗预防、卫生防疫、妇幼卫生、卫生宣传教育等工作”。1959 年 4 月，原卫生部在《关于加强人民公社卫生工作的几点意见》中，规定人民公社卫生工作的 16 项要求，群众运动包括“除四害、讲卫生、消灭疾病”；积极改善环境卫生和居住条件；搞好公共食堂、工地、幼儿园、托儿所、医院和养老院的卫生条件；加强妇女卫生工作；加强预防工作，即“扩大预防，以医院为中心指导地方和工矿的卫生预防工作”；做好药材的生产供应工作；加强卫生宣传、普及卫生知识和大力培训“四员”；加强中西医的团结合作；积极组织城市医药卫生力量大力支援人民公社卫生工作等。

1965 年，《关于组织农村巡回医疗队有关问题的通知》中提出农村基层培训不脱产卫生员(保健员)和助产员(接生员)的要求。培训标准为：卫生员掌握简易针灸、简易急救和小伤小病的诊治，会修建水井、水源保护和消毒、粪便无害化处理，“除四害”和卫生宣传、常见传染病简易预防和疫情报告；接生员掌握新法接生、产前检查、产妇和新生儿护理，计划生育和卫生宣传以及简易计划生育服务等。这些人员大多数成为后来的“赤脚医生”，成为一支重要的农村卫生队伍，是我国在这一时期初级卫生保健力量的重要组成部分。

1978 年 12 月，原国家卫生部等 5 部委颁发《全国农村人民公社卫生院暂行条例(草案)》，制订“坚持面向工农兵、预防为主、团结中西医、卫生工作与群众运动相结合的方针”，并规定卫生院的 12 项任务，包括制订公社卫生规划和卫生统计；开展爱国卫生运动、指导“两管五改”、疫情报告、传染病管理和预防接种；疾病诊断治疗和会诊、出诊、转诊；协助合作医疗工作；培训赤脚医生；计划生育和妇幼保健服务；指导劳动卫生和职业病防治；卫生知识的宣传普及工作等。

这一时期我国卫生医疗服务工作的主要内容是农村人口的医疗保健服务的保障。当时，我国80%的人口在农村，农村卫生基础设施不完善和医疗质量低，农村人口的健康水平低，难以得到及时有效的医疗保健和医疗救治。经济发展落后导致卫生资源投入不足，传染病防治、基本保健服务、农村饮水健康等公共卫生服务不足。通过发动群众运动和开展爱国卫生运动、改善卫生环境、坚持预防为主、把卫生工作重点放在农村、培养基层卫生人员和赤脚医生、实行农村合作医疗制度等措施，大幅度提高我国居民卫生条件和人民生命健康水平。人均期望寿命从1949前的35岁提高到1981年的67.9岁，同期婴儿死亡率由200‰左右降至34.7‰。

到20世纪70年代中期，我国已经建成有效的多级医疗体制。城镇中，医疗体制有国家财政和行政手段支撑，依靠医疗服务机构来组织医疗保障。患者通过缴纳少量的医疗费用，就可以享受基本的医疗服务，基层的医务人员在必要时，才会将患者转诊到上层医疗机构。这时期的医疗费用总体水平较低，公立医院服务费用受政府控制，长期处于极低的水平，而政府通过弹性预算为患者提供住院治疗补贴，防止医院入不敷出。因为预算限制非常宽松，医生在提供医疗服务的原则是根据患者疾病情况提供相应服务，不存在创收等其他经济因素影响，这也降低患者经济方面的压力。

(二)1979—1999年增加医疗服务供给阶段

1978年，我国开始探索社会主义市场经济，从完全的计划经济转变为以公有制为主体，多种所有制并存的经济体制，我国的卫生事业也有了新的要求和目标。20世纪70～80年代，我国卫生事业面临的主要问题有:医疗卫生服务秩序混乱，卫生资源严重短缺，卫生服务供给不能满足人民群众日益增长的需求。经济发展水平低，综合国力和财力极为贫弱，政府发展卫生事业的能力受到极大限制。因此，卫生事业改革的重点是:抓住医疗服务供不应求的主要矛盾，增强医疗卫生机构活力，扩大服务供给，提高卫生机构的服务供给能力，缓解供需矛盾。卫生事业要按经济规律办事，加强财务管理，打破“平均主义”和“大锅饭”的分配方式，调动人员积极性，减少卫生资源的浪费并提高卫生服务效率。

改革开放后，中国的卫生资源配置人均水平较高，但是卫生筹资公平性极不公平。完全的计划经济成为历史，政府对卫生机构的全额拨款也成为过去式，市场背景下的卫生服务逐渐出现新的问题。随着经济制度的改革，人民的生活水平大幅度提高，对健康的追求和医疗卫生服务的需求不断释放，健康需求的无限性和医疗资源的有限性在这一时期逐步凸显。人民的卫生需求不断增长，医疗成本急剧膨胀，医疗资源高度不平等，医疗服务提供者和患者共同面临机制缺陷和动机缺陷问题。

计划经济时期的卫生费用由国家包揽，缺乏筹资机制和有效的约束机制，在一定程度上造成不合理的卫生资源的消费。同时，卫生事业经费和投资严重不足，加之 20 世纪 60 年代以来的三次大幅度降低收费标准，致使医疗收费标准过低，医疗机构亏损严重，仅 1984 年一年全国医院就亏损 9.5 亿元。全民所有制单位职工医疗费用由 1978 年的人均 35.46 元，增长为 1985 年的人均 63.61 元。1978—1985 年医疗费用平均增长率为 8.7%。20 世纪 80 年代初期，全部的机构收入都由政府预算来完成，到了 1992 年，政府对医疗机构的收入贡献率已减至 35%，预算差额由收取的医疗服务费来补足。据统计，1983 年的诊疗人次达到 26.5 亿，入院人数达到 5021 万，相当于 1978 年工作量的 2.6 倍。此时，农村经济体制改革取得了巨大成功，随着城乡经济发展，居民收入水平和医疗服务需求快速提高，凸显医疗资源严重短缺，医疗卫生服务能力严重不足，普遍出现“看病难”“住院难”“手术难”问题。

1985 年 4 月，国务院批转原国家卫生部的《关于卫生工作改革若干政策问题的报告》(国发〔1985〕62 号)中指出，当前面临的主要问题是卫生事业发展缓慢，与我国经济建设和人民群众的医疗需要不相适应。文件中提出：“为了加快卫生事业的发展，中央和地方应逐步增加卫生经费和投资；同时，必须进行改革，放宽政策，简政放权，多方集资，开阔发展卫生事业的路子，把卫生工作搞活。”这一文件的颁布使得 1985 年成为我国医改的启动年。卫生部提出把工作重心转移到医药卫生现代化建设上来，坚持从卫生工作的实际出发，制订了“普遍整顿、全面提高、重点建设”的方针，大力整顿医疗卫生服务秩序，促进医疗卫生工作标准化，强化各级各类医务人员的职责，改善医疗质量和服务态度，使广大医务人员焕发活力，医疗卫生工作逐步走上正轨。

1985 年 8 月颁布的《关于开展卫生改革中需要划清的几条政策界限》中指出：“医疗卫生单位在保证完成各项任务的前提下，从扩大服务项目和服务范围中增加的合理收入，其纯收入部分用于改善其工作和生活条件，应允许和支持。”1989年国务院批转的《关于扩大医疗卫生服务有关问题的意见》(国发〔1989〕10号)提出:积极推行各种形式的承包责任制;允许有条件的单位和医疗卫生人员从事有偿业余服务;进一步调整医疗卫生服务收费标准;医疗卫生事业单位实行“以副补主”,组织多余人员举办直接为医疗卫生工作服务的第三产业或小型工副业,实行独立核算、自负盈亏。1992年9月,《卫生部关于深化卫生改革的几点意见》(卫办发〔1992〕34号)确立了“建设靠国家、吃饭靠自己”的体制。通过一系列的政策,缓解这一时期的医疗需要与供给不足的矛盾,逐步使我国的卫生事业发展由政府财政全额支付到政府管理,医院自负盈亏转变。

市场化在医疗卫生领域的实践不仅缓解医疗供需的矛盾,也带来新的问题:医疗资源的配置效率和技术效率均不高,医疗劳务定价过低,导致医疗机构以药养医情况严重。至1990年底,全国享受公费医疗保健的为2693万人,享受劳保医疗的1160万人,另外在职职工供养的直系亲属6636万人享受半费医疗待遇。职工人均医疗开支为165元左右,过高的医疗支出使得财政难以承受。1998年,国务院下发《关于建立城镇职工基本医疗保险制度的决定》(国发〔1998〕44号)标志着城镇职工医疗保险改革正式在全国范围内启动。在各地试点基础上,江苏镇江市和江西九江市的“城镇职工基本医疗保险制度制订”改革试点开始探索整合原有的公费医疗和劳保医疗制度。1998年12月《国务院关于建立城镇职工基本医疗保险制度的决定》实行,城镇职工基本医疗保险开始在全国建立。

我国开始探索医疗保险制度改革。1990年实施的劳保医疗改革以及1998年全面推开的城镇职工基本医疗保险并没有提高社会医疗保险覆盖率,与1993年相比,1998年劳保医疗比例和公费医疗比例分别减少3.58%和0.85%,自费看病的比例相应提高6.50%。至1998年自费比例高达76.40%,其中城市和农村分别为44.10%和87.30%。这在一定程度上与20世纪90年代国有企业改革、经济结构战略性调整导致职工下岗、失业有关,这部分人群丧失社会医疗保障,自动加入自费的行列。

农村合作医疗制度、农村三级医疗预防保健网和赤脚医生制度,曾被世界卫生组织誉为中国农村卫生工作的三大法宝。20世纪70年代末曾经覆盖90%以上的生产大队,为保护农民健康发挥过巨大作用。但是,随着农村经济体制改革,集体经济力量支撑下的合作医疗大面积解体,到20世纪80年代中后期，覆盖率下降到不足10%。农民看病就医的经济风险越来越大。

总体来看，从1978—1999年，卫生改革与发展取得了重大成就，医疗卫生机构活力增强，技术水平迅速提高，多渠道办医的服务格局基本形成，有效缓解"看病难"等突出矛盾。同时，对社会主义市场经济条件下发展医疗卫生、保障人民健康进行了各种意义深远的探索，积累了丰富的经验。但是，这个时期仍然存在一些问题和挑战。一是《中共中央、国务院关于卫生改革与发展的决定》落实不到位，医疗卫生服务中的城乡差距、地区差距和人群差距没有明显缩小，农村卫生、公共卫生和基层卫生工作仍然薄弱，医疗保障制度不健全问题日益突出。二是对社会主义市场经济体制下如何发展和管理医疗卫生事业的认识不足，照搬经济领域中改革办法的现象比较突出，对卫生事业发展的规律性把握不够准确。

（三）2000—2008年卫生发展活力不断增强的阶段

经过前期的发展，我国卫生事业取得巨大成效，但是矛盾越发突出，卫生资源分布不平衡进一步加剧，卫生资源主要集中在城市和三级医疗机构，农村人口医疗可及性差，且占有的医疗卫生资源远远低于全国平均水平。同时农村医疗卫生资源配置也不尽合理，主要表现为乡镇卫生院机构臃肿，人员技术力量薄弱，以及村级医疗点分布不均，出现医疗服务盲点等问题。

这一时期由于卫生事业财政投入逐年下降和医疗需求的增长，医疗费用个人缴费比例增高，导致越来越多的患者不愿意寻求医疗救助，重大疾病的发生会导致家庭陷入贫困。2003年中国国民健康调查显示，在4级农村地区约有占总人口68%的民众因为价格原因拒绝寻求医疗救助，大约每年中国有3%的家庭被医疗费用拖入贫困。这和我国医疗保险覆盖率不足，自费医疗费用高有着极大的关系。2003年，"新型农村合作医疗制度"的引入，以及公共财政"覆盖农村"战役的打响，使得更多公共资金被投入医疗系统中来，这一阶段的主要问题是我国基本医疗制度覆盖面小，无法发挥其对于医疗供给的兜底作用，因此，提高我国医疗保险参保率，发挥基本医疗制度的服务范围是改革的目标。我国城乡居民医疗卫生负担逐年减少，寻求医疗救助率在不断提升。

经过20世纪80年代国家"多给政策少给钱"的时期，财政拨款的比重逐渐下降，减轻了财政负担。但一方面减少医院经费拨款，另一方面又对医疗服务价格进行管制。在这种情况下，医院想要维持运转、增加收入，唯有通过开"大药”、做“大检查”、一些非医疗手段等手段补偿医院费用。各种不正之风的盛行，造成医药费用的快速上涨，“看病难、看病贵”的矛盾日益突出。

医疗卫生体制改革开始推进。一是实施城镇医疗机构分类管理。2000年，原国家卫生部、国家中医药管理局、财政部、国家计委联合颁布《关于城镇医疗机构分类管理的实施意见》（卫医发〔2000〕233号），将医疗机构划分为非营利性和营利性两类，实施分类管理。放开营利性医疗机构医疗服务价格，允许其根据市场需求自主确定医疗服务项目；对政府举办的非营利性医疗机构享受同级政府给予的财政补助和税收优惠政策，执行政府规定的医疗服务指导价格，其他非营利性医疗机构不享受政府财政补助。二是重视城市社区卫生服务工作。自1999年《关于发展城市社区卫生服务的若干意见》（卫基妇发〔1999〕326号）颁布之后，2000年12月原卫生部印发《城市社区卫生服务机构设置原则》《城市社区卫生服务中心设置指导标准》和《城市社区卫生服务站设置指导标准》明确社区卫生服务中心（站）应具备的基本功能、基本设施、科室设置、人员配备及管理制度等。2001年原卫生部发布《城市社区卫生服务基本工作内容（试行）》和《关于2005年城市社区卫生服务发展目标的意见》以及2006年国务院《关于发展城市社区卫生服务的指导意见》（国发〔2006〕10号），一系列政策文件的出台为社区卫生服务工作的发展提供政策支持。

药品生产流通体制改革也相继进行。一是实行药品收支两条线管理。2000年，原国家卫生部和财政部联合发布《关于印发医院药品收支两条线管理暂行办法的通知》（卫规财发〔2000〕229号）提出：医院药品收支结余上交卫生行政部门，统一缴存财政社会保障基金专户，主要用于弥补医院的医疗成本和发展建设。二是实行药品招标采购政策。2000年1月1日开始实施医疗机构药品集中招标采购。原国家卫生部规定自2000年7月起对医疗机构所使用药品实行“集中招标采购，顺加作价”。2004年进一步扩大药品集中招标采购范围，目的是纠正医药领域的不正之风和规范医疗机构的购药行为，以期降低药品虚高价格。

（四）2009年至今的新型医疗制度时期

2009年中共中央、国务院发布《关于深化医药卫生体制改革的意见》（中发〔2009〕6号），标志新一轮医改开始，医改目标是到2020年，覆盖城乡居民的基本医疗卫生制度基本建立。2009—2011年各级政府需要投入8500亿元，其中中央政府投入3318亿元，主要用于完善新型农村医疗制度、初步建立国家基本医药制度、健全基层医疗卫生服务体系、全面建立城镇居民医疗保险制度，强化公共卫生制度、推进医药改革试点等。2012—2015年，推动支付制度改革、建立重特大疾病保障制度、巩固完善国家基本医药制度。2016—2020年，致力于建立以公共卫生服务体系、医疗服务体系、医疗保障体系和药品供应保障体系组成的基本医疗制度。2016年公立医院综合改革试点扎实推进。综合医改试点省由4个扩大至11个，公立医院综合改革试点城市由100个增加至200个，县级公立医院综合改革全面推开。分级诊疗试点成效初显。在北京、上海、天津、重庆和266个地级市启动试点，探索医联体、医共体等多种分级诊疗模式，推进家庭医生签约服务，家庭医生签约服务覆盖率达22%以上，重点人群达38%以上。整合城乡居民基本医疗保险制度稳步推进，加快推进跨省异地就医结算试点。积极推进支付方式改革。药品供应保障制度改革深入推进。大力推进仿制药质量疗效一致性评价，加快药品审评审批，推进公立医院药品集中带量采购，在公立医疗机构药品采购中推行“两票制”。推进国家药品价格谈判，谈判药品价格平均降幅在50%以上。社会办医环境进一步优化，探索区域注册，推动医生有序流动。《2020年全国医疗保障事业发展统计公报》显示，2020年基本医保参保人员约136131万人，参保率稳定在95%以上，我国医保统筹政策的不断完善，叠加人口增速逐年降低(2019年增速为0.36%)，全国基本医保基金(含生育保险)总收入24846亿元，比上年增长1.7%，占当年GDP比重约为2.4%，总支出21032亿元，比上年增长0.9%，占当年GDP比重约为2.1%；全国基本医保基金(含生育保险)累计结存31500亿元。2021年11月国家医保局发布《DRG/DIP支付方式改革三年行动计划》，明确到2025年底，DRG/DIP支付方式覆盖所有符合条件的开展住院服务的医疗机构，基本实现病种、医保基金全覆盖。2022年5月25日，国务院办公厅发布了关于《深化医药卫生体制改革2022年重点工作任务的通知》，《通知》中提出要进一步推进医保支付方式改革，加快构建有序的就医和诊疗新格局，推动公立医院高质量发展。

二、国家新医改的主要内容

2006年末，国家医药卫生体制改革部级协调小组成立，标志着新一轮医改正式启动。2007年，医改协调小组邀请包括北京大学、复旦大学、北京师范大学、国务院发展研究中心、世界银行、世界卫生组织和麦肯锡公司在内的7家国内外机构进行独立、平行研究，对中国医药卫生体制的改革提出指导原则和制度设计框架。8家机构就整个医药卫生体制的改革与发展给出全面的、系统性的、综合性的建议。分别就医疗保障、公共财政与卫生筹资、医疗服务、医疗卫生的监管和药品生产与流通这5个制度领域的改革分别给出各自的建议。2009年4月6日，国务院颁发《关于深化医药卫生体制改革的意见》(中发〔2009〕6号)提出，政府要增加对医疗卫生事业的投入，而且政府投入兼顾医疗服务的供方和需方。重点推进五项改革：一是加快推进医疗保障制度建设，二是初步建立国家基本药物制度，三是健全基层医疗卫生服务体系，四是促进基本公共卫生服务逐步均等化，五是推进公立医院改革试点。

自2009年以来基层医疗卫生机构主要的改革措施，一是收支两条线管理，意在打破医疗机构收入与医疗服务提供的关联。二是建立基本药物制度，将基层用药限制在基本药物目录的范围内，通过保障基层的基本药物用药，限制过度用药，为居民提供廉价、可及的药物，2006年之后，国家将原有的药品集中招标采购政策目标从“转换医疗机构采购模式”调整为“降低虚高药价，治理医药购销中的商业贿赂，减轻患者的医药费用负担”，药品集中招标采购制度淡出历史舞台，取而代之的是“以政府为主导，以省为单位的网上集中采购”。然而，这两个制度的实施实际扭曲基层医疗卫生机构的激励机构，抑制了基层医疗卫生机构服务提供的积极性。导致基层机构对居民和患者的吸引力下降，居民更多地涌入了大医院，加剧了城市大医院的“看病难、看病贵”问题。

2016年8月，全国卫生与健康大会提出构建分级诊疗制度、现代医院管理制度、全民医保制度、药品供应保障制度、综合监管制度五项基本医疗卫生制度。2017年1月，《国务院关于印发“十三五”深化医药卫生体制改革规划的通知》(国发〔2016〕78号)公布，对五项基本医疗卫生制度进行了具体的部署。2017年10月，党的十九大报告将“优质高效的医疗卫生服务体系”纳入深化医药卫生体制改革的基本内容。五项基本医疗制度和建设完善医疗卫生体制成为医药改革的重点，“实施健康中国战略”这个目标统领着此后的各项医改举措。2016年中共中央、国务院印发《“健康中国2030”规划纲要》后，2019年7月，健康中国行动推进委员会又印发《健康中国行动(2019—2030年)》，显示我国健康中国建设不断提速。

医改要建设健全“四梁八柱”，四梁（医药卫生四大体系）：①全面加强公共卫生服务体系建设；②进一步完善医疗服务体系；③加快建设医疗保障体系；④建立健全药品供应保障体系。八柱（医药卫生八大机制）：①建立协调统一的医药卫生管理体制；②建立高效规范的医药卫生机构运行机制；③建立政府主导的多元卫生投入机制；④建立科学合理的医药价格形成机制；⑤建立严格有效的医药卫生监管体制；⑥建立可持续发展的医药卫生科技创新机制和人才保障机制；⑦建立实用共享的医药卫生信息系统；⑧建立健全医药卫生法律制度。

三、公立医院改革进展

在我国，公立医院通常是指政府主办的公益性事业单位，在医疗体系中长期占据主导地位。公立医院的职能主要是带有公共产品或准公共产品性质的医疗服务：预防医学、传染病防治、妇幼保健、医学研究等。这些领域既要求医疗服务提供者不因利益而获得超额利润，又要求不因获利微弱或者回报周期长而退出，拒绝提供医疗服务；在政府主导下，依据相关政策和法规，促进卫生资源配置的公平性，在经济发展落后或者较为偏远的地区提供公共医疗服务。

我国公立医院的财政支付主要是差额拨款，因此医院的发展和医务人员个人的福利和待遇需要通过提供医疗服务从市场获得。在市场经济下，虽然公立医院受到国家财政补贴，但是在实践中，通过财政补贴难以健康有序的经营公立医院，因此公立医院的需要通过提供医疗服务获得收入，其公益性与创收动机产生矛盾，这也是我国公立医院改革的最主要的困难。

2015 年 11 月，由国务院发布的“十三五”规划建议，关于公立医院公益性的回归专门提出：全面推进公立医院综合改革，坚持公益属性，破除逐利机制，建立符合医疗行业特点的人事薪酬制度。国家利用政策手段结合公立医院出现的问题出台多项政策，为公立医院朝向公益化发展提供方向，包括鼓励医师多点执业、民营资本进入医疗市场、破解以药养医、实行分级诊疗等措施，推进公立医院回归公益性的进程。在补偿机制改革层面上，政府财政补偿范围得到明确，破除“以药养医”。公立医院收入由传统的药品加成收入、服务收费以及财政补助三个渠道逐步改为服务收费、财政补助两个渠道。与此同时，因为医疗保障体系的广覆盖，医保资金事实上形成了政府财政对公立医院的间接补偿。各试点医院通过调整医疗技术服务价格、增设药事服务费、增加政府财政投入等进行了探索。2012 年 7 月,深圳成为全国第一个取消药品加成制度的城市,财政补助由 2009 年的 17.7%上升到 2014 年的 23%。北京市先后在友谊医院、朝阳医院、同仁医院、天坛医院和积水潭医院 5 家医院实行以“医药分开”为核心的试点改革,试点公立医院门诊医保患者的药占比由 2002 年的 70%下降到 2014 年的 58.8%。2013 年,上海市公立医院财政补助占比为 10.46%,同比下降 22.71%;药占比为 37.83%,同比增长 10.16%;2009—2013 年,药品加成收入逐年增加,年均增长 9.01%,药品加成率则由 16.46%下降到 14.80%。县级试点公立医院方面,以湖北省县级人民医院为例,2013 年,财政补助占比同比下降 20.73%;药占比由 2011 的 37.1%下降至 2013 年的 32.7%。取消药品加成等措施给患者减轻了一定负担。但是,财政直接投入不足、医疗服务价格不合理等一系列问题仍有待探索与解决。2009 年,我国医改进入新阶段,公立医院改革是我国医药卫生体制改革的核心,既涉及卫生体制改革,又涉及医疗保险改革和药品价格改革。但是在实践中,无论是破除公立医院逐利机制,医药分开,回归公立医院公益属性,还是构建分级诊疗就医格局,缓解看病难、看病贵的问题,医疗服务供给侧改革面临诸多问题和困难。例如,公立医院应不以营利为目的,为全民提供基本医疗服务,由于我国不再实行计划经济,在国家财政支持不足的情况下,公立医院在承担公共卫生任务的同时,医院业务还要通过收入补偿医疗资源支出,导致医院自身利益与其公益性相悖;我国实行三级六等的医院等级划分,但基层医疗机构承担医疗服务供给较少,患者大多到三级甲等的公立医院就诊,导致公立医院承担医疗任务过重,并且导致我国医疗资源分配不均和分级诊疗难以进行。针对这些存在的问题,2020 年国家医保局围绕支付方式改革与医药价格和采招机制出台《医疗保障疾病诊断相关分组(CHS-DRG)细分组方案 1.0 版》《区域点数法总额预算和按病种分值付费试点工作方案的通知》《关于建立药品价格和采招信用评价制度的指导意见》等一系列方案。

2021 年 6 月 4 日,国务院办公厅发布《国务院办公厅关于推动公立医院高质量发展的意见》,旨在推动公立医院高质量发展及更好地满足人民日益增长的医疗卫生服务需求。从六个方面部署了推动公立医院高质量发展的重点任务。一是构建公立医院高质量发展新体系。打造国家级和省级高水平医院,发挥公立医院在城市医疗集团中的牵头作用,发挥县级医院在县域医共体中的龙头作用,建立健全分级分层分流的重大疫情救治体系。二是引领公立医院高质量发展新趋势。加强临床专科建设,推进医学技术创新,推进医疗服务模式创新,强化信息化支撑作用。三是提升公立医院高质量发展新效能。健全运营管理体系,加强全面预算管理,完善内部控制制度,健全绩效评价机制。四是激活公立医院高质量发展新动力。改革人事管理和薪酬分配制度,健全医务人员培养评价制度,深化医疗服务价格和医保支付方式改革。五是建设公立医院高质量发展新文化。大力弘扬伟大抗疫精神和崇高职业精神,建设特色鲜明的医院文化,强化患者需求导向,关心关爱医务人员。六是坚持和加强党对公立医院的全面领导。全面执行和落实党委领导下的院长负责制,加强公立医院领导班子和干部人才队伍建设,全面提升公立医院党组织和党员队伍建设质量,落实公立医院党建工作责任。

三明医改是公立医院改革的重要示范。三明市在全市范围内推行医院药品耗材零加成销售,进行集中带量采购,对重点药品使用情况实时监控,严控过度诊疗,打击虚高药价,药品价格和医疗费用在改革后快速实现"断崖式"下降。数据显示,从2012年到2020年,三明市医疗总费用相对节约110.68亿元,药品耗材费用相对节约124.03亿元。以此为突破口,三明市"腾笼换鸟",为后续改革腾出了空间。医药、医保、医疗"三医联动"改革推进,组建县乡村、人财物高度集中统一管理的总医院(医共体),推进医保"打包支付"和按疾病诊断相关分组(C-DRG)收付费改革,改善医院收入结构和医务人员薪酬待遇2021年7月,国务院办公厅印发《深化医药卫生体制改革2021年重点工作任务》,提出进一步推广三明市医改经验,加快推进医疗、医保、医药联动改革。

第二节　临床型医院向研究型医院转型

一、研究型医院对医改的影响

(一)研究型医院建设促进分级诊疗

随着我国医疗卫生体制改革的深化和市场经济的发展,分级诊疗制度的形成迫在眉睫,分级诊疗制度难以形成主要原因:一是大型公立医院的虹吸效应强大，即使是可以到社区门诊或者一二级医院就诊的常见病的患者也会到三甲公立医院就诊，造成大医院人满为患，资源集中在常见病的救治；二是由于公立医院的效益驱动，公立医院也不愿放弃普通门诊和住院的收入，从而导致公立医院的资源被常见病占据，形成非良性的循环；三是基层医疗服务薄弱，导致患者对基层医疗服务的不信任、不满意。基层医疗提供的服务质量和范围以及医师的人员配置水平较低，不能满足患者的医疗需求，硬件设施和大型医疗器械配置不足导致对患者的吸引力不足。

研究型医院的建设可以促进分级诊疗制度的形成。研究型医院是公立医院发展的选择，研究型医院注重医疗、科研、教学的协同发展，借鉴研究型大学的概念，研究型医院的医疗主要是医学前沿，重大的疾病防治和疑难杂症的治疗；科研主要是转化医学的发展，通过科研成果向临床应用的转化，推动医学的发展。教学方面培育优秀的医疗科研工作者和临床工作者。研究型医院的建设可以促进公立医院将资源分配到科研和教学，促进公立医院的资源合理的分配，患者下沉到基层医疗机构，减轻公立医院的医疗压力，将基层首诊、双向转诊的分级诊疗制度落实到实处。

促进大型医院主动把常见病或慢性病等普通患者下沉到基层，而将疑难重症患者上转到大型医院，从而形成有效的“双向转诊”机制是问题的关键。我国基层医疗机构服务能力和服务水平不足，是分级诊疗实施面临的严重瓶颈问题。如果不能有效缩小基层医疗机构与大医院在常见病、多发病技术水平上的差异，分级诊疗就很难落实。“双向转诊”是分级诊疗制度建设的重要节点。顺畅而有制度保障的“双向转诊”是促进研究型医院在医疗改革中发挥作用的重要基石。从现实情况看，基层上转患者比较多，而大医院下转患者较难。由于财政投入、医疗服务定价等不合理因素的影响，公立医院缺乏合理的补偿机制，运行机制带有明显的趋利性。因此，下转患者需要进行合理的制度设计，这样才能真正将大型医院从诊治一般常见病的沉重负荷中解放出来，回归到其本来的定位。因此，分级诊疗虽然强调的是“分”，但分级诊疗的核心和重点不是分而是“合”。“合”为大型医院与基层医疗机构在深化医改目标下的“命运共同体”；“分”为系统中大型医院和基层医疗机构的各司其本来职能，其中联结的纽带则是制度化的机制。实现分级诊疗，重点在于订立规矩，分清责任。研究型医院也不断在进行新机制的探索，尤其是在采取激励措施引导大型医院主动把患者往下放到基层方面。例如,把“下沉”的病例数以及服务质量纳入对大医院的补贴和考核中,以此来引导大医院主动把慢性病患者“下沉”到基层;为了让大医院回归学术和诊治疑难杂症的定位,取消按照门诊量来补贴大医院的政策,改为根据急诊数量、ICU病例数、抢救患者数和住院患者数等指标对医院进行补贴。研究型医院采用重点专科对口扶持、绿色通道、远程会诊、业务指导、双考核双评价等方式,确保优质医疗资源“下沉”,从而真正发挥研究型医院在新医改中应有的作用。

（二）研究型医院利于医改目标实现

深化医改的目标是“提供安全、有效、方便、价廉的医疗卫生服务”,达到“全民健康”,打造“健康中国”。这一目标的实现既要靠制度保障,最终要依靠科技创新,加大基础研究成果向临床的持续转化。研究型医院将转化医学作为核心,通过临床科技创新持续提高临床诊治水平,故深化医改的目标指向即是研究型医院的创新方向。研究型医院具有承接最新研究成果的临床转化,并将转化的临床方案推广应用于医疗体系的职责和功能。国外研究型医院的经验表明,成果的转化需要机制的保障和新模式的探索,优势和特色的确立需要学科的集成与整合。发达国家在推动转化医学进程中有系列的机制保障,例如美国,已经成立了60多个转化医学研究中心,大型研究型医院在其中扮演着重要角色,是转化医学的主要力量。美国麻省总医院临床实力雄厚,主要解决疑难重症,目前有20个研究中心,349个实验室,其20个研究中心都属于学术前沿。我国研究型医院也不断进行转化医学模式探索,在科研成果转化中发挥了重要作用。

（三）研究型医院利于基层医疗完善

基层医疗机构当前面对的困难,一是基层医疗机构硬件设施不足,医疗技术人员水平较低,难以满足患者的就诊需求,增加患者就诊时长和费用负担;二是大型公立医院不愿放弃普通门诊患者的收益,没有驱动公立医院转型的动力;三是我国医生多点执业制度不完善,没有可行的制度保障医生多点执业的权益,导致医生通常只能固定在一个医疗机构工作,难以激活基层医疗机构对患者的吸引力;四是对于不同医疗机构的检查和检测结果互相不认可,这会导致两种消极的结果:基层医疗机构难以负担大型仪器的维护费用和技术人员的薪酬,因此无法为患者提供相关的检查服务,患者会选择到大型医院进行检查,导致基层医疗机构患者进一步流失；其次，患者在基层医疗机构的检查结果通常难以得到大型医院医生的认可，通常会在大型医院做重复的检查，不仅对患者是时间、精力和费用的浪费，也是医疗资源的浪费。

通过分级诊疗制度的规范作用，研究型医院可以将更多时间和精力集中到科研成果的转化与应用上，集中到疑难危重疾病的研究和诊疗上，并可以加大对基层医疗机构的培训和技术支持力度，提升基层医疗技术水平。"医联体"、医疗联盟、医疗集团、医疗共同体等模式，正是缓解大医院看病难、构建分级诊疗制度的尝试。大型医院和基层医疗机构通过重点专科对口扶持、远程会诊、业务指导、责任主任等举措，建立"医联体"，实现基层首诊、分级诊疗、双向转诊的医疗模式，形成有序就诊新常态。大型医院的技术优势和帮带指导作用得以充分发挥，基层医疗机构资源闲置问题得以改善、能力和水平得到提高。研究型医院的建设将减少公立医院收治普通门诊的患者数量，患者将会流向基层医院和社区门诊进行就诊，增加基层医疗机构救治患者的数量和来源。研究型医院对医学前沿的研究和转化医学的发展也会促进基层医院的医疗服务能力的提升。研究型医院的建设缩减了公立医院的医疗业务，对医护人员的聘用和流动也有影响，医生会选择进行科学研究或者去其他医疗机构接诊患者，有利于基层医疗机构的人员配置和资源公平性。

二、临床型医院向研究型医院转型的关键因素

（一）完善研究型医院相关理论

研究型医院理论源于实践，又对实践起到引领和指导作用。验证其作用的途径，是看能否在深化医改实践中转化为广泛共识。因此，必然要求在多层面、多点位，采用多波次、启发式、引导式、科普式的普及，使研究型医院理论有更多的受众，从而形成对深化医改政策的广泛共识，确保全民健康目标的早日实现。首先，宣传研究型医院的核心理念。研究型医院必须引领和践行"大健康观"，指导以疾病为中心向以健康促进为中心的模式转变；其次，夯实以患者为中心的理念，引领整个医疗体系由"诊疗患者"向"研究和关爱患者"转变，由"主导患者"向"患者主导"转变，从"医药治病"向"医药与人文关怀结合治病"转变。扩大理论引领的受众面，努力营造社会性的广泛共识。

(二)明确研究型医院建设路径

研究型医院的建设路径是建设研究型医院实践的经验的理论化与系统化。通过临床型医院向研究型医院发展总结出高效的研究型医院的建设路径可以推广研究型医院的建设,扩大研究型医院影响范围。国外研究型医院的代表约翰斯·霍普金斯医院以大学为依托,融合科研、教学和治疗,并处于美国医疗行业的前列;美国麻省总医院是美国哈佛医学院的教学医院,拥有世界级的医疗力量和强大的研究实力,是美国开展临床试验项目最多的医院。波士顿的长木医疗区汇聚19家医疗和学术机构,引领医院向研究型医院发展。我国综合性大学医学院、研究所及医院联合组建转化医学研究机构,上海交通大学与阿斯利康公司建立创新中心,展开基因的转化医学研究;复旦大学生物医学研究院依托附属医院,成立出生缺陷研究中心;中南大学湘雅转化医学研究中心引领基础研究向医学临床应用的转化。不同医院对研究型医院建设都立足于本院实际探索,有的大学和附属医院合作进行转化医学研究,有的与大型药企达成合作意向进行研究。但是研究型医院与其他类型医院的区别体现在侧重点不同,现阶段,我国研究型医院一般是大型三甲医院,主要是公立医院发展转型。目前的公立医院主要侧重医疗服务供给,如何向研究型医院转型发展,实现研究型医院的建设路径并没有统一的标准。不同医院对研究型医院建设仅停留在理论或浅层次的阶段。一方面,研究型医院建设投入不足,仅是医院内部进行改革,难以结合国家政策和现有的其他医疗资源进行建设;另一方面,研究型医院定义和标准没有统一,医院在转型时目标不明确,导致研究型医院建设路径难以完善。

(三)转化医学与研究型医院建设结合

推进研究型医院前沿技术的临床转化应用:新医改目标的实现,归根结底要靠科技创新。研究型医院的科技成果转化和推广应用,将会直接影响国家整体的医疗能力和水平,也是赶超世界先进水平的根本所在。建立规范化的研究型医院转化医学研究体系,一是建立研发健康促进和健康维护综合干预技术,探索社会心理预警机制,实现普惠式健康等预防预测技术的转化医学研究体系;二是建立探索疾病发生发展的分子机制,提高对癌症、代谢性疾病和神经退行性疾病等重大慢性疾病的早期检测与及时干预的转化医学研究体系;三是建立起机器人手术、介入治疗、内镜技术、腔镜技术等微创诊疗技术的转化医学研究体系。

(四)科研人员的引进与培育

研究型医院强调的是临床与科研并举的发展模式，并且突出科研的独立主体地位和自主创新的科研发展目标，将会成为未来我国医学科研创新的高地。如何最大程度地发挥研究型医院中人才的积极主动性，形成人才培养长效机制，是研究型医院建设另一个需要慎重筹谋的话题。当前管理模式下，临床医生的医疗工作与研究工作脱节现象较为严重，既加重了他们的工作压力，又不利于临床问题的及时研究及转化。因此，建立专职研究队伍，构建各司其职、分工合作的交叉研究队伍成为目前研究型医院的主要探索方向。建立创新性的研究型医院研究型人才体系，一是提升研究型人才的国际交流、国内交流、区域交流、院内交流、科内交流、信息交流能力；二是提升研究型人才的诊断方法创新、治疗手段创新、材料技术创新、模式机制创新、成果转化创新能力；三是提升研究型人才的疑难杂症、危重病、大手术、批量救治、突发公共卫生事件应对救治能力。

三、临床型医院向研究型医院转型中的问题

(一)科研教学经费投入不足

我国公立医院属于国家差额拨款事业单位，科研经费主要来自政府机构，形成了财政拨款经费比例低而科研经费需求量大的矛盾，科研投入相对不足，且来自政府机构的科研经费对临床研究的支持很少。科技部相关数据显示，2011 年我国政府在生物医学研究的投入资金达 10 亿美元，而在临床医学研究上的投入却仅为 2.5 亿美元。

对比研究型医院发展成熟的美国，美国国立卫生研究院其国内各大医院的资助金额巨大，每年在医学研究的投入近 301 亿美元，且有相当比例用于资助临床研究项目。2014 年超过 80%的资金资助了 2500 多所大学、医学院和其他研究机构中 50000 多项极具有竞争力的项目此外，美国社会设有许多的公益基金会，来自社会基金的捐助也是医院科研基金的主要来源之一。大型研究型医院也从医疗收入中投入大量资金用于科研。总体而言，科研经费的来源广泛，数量庞大。例如，梅奥诊所 2015 年的研究预算为 6.63 亿美元，其中梅奥临床基金会提供 2.81 亿美元，政府资助 2.70 亿美元，工业基金 0.76 亿美元及其他支持

经费0.36亿美元。而国内大型医院的科研经费来源单一,投入低下,对临床研究支持不足。另外,美国医院和医学院研究人员的薪酬都由研究预算或项目基金支付,临床收支和研究收支严格区分。没有足够的研究预算,就无法维持稳定、高水平的研究队伍。而我国医院科研人员的薪资由医院提供,无形中让科研成为医院临床医疗的负担,不利于促进医院临床科研的健康发展。不仅客观环境如此,主观原因也不可忽视。目前风气每况愈下的医疗市场上,以利益为导向的大型医院比比皆是,利用大量经费扩充床位、扩大院区,达到创收目的,而日益削减本就捉襟见肘的科研经费,对科研环境而言无疑雪上加霜。

(二)医生科研精力投入不足

研究型医院的根本任务是"从事急危重症和疑难病症的诊疗,结合临床实践开展医学教育和科研工作,不断提高医学科技水平"。基础性的医疗任务应由基层医疗单位承担,研究型医院如何逐步从目前人满为患的繁重的临床任务中脱离出来成为当前中国医改的当务之急。教学医院还要承担大量教学任务,日常诊疗和教学工作占去临床医生大部分时间和精力,难以脱身专心从事临床科学研究,同时也会阻碍与临床结合的各种科研项目的开展。在这种严峻的医疗环境下,医院被迫以临床医疗任务为主,从客观上造成搁置科研。由国内外医院的医师床位比对照可见一斑,美国三家典型的研究型医院,医师床位比高,临床任务轻。这三家医院作为大型综合性医院,都拥有1000张左右床位,麻省总医院、梅奥诊所、约翰斯·霍普金斯医院的医师床位比分别为4.2∶1、5.1∶1及3.1∶1;而我国对三级医院的要求是医师与实际开放床位之比达到0.3∶1即可。实际上,这个比例在我国大型综合性医院中很少能达到,一个医生管10张床的现象比比皆是。此外,国外研究型医院主要收治的都是疑难重症患者,大样本量的疑难危重患者群体,让研究人员始终保持对新领域新技术的探索,而无需被基础性诊疗任务所困。

(三)公立医院改革重点并非"研究型"

公立医院越来越多地朝着扩大院址,增加床位数的方向发展,提高医疗服务质量和科研产出的目标较为弱化。根据国家统计局公布的数据,截至2022年底,2022年全国共有医疗卫生机构103.3万个,其中医院3.7万个,基层医疗卫生机构98.0万个,专业公共卫生机构1.3万个。医院中,公立医院1.2万个,民营医院2.5万个;基层医疗卫生机构98.0万个。基层医疗卫生机构中,乡镇卫生院 3.4 万个，社区卫生服务中心（站）3.6 万个，门诊部（所）32.1 万个，村卫生室 58.8 万个。专业公共卫生机构中，疾病预防控制中心 3385 个，卫生监督所（中心）2796 个。可以看出虽然公立医院数量约为民营医院的一半，但是公立医院接诊人次却超过民营医院的五倍。而与基层医疗机构相比，医院的病床使用率高于社区卫生服务中心和乡镇卫生院。有着“全球最大的医院”之称的郑州大学第一附属医院总占地面积 682 亩，拥有三个院区，2018 年床位数 10000 张，年门急诊量 776 万人次。公立医院拥有大量的医疗资源，并不断扩大院区和病床数量，虹吸效应不断加强，导致我国基层医疗机构“无病可看”的情况加重，分级诊疗推进更加缓慢。

取消计划经济之后，我国公立医院收入来源长期依靠国家财政支持和医院经营收入，医院经营收入包括药品加成和医疗服务收入。2015 年，国务院发布《公立医院改革指导意见》，要求破除以药养医机制，除中药饮片外取消药品加成，但经过实践发现，单一地降低药品收入并不能解决医疗费用高的问题。单一的控费机制体现管理不足，在这种背景下，公立医院向研究型医院转型主动性和积极性不高。一方面，公立医院改革重点在于医疗服务方面，对于科研并不重视。另一方面，将科研成果转化为经济效益盈利与公立医院公益性相悖。因此，虽然公立医院向研究型医院转型有利于医院发展，但管理机制的缺失导致科研收益低，成果转化难等问题，公立医院向研究型医院转型内生动力不足。

管理机制的缺失还体现在医院财务、法务、成果署名、科研费用使用等方面。2017 年，原国家卫生计生委发布《“十三五”国家医学中心及国家区域医疗中心设置规划》提出：到 2020 年，依托现有的三级医疗服务体系，合理规划与设置国家医学中心及国家区域医疗中心（含综合和专科），充分发挥国家医学中心和国家区域医疗中心的引领和辐射作用。通过合理规划、能力建设和结构优化等举措，进一步完善区域间优质医疗资源配置，整合推进区域医疗资源共享，促进医疗服务同质化，逐步实现区域分开，推动公立医院科学发展，建立符合我国国情的分级诊疗制度。国家医学中心、国家区域医疗中心的设置和公立医院向研究型医院转型势必要与其他研究机构或卫生机构合作，合作过程中产生的法律关系、费用使用、劳务合作等方面都需要相关管理层次的配套措施进行规避风险。研究成果的临床转化、知识产权和专利权、成果署名等分配问题也是需要相关制度进行管理。这在医院内部是无法完成的，需要国家和政府制订相关的法律和条例进行管理。

第三节　对策与建议

一、顶层设计,推动公益性的发展

大型公立医院如何回归公益性是新一轮医药卫生体制改革的重点之一。在公立医院改革进程中,只有不断坚持和强化公益性,通过不断推出便民惠民措施,才能让社会和政府满意,才能为公立医院赢得更好的发展环境。公立医院改革形势下的研究型医院建设,必须始终坚持公益性,将惠及民生作为重点工作之一。

用医学科技创新破解重大疑难疾病对人类健康带来的巨大威胁:有慢性病高发就无所谓健康。深化医改的突破口之一即是慢性病。据统计,慢性病导致的死亡已经占到我国总死亡人数的85%,导致的疾病负担已占疾病总负担的70%。临床疑难危重疾病有些尚无有效的应对策略和方法,突发、新发、多发传染病对人类健康带来了严重危害,细菌抗药性目前已成为世界性难题,老年性疾病、出生缺陷性疾病给家庭和社会带来沉重负担。研究型医院遇到的疑难复杂病例最多,进行研究攻关的科技资源最集中,在破解重大疑难疾病对人类健康带来威胁方面,研究型医院的作用凸显。

研究型医院建设依托分级诊疗和公立医院改革,从国家、区域、医院和基层医疗不同层面进行机制构建。特别是顶层设计,从上而下制订和完善目标和方向。明确研究型医院的内涵、发展目标以及建设路径。根据国内外研究型医院建设经验,可依托高层次大学建设研究型医院,例如约翰斯·霍普金斯医院和美国麻省总医院,有利于利用大学的科研成果和人才培养进行临床的治疗和科研产出;没有大学依托的医院,例如梅奥诊所,自身设立医学院,研究生毕业后可选择继续做住院医师;部分医院作为医疗集团,建立医疗聚集区,共享医疗的资源和科研成果,增强医院间的交流,例如长木医疗区模式。研究型医院注重医疗、教学和科研并重发展,应该从这三方面分别进行目标设置,便于医院执行与考核。加快研究型医院纳入标准的建立,选取不同综合医院和专科医院进行研究型医院的试点工作，使研究型医院的建设规模化，系统化，并对医院转型所面临的困难进行梳理，设置目标细则，构建科学评价体系，逐步完成研究型医院从理论到实践的发展，形成明确的建设路径，避免长期处于定性研究和个例研究为主的局面。

二、技术创新，推动高层次医学发展

依赖医学科技创新减少临床误诊误治率，技术的局限性、医学成果了解的有限性、患者的个体差异性、接诊时间的紧迫性，导致临床误诊误治的客观性与不可避免性。大量文献报道，疾病的平均误诊率在 30%～40%。有报道称，门诊看病误诊率是 50%，住院误诊率是 30%；美国的误诊率是 15%～40%，英国的误诊率是 50%。在我国每年超过 20 亿人次的医疗活动中，总误诊率约为 27.8%。提高临床诊治准确率，要依靠基础研究向临床转化，依靠研究型医院的创新发展。

大型综合医院发展离不开诊疗水平的提高，培养医学人才是教学医院的根本使命之一，在研与临床结合是提高诊疗水平的重要途径，依托专科优势、实施转化研究是提高医院诊疗水平和知名度的重要手段。根据高水平研究型医院要求，将围绕临床搞科研，搞好科研为临床，实施医疗质量持续改进工程，打造高水平医疗中心。坚持从临床中来，到临床中去，把临床中发现的问题，通过研究的手段加以解决，着力提高临床诊治水平，充分发挥区域疑难杂症救治中心的作用。大型公立医院在患者资料、研究样本收集等方面有着得天独厚的优势。只要我们在研究型目标的统领下，做一个“有心人”，进行系统的梳理与提炼，便能开展更富成效的研究，通过研究实现创新，通过创新产生优势，进而增强实力，实现新的发展，打造一批能够持续引领学科发展方向的学科，切实增强医院总体实力，也只有这样才能更好地对接公立医院改革的需要，对接国家的重大需求。

医改的重要方向之一就是实现“分级而治”，而在人才培养和指导方面，也应该体现“梯级培养”，大型公立医院主要培养自己和三级医院需要的高层次医学人才，而市级医院为县级医院培养人才，县级医院为乡镇卫生院培训人才。而研究型医院正是适应培养高层次医学骨干人才的目标而提出的，研究型医院的人才培养重点是在研究的过程中培养学生的思维和创新能力，让学生参与发现问题、研究问题、解决问题、转化应用的整个过程，充分发挥学生的主观能动性，将创新思维“植入”学生的大脑中，最终使学生成为临床和科研兼优的复合型人才。

三、研究转化，促进成果惠及全人类

研究型医院是医院积极投身公立医院改革的路径之一，通过研究型这一路径，将医院的发展带到一个新的高度，以更雄厚的实力，来实现医院的大担当与大责任。而对新医改尤其是公立医院改革的研究与探索，是研究型医院建设的题中应有之义。在参与医改的过程中，应将加强对国内外医药卫生体制的研究，加强对国家各项医改政策的研究，加强对医药卫生体制机制的研究，加强对医药卫生体制改革中各项课题的研究，通过研究来指导实践，推进医改。同时，还要按照国家医药卫生体制改革的总体部署，充分发挥创造性与积极性，先行先试，边实践边总结，边提炼边推广，自觉做好公立医院改革的积极参与者、思考者和实践者，努力成为公立医院改革的排头兵，体现医院的大担当。

推进研究型医院质量效益转化为整体水平提高，我国医疗服务体系急需从规模数量型向质量效益型转变。只有通过这种转变，才能保证医院的可持续发展，并推动新医改目标的最终实现。国外的经验表明，质量效益型是医院可持续发展的必由之路，研究型医院在其中发挥着重要示范和推动作用。例如，美国规模最大的医院纽约长老会医院，床位数也仅有 2292 张，但医院年收入达 83.7 亿美元。创建研究型医院的根本目的是提高临床诊治水平，其质量建设的经验也必将对基层医疗机构起到重要的辐射和带动作用，最后带动我国医疗质量整体水平提升，切实让群众看好病。

参考文献

[1] 康琦，杨浩，许明飞.我国研究型医院建设的实践与思考[J].中国卫生资源，2022，25(3)：346 - 351.

[2] 张明奎，文镇宋.创建研究型医院的战略思考与实践[J].中国研究型医院，2020，7(4)：10 - 13＋86 - 90.

[3] 余飞.推进上海高水平研究型医院建设研究[J].科学发展，2022，(6)：57 - 65.

[4] 何振喜,周先志,姚军,等.中国研究型医院建设指南[J].中国研究型医院,2021,8(05):7-11.
[5] 朱辉,余飞,范理宏,等.高质量发展形势下研究型医院评价指标体系构建研究[J].中国医院管理,2022,42(4):66-69.
[6] 魏子柠,王亚东.我国新一轮医药卫生体制改革的回顾与启示[J].中华疾病控制杂志,2019,23(9):1037-1040.
[7] 王安建.医疗卫生体制改革对公立医院可持续发展的研究[J].当代经济,2016,(26):62-63.
[8] 赵飞.基于医疗卫生体制改革的视角谈医院人力资源管理面临的问题与对策[J].经济师,2017(8):255-256.
[9] 刘凝.医疗卫生体制改革视阈下海南省中医医院的发展研究[D].海南大学,2019.
[10] 朱建征,袁素维,冯浩,等.新形势下我国研究型医院发展的挑战与应对[J].中国医院,2018,22(1):14-16, 11.
[11] 王延军.研究型医院建设和发展需要深化探讨的几个问题[J].中国研究型医院,2022,9(1):27-31.
[12] 廖藏宜.深化医疗卫生体制改革的医保新作为[J].中国人力资源社会保障,2024(1):61.
[13] 李林,刘丽华.研究型医院建设:国际经验与中国实践[J].中国医院,2017,21(5):77-80.
[14] 张玉军,关向宏,李兴超,等.基于高质量发展的某省级区域医疗中心学科建设的实践探讨[J].中国医疗管理科学,2023,13(6):94-97.
[15] 罗力,陈渊青,张飞,等.强基层: 深圳南山区域医疗联合体的策略和效果[J].中国卫生资源,2023,26(1):57-60.
[16] 王小倩,侯曼麒.健康中国视角下卫生健康诉求的变化[J].思想战线,2023,49(1):146-155.
[17] 孙广亚,张征宇,孙亚平.中国医疗卫生体制改革的政策效应:基于综合医改试点的考察[J].财经研究,2021,47(9):19-33.
[18] 何忠利,陈淑华.广东省医疗卫生体制改革中医务社工的岗位设置分析[J].现代医院,2021,21(8):1248-1251.

[19] 王瑞麟，李思聪，贾彤，等.医疗卫生体制改革背景下我国药师队伍发展趋势分析[J].中国医院药学杂志，2021，41(18)：1899－1905.
[20] 王瑞麟，满春霞，李思聪，等.医疗卫生体制改革背景下我国药师队伍发展现状的调查分析[J].中国医院药学杂志，2021，41(11)：1091－1096＋1113.

第十二章
新技术变革与研究型医院

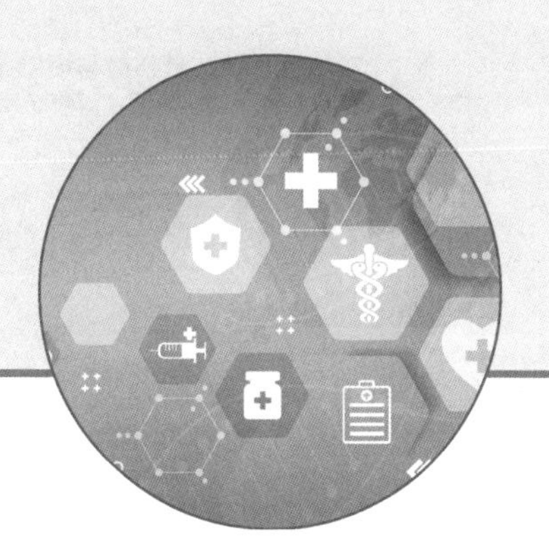

新技术推动研究型医院发展。研究型医院根本目的要提高医疗水平、提高为患者服务的能力。研究型医院的医疗不是简单临床技术的重复、治疗经验的复制,而是要通过不断的科技创新来推动临床诊治水平的提高,成为解决疑难复杂病症的基地。

第一节 新技术变革的发展

一、新技术变革的概述

科学革命是人类认识客观世界的飞跃,技术革命是指改造客观世界手段上的突破性变革。现在所研究的新技术变革,是以信息技术为核心,以社会生产及生活的自动化为目标,朝着解放人的智力方向发展。这次新技术变革的突出特点之一是:高速发展的新兴技术不是单项出现,而是以群体的形式出现。这组高技术群体包括微电子技术、计算机技术、光纤通信技术、生物技术、海洋工程技术、宇航技术、核技术、新能源、新材料技术等,它们互为条件,互相促进。具有渗透性最强,影响力最大的是以电子计算机技术、通信技术、传感技术组成的信息技术,成为当前新技术变革中的主导技术。信息技术的成果,大大扩展、延长和改善人类获取信息的能力、思维能力、控制能力,加速科学技术的发展。应用信息技术的最新成果改造传统技术,使之重新获得强大的生命力。人类创造技术,发展技术;技术又延长和改善人的劳动器官、感觉器官,提高和加强改造自然的能力。

医疗技术作为科学技术的一个分支,在 20 世纪的第三次科学技术革命的作用下,发生了三次革命。第一次医疗技术革命是在 1935 年,当人们发现氨苯磺胺有杀菌作用,人工合成磺胺类药物在 40 年代得以研发,这一研究成果促使医药化工技术快速发展。1943 年以后,临床上开始使用青霉素作为抗生素,细菌感染性疾病得以有效抑制,为人类开辟了应用抗生素化学治疗的新局面。20 世纪 70 年代初发生了第二次医疗技术革命,电子计算机 X 线断层扫描仪(CT)和核磁共振诊断技术的发明和应用是第二次医疗技术革命的重要标志,CT 和核磁共振技术被誉为自 X 射线后,人类在放射诊断领域取得的最重要的成就。通过最新的医疗技术成果,人们可以检测出人体的一些早期病变如肿瘤等,实现众多疾病的早发现、早治疗,新型放射诊断技术是医疗技术史上的重要革命。20 世纪 70 年代末发生了第三次医疗技术革命,科研工作者应用遗传工程技术,生产出人胰岛素、干扰素、人体生长素、乙型肝炎疫苗等多种生物制品,为人类治疗疾病做出了重大贡献,开拓了生物技术治疗疾病的新路径,促进了生命科学技术的发展,将现代医疗技术提升到新的高度。

二、新技术变革的发展现状与趋势

(一)新技术的发展趋势

科学是单一性知识,技术是综合性知识。技术越复杂综合性越强。从科学技术发展历程可以看出,综合化是现代科学技术发展的主要趋势,整个科学技术已经成为一个具有独立结构纵横交错的网络系统。随之要求人们从对单一事物的研究过渡到对系统的组织,从单值研究过渡到多值研究,从单项研究过渡到网络化、非线性研究。总之,技术的变革依靠科学的突破,将单一的科学理论综合运用到解决问题的方法,对自然界进行综合的整体探索。而当今迅猛发展的新技术革命正是沿着综合的途径前进的。

新技术革命促进了信息工业的发展,其技术成果也被广泛应用于医疗领域,人类对医学的认识到了一个前所未有的新高度,人类战胜疾病的能力得到了质的飞跃。新技术变革带给医学的不仅是机遇,还有压力和挑战。科学技术的发展,改变了医学诊断、治疗过程旧的概念,迫使医生接受大量的医学新知识，以适应时代的发展；改变了医生工作方式和行为方式，更好地应用技术成果为患者服务。信息技术、基因工程、生物疗法等新技术的推广使得大量新兴的诊疗设备和治疗仪器得以产生，引起了治疗方法的变革和治疗程序的更新。由于高科技快速转化为医疗技术成果，这是对医生的巨大挑战，医生适应和了解新技术、新仪器、新操作方法和打破固有的知识体系并建立新的医疗知识体系需要一定的时间，医生和不了解新技术的患者之间也存在沟通障碍。信息技术成为医疗行业的基础，医患双方需要学习的新知识、新理念逐渐增多。基因组研究绘制出完整的人类基因组图谱，破译人类遗传密码，人类将找到新的方法治疗和预防多种疾病，揭开生老病死的秘密，揭示生命本质。精子库建设、人工授精、试管婴儿等辅助生殖技术适应社会需求，改良遗传素质，有利于人类优生优育、提高生命质量。干细胞研究、器官移植、医学信息技术、医学影像技术等新技术的发展都将促进现代医疗技术的变革。

医疗技术的更新速度与高科技发展速度成正比，试管婴儿、器官移植、基因工程等医学技术在生化工程、医药工程的基础上趋于成熟，并向更深入、细致的方向发展。医学教育系统、医疗系统、保健系统、康复系统等也随着技术的发展而变得更加细致化、精细化。每一个系统又分为若干子系统，由于疾病的种类繁多，涉及到的医学知识面广，操作复杂而精细，医疗机构内部必须经过细致的分工和科学的诊疗才能达到治愈疾病的效果。

（二）新技术与医学发展的关系

在新技术革命推动下，现代医学研究的对象超出单纯人体的局限，而扩展到整个社会这个大系统中。突破以往的生物、生命科学的框架，使现代医学朝着整体化、综合化、多元化、网络化方向发展。

整体化要求医学研究人体必须注意整体性，如人与社会的整体性、人与自然的整体性，只有运用整体观点、系统方法，才能尽量避免人体研究的失真和走样。

现代科学技术向医学领域广泛渗透、结合，表现出医学理论构成的综合（边缘学科、综合性学科），诊断技术应用的综合，标志着医学新领域的开拓；现代医学导向不仅受着医学观念的支配，也受着现代科学技术的影响。

现代医学吸收多学科多种研究方法，从而突破了以往一元化的研究方法，开拓了从实验、理论、微观、整体多元的研究途径；网络化就是把人类与自然、社会看作一个纵横交错的立体网络系统，把健康与疾病放在全方位的背景下，放在网络系统中加以考察和认识。计量化是指现代科学技术的数字化。

人们对客观事物的认识，既有定性的方面，又有定量的方面。科学认识一般过程是，开始定性研究，然后深入进行定量分析。只有定量分析，才能更具体、更深刻地揭示事物的本质。任何一门学科，如果没有达到成功地运用数学工具和数学方法，就不能认为精确地揭示出事物的运用规律。一门学科是否成功地运用数学，是该门学科是否成熟的重要标志，也是该门学科是否严密和精确的重要特征。在现代科学技术影响下，数学正在不断地向医学领域渗透，加速医学的数字化过程。各种数据分析和数据处理、数理统计、多元分析、数量化理论、图形分析等方法，已经或正在引入医学中。如运用数学模型，定量反映各种因素对疾病的影响及各因素间的相互作用，建立计量医学，使医学对疾病的描述逐渐走向精确化、定量化。

认识现代科学技术发展的高速化，主要是为了争取时间，争取速度。科学发展速度呈指数增长。无论是按科研人员数、重大科技成果数、科技图书数量、科技杂志数、科技论文数、科研经费数等科学指数的绝对值计算，还是按科研人员与就业人员的比例关系、人口平均的科研经费比例关系，科研经费与国民收入的比例关系等的相对值计算，都说明科学技术发展速度是按指数增长的。科研从发现、发明到推广运用周期缩短，科学越来越快地转化为生产力。

新技术变革正以电子革命为先导，以能源革命为动力，以材料革命为基础，以生物技术为保证，进行一场深刻的革命。电子技术是人类社会生产生活走向信息化、自动化的关键。计算机的非凡能力，已经给社会的物质文明、精神文化带来极其深刻的影响。能源是工业的命脉，是提高人民生活水平和社会现代化的重要物质基础，也是衡量一个国家发达程度的一个重要标志；材料技术是新技术革命的基础和粮食，各种新技术发展，都必须以材料技术为支柱，生物技术是工业催化剂，是加速新技术发展的活性酶。

生物学极大地推动医学的发展。当前分子生物学有若干的主攻方向，其中，最具魅力与挑战性的莫过于人类基因组的作图与测序。这项预期耗资30亿美元在15年内完成的研究项目，是迄今为止生物学历史上最大的工程，堪与曼哈顿原子弹计划和阿波罗登月计划相比拟，其最终目的是测出人类基因组的全DNA序列。国际上为此成立了人类基因组委员会。人类基因组计划的实施将对医学产生广泛而深远的影响。这项计划促进对特定疾病基因的确定和深入研究。对罕见疾病进行研究使我们对正常的机制有较为清楚的认识。人们对正常的生理和生物化学的理解往往是在单基因型疾病的研究中所获得的。同样,研究编码蛋白尚不清楚的突变基因,也定会阐明与正常的生理学和疾病发生都有关的新的生化和细胞学机制。为以 DNA 为诊治对象的遗传病诊断、携带者检出、产前诊断和基因治疗等临床工作奠定了广泛的基础。对癌症的认识会更加深入。肿瘤基因被确定后,就可通过 DNA 分析来确定对哪些人实行癌前期或癌症早期的特殊监护,以便早期治疗。此外,这些癌基因的生理效应一旦被弄清,就有可能采取措施去直接地克服有关的病理效应。生物技术为疾病的诊断、治疗、预防、药物生产提供了新的手段,为攻克癌症开辟了新的途径,为提高人口素质提供科学保证。生物技术既是新技术发展的保证,又是医学发展的技术基础;离开生物技术,医学就无从发展。知识更新和技术更新的加快,现代科学技术之间的促进和转化加快。主要表现在:其一是新知识量的急剧增加;其二是知识陈旧和技术老化周期缩短。医学发展同样出现高速化趋势。近几十年来医学领域中,新知识、新学科急剧增加,新的治疗手段大量涌现,对疾病的认识加深加快,使医学面貌正在发生深刻的变化。

三、新技术变革对研究型医院建设的影响

(一)新技术变革是研究型医院建设的重要基石

研究型医院的建设主要是现代医学前沿的研究。现代医学是建立在现代科学技术基础上的。医学的现代化主要是指诊治疾病的信息化、自动化、智能化。科学技术现代化是医学现代化的重要基础和前提。当代新技术革命,对医学影响最直接的是信息技术、微电子技术、生物工程技术、核技术、新材料技术等。信息技术是这次新技术革命的导航技术,是实现医学现代化的重要条件。信息技术包括传感技术、通信技术、电子计算机技术。而计算机技术有可能部分代替人脑,使医务人员繁重的脑力劳动得到一定程度的解放,逐步实现人机一体化。它预示着运用计算机技术诊治疾病的广阔前景。现代医学随着新技术革命,特别是信息技术、微电子技术、计算机技术的发展而不断地向着信息化、自动化方向迈进,逐步实现医学现代化。

(二)新技术变革促进诊疗手段发展

从传统医学的望、闻、问、切到血检、多普勒彩超、CT、X 光等一系列检查手段,诊疗手段随着科学技术的发展不断丰富和扩大,随着新技术的变革更加精准和高效。医学的诊疗模式也逐步向精准医学模式转变。精准医学是国际医学发展的前沿:精准医学区别于传统医学的重点在于“精准”。精准医学更重视个体化基础上“病”的深度特征和“药”的高度精准性;是在对人、病、药深度认识基础上,形成的高水平医疗技术与理念。精准医学起步于基因测序技术的应用,但精准医学的发展却远远不限于基因测序,已经逐渐深入 DNA、RNA、蛋白质等各个分子层面,涉及到基因测序、RNA 与蛋白质水平分析、分子影像、微观机器人控制等多学科领域。精准医学的实质包括 2 个层面,即精准诊断与精准干预和治疗。在精准诊断方面,对疾病的了解需要深入患者个体遗传背景相关的多层面分子和形态改变;在精准干预和治疗方面,需要针对患者疾病相关分子改变的功能,甚至是结构进行纠正,或是在传统治疗方法的基础上进一步精细化,深入一个层次。精准医学的广义范畴还包括与精准医学相关的技术与药物研发等,比如小分子靶向药物、抗体药物和抗体偶联药物的研发以及精准手术操作相关的技术研发等。

新技术变革会促进研究型医院的诊疗手段向精准高效发展。现在的医疗手段有时缺少精准的早期诊断指标和技术,很多疾病只有发展到症状或体征非常明显的时候才能得到诊断,错失疾病干预和治疗的时机;疾病的治疗效果评价采用模糊的宏观指标或分子指标,无法准确预测疾病的转归与预后;忽略患者与疾病个体差异的粗放式治疗手段大大地降低了患者有可能获得的最佳治疗效果,也增加疾病治疗效应以外的潜在副作用,甚至产生额外伤害。精准医学的出现与发展,将极大提高治疗的针对性,以提高疗效,降低潜在的副作用。当前的临床医疗模式和医学发展对待疾病就像面对一座漂浮在水面上的冰山,水面上的部分是通过患者的主诉、临床症状等一系列生理、生化、免疫学、影像学检查确定的临床疾病,而冰山的水面以下部分则代表着目前临床手段尚不能诊断和处理的疾病机制和症状部分。以肿瘤疾病为例,患者的肿瘤占位性病变可以通过影像学检查手段确定,并可以通过手术、放疗、化疗、生物治疗等手段进行治疗。但是即使经过了一系列的治疗清除了肿瘤肿块以后,仍有很大一部分患者将在几年内死于肿瘤。其原因就在于我们只针对能够认识到的水面上的冰山部分进行了处理，而对水面以下尚未认识到的部分尚未有准确的认识，因而也缺乏精确的处理手段，这是目前肿瘤难治性的根本原因。缺少对目前影像和病理学检查可及范围以外的肿瘤状态的认识，医生无法预测患者肿瘤治疗的最后效果，无法判断肿瘤的复发和转移，导致难以消除肿瘤的危害。这意味着疾病治疗还有很大的盲目性和认识空白。只有准确认识分子水平的发病机制，找到科学、有效的分子标志物，在疾病分型、组织分型、临床分型的基础上进行分子分析，并据此研发和制订有针对性的治疗策略，才能实施精准治疗。

（三）新技术变革促进药物研发

医疗医药不但是中国的民生问题，也是世界的民生问题，因为世界各国都期盼有安全有效价廉的药品供给患者。大多数经市场认可的安全有效的药物均为仿制药，一些学者认为中国使用的药物95%是仿制药，新药申请95%也是仿制药。发达国家也基本如此，如美国按处方数量统计86%是仿制药，市售的非处方药100%是仿制药，新药申请不到10%是创新药物，申请的药物90%以上也是仿制药。在美国由于大量推行仿制药制度，使政府和患者每年可以节省2000亿美元以上的医药费开支。2014年6月13日，原国家卫生计生委发布的信息，2014年全国财政医疗卫生支出首次突破1万亿，预算安排10 071亿元，比2013年执行数增长10.5%。也就是说美国一年节省的药费开支超过我国全国财政医疗卫生费用的开支。数据比较更反映出仿制药的利国利民的地位。

医药产业是我国国民经济的支柱产业，但更是关乎国计民生的重要民生产业，从中国医药产业的发展现状来看，发展速度很快，但是仍是制药大国而远非制药强国，发展中存在很多的制约因素，产业集中度低、自主创新能力弱、技术水平低、经济效益差等。然而随着我国经济的不断发展，城镇化水平的提高，老龄化社会的到来以及国家政策的倾斜，也推动着我国医药产业的发展。但分析我国药品的进出口情况，无论是在进口还是出口方面，我国医药在世界市场上占有的竞争力和垄断性相当薄弱，与发达国家相比仍有较大差距。

药企高度垄断和竞争是世界的基本特点。美国有数以千计的医药企业，由于发达的技术原因，美国不但为本国民众提供药品，也为全世界提供药品，前20大药企市场份额超过60%，前3大流通企业市场份额在96%。中国4000多家药企前100家市场份额不到50%，前3大流通企业份额约30%。国外大药企研发投入一般是销售额的20%，而中国连1%都不到。这种差异说明中国药企处在产业低端。2015年美国FDA官员评价道:“从在美国FDA注册的药物机构数量来说,中国排在美国之后位居第二;中国也是美国第六大药物和生物制剂提供者”。中国制药业对美国的影响日趋增加,中国是美国人每天依赖的成品药物中许多活性成分的主要提供者。中国的规模及持续增长的经济对美国人的消费产品特别是药品的影响日趋增加。

基因技术和分子层面的医学研究已经成为现代医学的发展方向。而精准药学则是依靠新技术变革发展的重要内容。科学的治疗离不开药物的作用,而通过分子层面和基因测序等新技术的药物研发,不仅能促进新药的研发,还有减少药物给机体带来的副作用等优势。精准药学也是之后医学科研的重要内容。广义的“精准药学”属于“精准医学”的研究范畴。但“精准药学”在实现“精准医疗”中起着重要的作用,具有不同于医学研究的研究目标和研究内容。“精准药学”的定义包含药物研发和临床用药两个方面的科学问题,一是对靶点验证与治疗适应证关联、新药来源优化确认、临床前与临床试验关联、产品设计与产业化等全过程精准监管,达到药物精准研发的目的,提供精准的安全有效的信息,达到安全有效的目的;二是实现临床精准用药,对特定患者的特定疾病进行正确的诊断,在正确的时间给予正确的药物,使用正确剂量,达到个体化精准治疗的目的。新技术变革在药学应用对疾病的诊断与治疗和预防效果上更显著:随着高新技术的发展,药学的发展也在日新月异。分子生物学技术分离和鉴定基因编码,使药物受体研究成为寻找新药的重要工具,使药物研究和开发有新突破。高新技术不仅使药学理论不断发展,如靶向制剂已使生物导弹发挥着常规制剂无法比拟的作用。药学与生物学、基础医学和临床医学的相互渗透,不仅促进着医学的发展,使人类健康和寿命跃居一个新水平,也使药学工业在社会经济中发挥着重要作用。“精准药物”的个体化药物开发时代面临问题很多,新药需要超越老药,有更高的疗效、更低的不良反应、更方便等特点和优势,更精确的选择患者和用于患者才能显现“精准药物”的作用。药物如何应对千差万别的患者,怎样才能达到精准治疗,以个体为中心、整合不同数据层的生物学数据库,以及高度关联的知识网络是迈向精准治疗的必要条件。取决于是否拥有一个大型的、多层级的、充分整合的人类疾病知识数据库,以患者为中心迈向“精准医学”的疾病知识数据库和知识网络的关键。

第二节　研究型医院医疗技术的转化

一、研究型医院新技术的应用

(一)医院信息化提高研究型医院效率

医院信息化(hospital informational)是医院现代化管理的基础,它是指利计算机、网络、通信和数据库等信息技术,“对传统医院管理模式重新规划、定位和标准化、规范化过程”,它是以数据管理为中心,实现信息共享,为医院日常运行与管理提供信息服务、支持决策、不断提高医院的医疗服务质量和管理水平,医院信息化是一个系统工程。包括医院领导和员工理念的信息化;组织、管理、决策信息化;信息流、物流、财务流的信息化;还包括信息人才的培养、咨询服务、方案设计、设备采购、网络建设、软件选型、应用培训、二次开发等诸多具体工作活动。医院信息化是一体化和集成化的过程。实施信息化的关键点在于信息集成和共享,即将数据准确及时地传输到信息需求者手中,为医院的运行与决策提供真实可靠的数据。

医院信息系统(hospital information system, HIS)在国际学术界已公认为新兴的医学信息学的重要分支。1988 年,美国著名教授 Morris.Collen 为医院信息系统定义:利用电子计算机和通信设备为医院所属各部门提供患者诊疗信息和行政管理信息的收集、存储、处理、提取和数据交换的能力,并满足所有授权用户的功能需求。HIS 指利用计算机软件、硬件,网络通信等信息技术,对医院及其所属各部门的人流、物流、财务流进行综合管理,对医疗活动中产生的数据进行收集、存储、处理、提取、传输、汇总、加工生成各种信息,为医院的整体运行提供全面的、自动化的管理及各种服务的信息系统。医院信息系统已是现代化医院建设中不可缺少的基础设施与支撑环境。2000 年后,欧美发达国家的一些医院在 CISCO、HP、GE、ORACLE 等大公司协助下,建立了以完整的电子病历(Electronic-Patient Record, EPR)为核心的数字化医院。如 2003 年建成的美国印地安那心脏医院(Indiana Heart Hospital),建立了从监护到影像的完整数字化体系,院内基本消除了纸张和胶片的使用。目前,欧美医院信息化研究的重点是以“电子病历”为核心，提高医疗质量和医疗安全，由于国际标准、信息技术等文献得天独厚的条件，欧美在医院数字化技术开发应用的处在前列。

（二）医学高新技术应用研究型医院临床实践

研究型医院的发展离不开医学高新技术，医学技术的不断问世极大地丰富了临床诊治、预防保健以及医学研究的手段，推动了医学科学的发展。基础医学的高新技术为临床医学的发展打下坚实的基础：常见的多发病得以实施有效的预防和治疗，一些过去无法诊断的疾病可以诊断。如分子生物学技术对创伤和损伤机理的研究，使我国大面积烧伤的治疗世界领先；透射、扫描电镜、免疫电镜技术的发展，使肿瘤病理诊断进入细胞、亚细胞水平；组织化学、免疫组化、流式细胞技术的应用，近代光纤或电子内镜、超声波、等临床应用，使疾病或恶性肿瘤能够早期诊断、有效治疗和准确预测。”增强现实（AR）并不能用数字世界的感官输入来代替现实世界的感官输入。AR 眼镜可以在不妨碍患者视线的情况下向外科医生显示信息。AR 应用程序可以用于投射病人身体上静脉的图像，帮助医生、护士或技术人员插入静脉针或可视化手术程序；虚拟现实（VR）在完全取代外部世界的感官输入和图像世界方面比 AR 更进一步。这项技术已经在医学技术中显示出它的实用性，为医生和医学生提供了一个可视化手术和实践的重要载体。VR 在疼痛管理和放松方面也显示出了功效，虚拟现实也在发展中，作为一种治疗创伤后应激障碍和恐惧症，并作为一种辅助技术的物理治疗。

（三）高速通信 5G 技术促进研究型医院与区域协同发展

通信技术的快速发展，高速网络的完善和构建使得远距离的通信和即时通信逐渐成熟，远程医疗技术缩短医生与患者的距离，降低患者就诊的成本，促进医疗的公平性和可及性，研究型医院通过远程医疗可覆盖的诊治范围更大，可以促进远程手术、远程诊疗、互联网医院的就诊，这不仅使得患者能够及时就诊、获得良好的就医机会，还能缓解我国医疗资源分配不均、患者集中在大医院就诊的困境。利用 5G 智能医疗可以实现远程协助、远程操控、智慧检测、智慧病房、人机协同、消毒配送。5G 技术与其他技术协同发展，与大数据和 AI 实现智能医疗可以打破时空限制、提升医疗效率。对于区域医疗内的医疗机构可以实现疾病控制、电子病历共享、和药品管理的有效、准确、安全的控制和管理。例如远程急救利用 5G 网络完成移动急救车与远端指挥中心之间的信息交互、在患者转运途中，医疗人员可通过移动终端调阅患者病历信息，通过车载移动医疗设备监护患者生命体征，并将体征数据和影像数据传输到应用指挥中心，车上专家可通过车载视频终端与远端专家进行高清视频会诊，得到远程指导，医院提前完成准备工作，提高急救诊疗水平，提高急救效率。

远程医疗可以缓解我国地域宽广、资源分配尤其是人力资源分配不均的压力。偏远地域医疗资源薄弱，医疗水平较低，通过远程医疗可以使偏远地域的患者受到高水平的诊疗，突破时间和空间的限制，使得大型医院可以辐射的范围更广。

（四）促进研究型医院构建和谐医患关系

在医疗实践中，虽然医者和患者的法律地位是平等的，但是由于医学知识系统性、复杂性，患者不能改变认知上存在的不平等，从而处在一个弱势地位。患者在疾病中经受煎熬、压迫和痛苦，他们的生命受到疾病的威胁，对健康的需要十分迫切。患者在医生的面前是被动、软弱的。医生对疾病的情况、治疗方法和疾病的恢复等拥有更多的发言权，这使得医生和患者处于服务和被服务、主动和被动的不平等地位。患者寻求治疗的过程中，对医生的期望和医生医治的情况是不对等的。医生拥有技术权利的优势，在双方的交往中，话语权掌握在医生手上。总的来说，医患关系是在医疗活动中形成施助者（医生）和受助者（患者）特殊的社会关系。医患关系的伦理属性是其最基本的属性，在医疗活动中起主要作用。因此，医生的职业道德不能因经济、社会、文化的变迁而移位。现代医疗技术的操作主体是人，在技术的使用过程中也体现了人的意志和目的，医疗技术不单纯作为一种技术而存在，更多的是为满足人的需求、解除人的病痛，因而，医疗技术在具备技术特点的同时也具有人赋予它的人文属性。医学是一门科学，以提高人类健康水平、预防以及治疗疾病为研究内容，探讨生命过程和人体疾病产生、发展、预防和治疗的普遍规律。医疗技术是医护人员运用自身技能和物质技术治病救人、维持健康、提高生命质量实现医学目的的手段和方法。它是自然科学与人文社会科学的综合体，具有科学性和人文性。

研究型医院运用高新科学技术，可以更好地为患者提供诊断、检查和治疗，随着高新技术在医学领域的应用越来越深入，医疗方法与现代科技的融合，使得医学的发展越来越精密化、科学化、高效、便捷。医疗新技术诸如以器官移植、基因工程等为代表的现代生物技术在预防、诊疗、保健等方面广泛应用于临床实践，提升了人类对疾病的防控与治疗水平，对挽救患者生命、提高医疗质量做出了巨大贡献，推动了医学的发展。研究型医院代表了高水平医疗发展，随着医学也走上了高科技的“高速路”，表现为新仪器、新设备的大量引入，新材料和医疗新方法的使用。如目前显微成像检查、人体组织合成、器官移植等技术已成功应用于临床治疗中，更新了现代医学的治疗方法和手段，提高了医疗质量，因此研究型医院运用新技术可以构建以患者为中心的医患关系。

二、研究型医院医疗技术的转化路径

（一）以大数据分析为手段的医疗技术提升

我国是一个人口基数巨大的国家，患者众多。丰富的患者资料为我们进行疾病预防、临床研究、药物研发、管理决策提供了大量的样本，我们可以通过收集、整理、分析大量的数据，归纳和总结出疾病的发病规律和秩序，为不同疾病提供相应的预防、治疗、康复方法。数据的收集、整理、分析、展现是一流医院的核心技术之一，未来的医院发展，也必然是以数据为动力。通过数据的分析找出其他科学方式所无法发现的新知识、提供理解世界的新方法，加速科学发现和技术创新，促进重大自然灾害预测控制能力。对医疗行业而言，基于大数据的方法的应用及信息数据的共享，可有效提升生产和科研的效率。

目前大部分医院的数据普遍存在局限性：临床数据库相互独立、数据获取不及时、多是非结构化数据、难以重复应用等。依托大数据技术建立新型科研模式：以医院业务系统数据为基础，建立全量数据中心，对数据进行聚合处理，最终形成大数据中心，为临床研究提供实时、全面的数据支持。在大数据的支撑下，大数据智能分析平台实现三方面的功能：第一，扩大科研数据来源；第二，建立新的科研模式，为科研提供新的研究方法和思路；第三，提供智慧科研应用，助力真实世界研究。

（二）基础医学与临床医学的结合

前沿医学技术是研究型医院的特征之一。科学技术的发展，分子生物学、细胞学、生物信息学、医学工程学等技术的进步，是转化医学与预测医学快速发展的基础。推动基础研究与临床实际的结合的同时，也促进临床工作从单纯治病向包含疾病的预测、预防的整体医疗模式的转变，从而形成个体化医疗体系。医学是促进生物、工程等多学科领域前进创新的动力，同时，这些技术也为医学的发展提供了机遇。与传统临床型医院相比，研究型医院建设适应时代的发展，具有其自身独特的优势。研究型医院将科研与临床紧密结合，围绕临床的需要开展研究，鼓励科研技术与临床资料的共享和交流，促进医学创新成果及创新技术在临床上的成果转化，这是对建设创新型国家战略的重要落实。

转化研究也有助于构建创新药物的基础研究、临床前研究和临床疗效评价直至新药制造和临床应用的系统研发链，顺畅基础医学和生物学与创新药物研发、临床医学之间的信息和研究关联，缩短创新药物从实验室到临床应用的研发周期。新药研发的本质是新药发现到开发的转化研究。自从 20 世纪 60 年代确定新药临床试验的Ⅰ、Ⅱ、Ⅲ、Ⅳ期划分以来，新药研发的研究模式和技术路径基本固化，已经走过近半个世纪历程。这一全球通行的新药研发模式是一条相互制约的转化研究链，具有周期长、费用高、成功率低等特点。在这一复杂的庞大系统工程中，所涉及的学科门类众多。如在新药研发和临床应用过程中，化合物的体内过程(吸收、分布、代谢、排泄，ADME)是其成药性的重要指标。化合物 ADME/T 性质在创新药物转化研究中发挥重要作用并贯穿研发过程。因此，在药物设计及新药开发早期就开展药物代谢研究，有利于提高新药研发的成功率，降低新药开发的成本，获得安全、有效的治疗药物。

(三)治未病的预防医学的发展

预防医学是一门综合性学科，于 20 世纪 80 年代提出并得到了广泛研究。预防医学重在预测与预防，重点研究早期的症状表现，觉察健康中潜在的不利因素，研究疾病的演化和发展规律，从而提高疾病预防与治疗效率，是服务人类健康的一种科学医疗卫生服务体系。具体来分，预防医学可以分为四种类型，即隐病、潜病、先病和已病。相应的预防方法又可以分为病因预测、超前期预测、症状前预测和临床预测方法。研究型医院运用医院信息化系统和大数据分析平台可以测算疾病发生人群，发生态势和形成预防措施。对于疾病的发展和预防能够提前计算。对个体来说，结合基因识别等技术，通过科学研究方法，识别疾病的诱发基因(结构或功能)，对疾病的发展变化进行深入分析，从而对疾病进行有效的预防、诊断和治疗。研究型医院具有临床和科研高水平发展平台，可以结合临床案例和科研方法，利用一定的技术和手段发现疾病的先兆信息，捕捉预警信号，如遗传信息的改变，争取在患病的早期和超早期诊断和发现疾病，认知疾病变化规律，从而针对疾病特点对症治疗，加深对疾病发生机制与诱因的了解,做到预防与治疗结合,更好地服务患者,防病于未然。

三、研究型医院医疗技术转化的问题

(一)新技术与伦理

医学伦理法则:自主原则、帮助原则、不伤害原则和医疗正义原则。在医疗资源一定的情况下,每个患者都有平等的权利获得适当的治疗(optimal care),不因其社会地位而改变;医疗资源应该根据医疗需要合理分配,不能进行不当使用。每个生命都是有价值的,在治疗过程中不能把患者的社会地位、经济水平以及社会评价等作为分配医疗资源的依据。医务人员的责任是"以患者为中心",从患者的利益出发,这应该成为社会文化的价值导向。

对医药临床试验伦理的要求起始于二战之后的纽伦堡军事法庭。德国纳粹在二战期间开展各种残酷人体试验。设立这样的一个伦理标准不仅仅是为了判决德国战犯的罪行,也为今后人体试验制订了医学伦理的标准。这个标准的目的就是要充分保护参加医药试验者的基本人权,防止这类试验被滥用。"纽伦堡法案"(Nuremberg Code)的医学伦理内容很多,其中最基本的有三条:绝对需要受试者的自愿同意;试验结果必须对社会有利;必须力求避免受试者在肉体上和精神上的痛苦和创伤。

在纽伦堡法案的基础上,国际医学协会(World Medicine Association)在1964年第18届大会上通过了著名的"赫尔辛基宣言"(Declaration of Helsinki)。宣言的全名是"开展人体生物医学研究的指导性建议"(Recommendations Guiding Medical Doctors in Biomedical Research Involving Human Subjects)。这一指导性文件几经修改,成为开展涉及人类受试者的生物医学和行为研究的基本伦理原则。这一原则先后为世界各国所接受并遵循。赫尔辛基宣言自20世纪70年代进入中国后,中国药监部门也一直坚持"临床试验必须遵循赫尔辛基宣言和中国有关临床试验研究规范、法规进行"。

2003年,我国发布了《药物临床试验质量管理规范(2003年版)》。在这个规范中,第一次规定了负责开展临床研究单位"为确保临床试验中受试者的权益,须成立独立的伦理委员会,并向国家食品药品监督管理局备案"。此后,国内各医疗机构及医科大学纷纷成立了伦理委员会,并对药物临床试验进行伦理审查。2010年，我国在颁布《药物临床试验伦理审查工作指导原则》时，再次指出各地的伦理委员会“就整体情况来看，水平参差不齐，作用发挥有限，甚至流于形式，伦理委员会的审查工作与国际规范还有很大差距”。

新型肿瘤药物临床要求选择晚期患者的根本原因就是要保证肿瘤患者不会错过接受常规和已经批准的药物治疗的权利和机会。因此，绝大多数抗肿瘤新药临床都是在晚期患者中开展的，疟原虫治疗临床也不能例外。但是，这种考虑在肿瘤免疫治疗后开始有所改变。美国、日本和欧洲药监部门都先后表明，由于免疫治疗需要患者具有一定的免疫基础，也需要有一定的时间建立抗肿瘤免疫，因此肿瘤免疫治疗可以视情况在早中期患者中开展。而事实上，免疫治疗在临床上已经被推荐为第一线治疗方法。但这只是一个特殊治疗手段对临床伦理的影响，其他传统新药的临床依然要求在晚期患者中开展。

研究型医院的建设和发展必将带来医学技术的创新和冲突，但是医学伦理与医学发展应协同发展，医学伦理审批较为保守可能会导致医学研究的落后，而医学伦理审批宽松则会导致医学的发展成为人类的噩梦，导致医学违背为人类服务的初衷，导致不可避免的医学灾难。

（二）多学科高层次人才缺失

临床与科研兼有的复合型人才是研究型医院建设的依靠力量，研究型医院既要不断培养新型的医疗人才，还要注重引入、培养科研、药学、管理学等多类型人才；既要培养优秀科研个人，也要着重打造研究型团队，才能始终保持医院创新的活力。人才是医院发展的依靠力量，建设杰出、优秀的专家及专业人才团队，是研究型医院建设发展的关键因素。国内外研究型医院都非常重视人才建设，它们通过严格的医学教育与人才选拔机制，培育并筛选出具有创新思维、创新活力的临床科研兼优型人才，从而实现人才的优选、优化。同时，研究型医院作为功能齐全、技术先进的大型医院，不仅重视医务人才，同样重视保障人才，不仅重视专家及高级人才的引进，也重视中级、初级人才的培养。

（三）基础医学与转化医学结合不紧密

医学科技成果应向临床转化，才能更大限度地提升诊疗水平，保障人民群众的身体健康，传统大型医院医学工作者开展科研工作仍以职称晋升为首要动机，导致科研盲目追求热门方向，大量重复低质量研究工作，成果转化率极低。研究型医院注重科学研究的应用性，强调以临床问题为导向的科研成果转化，转变医学科技人员意识，明确科学研究的最终目的是为患者服务。同时加大对具有转化潜力的项目的政策扶持力度，建立健全促进科研成果转化的组织管理机构，建设强大的科研平台及精良的科研团队，为成果转化创造条件，并且结合研究型医院的临床资源优势，将基础研究与临床应用相结合，加速成果转化，使科学研究有的放矢，摆脱盲目性和无必要的浪费，科研工作的新发现、新成果才有望成为这些疾病治疗的突破点。

第三节　对策与建议

一、新技术与研究型医院深度融合

医院作为知识、技术密集型单位，只有掌握了前沿科学技术，实现疑难问题攻关，才能有效提高医院未来发展的竞争力，为民众提供更方便优质的医疗服务。国内外成功的研究型医院都极为重视科学研究的开展，每年投入大量资金，与高校及科研院所积极开展学术交流及合作，建设合理的科研管理制度，保障科研人员待遇，形成人才激励机制，提高科研人员的积极性。研究型医院的四大核心要求，分别为高水平的临床诊治能力、高层次的医学科研成果、高素质的顶尖人才团队、高质量的患者满意服务。要达到这四个要求，需要结合大数据、远程医疗、临床新技术等高新技术，并将临床和科研进行转化，将临床与科研、教学相结合，促进区域协同发展，构建良好医患关系，将新技术运用到研究型医院诊断、检查、研发、教学、管理等方面，不断催生新的成果。

二、基于研究型医院建设推动新技术变革

研究型医院与临床型医院相比，除了能收治普通的常见疾病、多发疾病以外，还能诊治一些特殊的危重疾病，其使用的先进医疗技术和方法不仅仅依靠传统的治疗经验，还依托于科学研究、基础研究的不断创新。在研究型医院里，临床、科研和基础是不可或缺、不能偏移的重要组成部分。临床资源是科学研究和基础研究的沃土，而科学研究和基础研究是推动临床技术不断发展的动力和源泉。研究型医院应该坚持从临床中来，到临床中去，把临床中遇到的重大

疑难问题当作科研攻关的项目，通过重大问题的解决推动诊疗质量和水平的提升。例如，可根据某疑难性疾病的病因、发病机制、治疗、评价开展一系列的基础研究，并将研究的成果应用于临床诊疗活动，解决以往疾病诊治过程中无法解决的问题，提高疾病的治愈率，降低疾病并发症的发生率，研究成果还可在其他医院进行推广。科研和基础是理论的殿堂，临床是理论和实践的桥梁，从理论到实践再到理论，是医学不断发展和进步的基本规律。

医院拥有丰富的临床病种资源，科研工作者和基础研究者可以在其中不断挖掘、培育和播种。医学科研应当面向应用，其选题应当来源于临床上遇到的问题、难题，进行相应的基础研究，不断科研攻关，科研的成果最终应用于临床，科研工作的目的就是采用其成果解决临床上遇到的技术和医疗问题，因此，医学科研的核心是应用型研究。应用研究是基础研究的形象化体现，必须在进行应用研究的同时开展相应的基础研究，才能做到事半功倍。研究型医院建设应当根据自身规模、仪器和人才情况，找到二者关系的平衡点。例如，二三级医院受到自身条件限制，以应用研究和开发研究为主，随着医院医疗条件的改善和科研水平的提高，可以逐步开展基础理论研究；三级医院可利用其资源优势，适当开展基础理论研究。通过基础理论研究和应用研究，可以提高医疗水平，培养技术人才，从而提高研究型医院医疗科研水平和学科建设水平，也是加强研究型医院稳步发展的重要保证和有效途径。

三、技术创新与临床实践紧密结合

通过技术创新的成果用于临床研究，提高诊断效率与准确性，连接基础医学与临床研究的转化医学，是研究型医院科研与临床诊治的核心。转化医学是衔接基础研究与临床实际应用的研究，通过将基础研究成果迅速转化为解决临床诊断，治疗及预后的应用技术和方法，填补基础研究与临床研究间的鸿沟。即是指“从实验室到临床(from bench to bedside，B to B)”和从病床到实验室(from bedside to bench，B to B)”的双向转化过程。转化医学不是一个独立的学科，它是由多学科交叉协作，通过基础科研与临床工作紧密结合，整合多方资源，实现理论研究到临床实践的过程。国外研究型医院的经验表明，成果的转化需要机制的保障和新模式的探索，优势和特色的确立需要学科的集成与整合。发达国家在推动转化医学进程中已形成系列的保障机制，如美国已经成立了60多个转化医学研究中心，其中大型研究型医院扮演了重要角色，是转化医学的主要力量。以麻省总医院为例，该院临床实力雄厚，主要解决疑难重症，目前已拥有20个研究中心，349个实验室，都代表了学术前沿。近些年，我国研究型医院也不断探索转化医学模式，极大促进了科研成果的转化。2015年，中国科学院北京基因组研究所与海军军医大学长海医院合作，将基础研究成果成功转化，研发出用于临床前列腺癌检测的非侵入无创性液体检测方法，避免了穿刺活检给患者带来的痛苦。成果的有效转化更需要多学科的融合，空军军医大学西京医院创立的集神经内外科、心血管内外科等学科形成的心脑保护新策略，打破了学科的专业界限，以疑难危重病诊治为牵引，优化整合学科资源，实现疾病诊治水平的提升；哈医大二院创立的器官移植中心，是将多学科整合，相继完成了心脏、肝脏、肾脏、脾脏等器官移植，以及心肺、胰肾等多器官联合移植，这些都是跨学科将基础研究成果向临床转化的成功典范，代表着我国转化医学的发展进程。

改变医学技术人员传统的研究观念是转化医学发展的第一步，是实现我国转化医学研究得以大力发展的前提。传统临床工作者只知道诊疗工作，科研工作者仅关注“报项目、发文章”，科学研究与临床诊疗间相互独立，严重脱节。而转化医学的发展需要基础研究与临床的紧密结合，树立科研及临床工作者的转化医学理念，有助于其转变思维定式，促进二者更好的交流合作。此外，作为医院的管理者也需要转变传统思维，只有这样，医院才能从管理上、体制上改革传统科研方式，为转化医学提供良好的政策环境和发展平台。研究型医院应首先建立一套转化医学专业人才培养体系，着力培养从思维到专业素质都与转化医学发展相匹配的人才队伍。其次，建立转化医学的运行机制。医院是转化医学实施的场所，转化医学项目的开展与运行离不开医院的管理运行体制及研究运行体制。转化医学的管理运行体制是指医院转化医学开展的方式，包括建立转化中心、与高校或其他研究机构合作开展等方式；转化医学研究运行体制则包括如何选择研究者，如何确定转化医学研究课题，如何实现成果转化等问题的运行管理体系。建设较为成熟的转化医学运行体制可确保转化医学实施的正确方向。再次，建立转化医学的激励机制。医院应建立并完善转化医学激励机制，鼓励大家积极开展具有临床转化意义的科研项目，调动大家参与转化医学研究的积极性，从而促进医院形成转化医学研究的良好氛围。

参考文献

[1] 朱辉,余飞,范理宏,等.高质量发展形势下研究型医院评价指标体系构建研究[J].中国医院管理,2022,42(04):66-69.

[2] 王延军.研究型医院建设和发展需要深化探讨的几个问题[J].中国研究型医院,2022,9(1):27-31.

[3] 康琦,杨浩,许明飞.我国研究型医院建设的实践与思考[J].中国卫生资源,2022,25(3):346-351.

[4] 唐迪,张礼.上海高水平研究型医院建设及其国际比较[J].科学发展,2022(4):97-103.

[5] 张明奎,文镇宋.创建研究型医院的战略思考与实践[J].中国研究型医院,2020,7(4):10-13+86-90.

[6] 赵俊.深化科技创新与研究型医院建设推动新时代公立医院高质量发展[J].中国新闻发布(实务版),2023(5):33-36.

[7] 袁姣,金阳,马鸣,等.我国研究型医院科技成果转化机遇与挑战[J].中国医院,2023,27(5):25-28.

[8] 刘家伟,冯佳佳,孔维华,等.我国生物医药领域中生物医学新技术发展及管理现状的思考[J].医学新知,2023,33(2):136-142.

[9] 方纬,李剑明.核医学新技术助力心血管疾病的精准诊疗[J].心血管病学进展,2023,44(1):1-2.

[10] 付强强,吴泽,郑磊.智能手机医学检验新技术的进展、问题和发展方向[J].华西医学,2021,36(8):1007-1010.

[11] 杨惠娟.临床医学上的外科护理新技术研究[J].中国医药指南,2017,15(34):189.

[12] 明坚,魏艳,何露洋,等.我国医学新技术临床应用中医患沟通与决策模式探讨[J].中国卫生质量管理,2017,24(6):86-89.

[13] 魏艳,明坚,何露洋,等.临床医生视角下新技术的转化应用与卫生技术评估[J].中国医院管理,2018,38(3):12-14,22.

[14] 殷亦超,高炬,何萍.研究型医院的临床大数据管理应用与实践探索[J].中国数字医学,2019,14(2):34-36.

[15] 张萱.生命伦理视域下医学新技术对继续医学教育的影响[J].中国医学教

育技术,2019,33(4):415-417.
[16] 王军鹏.浅论新技术发展背景下临床医学人才培养面临的挑战及其对策[J].智慧健康,2019,29(5):33-35.
[17] 杨静芳,郭秀海,梁阔,等.科技创新驱动下研究型医院建设[J].解放军医院管理杂志,2020,27(5):419-421,431.
[18] 明坚,魏艳,许艳,等.医学新技术临床应用患者参与决策及其影响因素分析[J].中国医院管理,2018,38(3):15-18.

第十三章

大数据与研究型医院

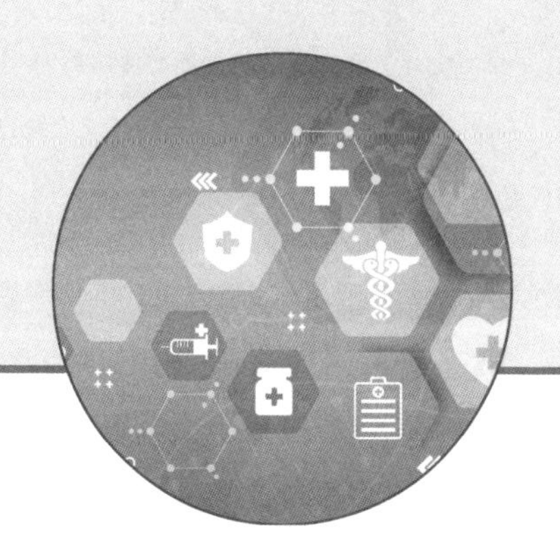

随着大数据时代的到来，研究型医院迎来新的机遇：从数据中发现诊方案优化的趋势，从数据中发现罕见病诊疗的突破口。只有建立科学的数据采集与管理体系，搭建起数据支撑临床、科研发展的路径，才能借助大数据实现研究型医院科技兴医的目标。对于医院人才来说，要抓住大数据发展这一机遇期，实现跨越式发展必须从数据阶段做好充足准备，全面提升自己，不仅能够帮助所在医院实现全面发展，也将为医学信息学人才在精英荟萃的研究型医院赢得一席之地。

第一节　大数据的发展

一、大数据的概述与发展

“互联网+”及大数据的蓬勃发展推动着多个行业升级和创新，如何运用新技术挖掘医院临床大数据深层次、有价值的知识，实现临床资源的有效开发与管理，是新时期研究型医院提升核心竞争力、实现转型升级的关键抓手。

（一）大数据的诞生

随着互联网技术的发展，时至今日，各种工作事务、日常生活等产生的数据都已经信息化，人类所产生的数据量与以前相比较有了爆炸式的增长，因此传统的数据处理技术已经无法应对如此海量的数据。需求催生技术，一套用来应对处理海量数据的数据处理技术就应运而生,这就是大数据技术。

大数据概念最早起源于美国,它是由 IBM、思科、威睿、甲骨文等公司倡议发展起来的。从 2009 年开始,“大数据”渐渐成为互联网技术行业最流行、最热门的词汇。

(二)大数据的定义

对于“大数据”(big data)研究机构 Gartner 给出了这样的定义:“大数据”是需要新处理模式才能具有更强的决策力、洞察发现力和流程优化能力来适应海量、高增长率和多样化的信息资产。

麦肯锡全球研究所给出的定义是:一种规模大到在获取、存储、管理、分析方面大大超出了传统数据库软件工具能力范围的数据集合,具有海量的数据规模、快速的数据流转、多样的数据类型和价值密度低四大特征。

目前所说的“大数据”不仅指数据本身的规模,也包括采集数据的工具、平台和数据分析系统。一句话直白解释就是:大数据就是海量数据的高效处理。

(三)大数据的特点

大数据具有以下五大特征(4V+1O):

1. 数据量特别大(Volume)

第一个特征是数据量特别大,数据采集、存储和计算的量都十分大。大数据的起始计量单位至少是 PB(1000 个 T)级,一般的计量单位为 EB(100 万个 T)级或者 ZB(10 亿个 T)。

2. 类型繁多(Variety)

第二个特征是来源以及种类的多样化。数据的类型包括结构化、半结构化和非结构化,具体表现为网络日志、图片、视频、音频、地理位置等等信息,数据类型的多样化对数据的处理能力提出了更高的要求。

3. 价值密度低(Value)

第三个特征是数据价值密度比较低。随着互联网的广泛使用,产生的信息量特别大,但其中有价值的数据含量很低,价值密度低。如何结合业务需求并通过强大的算法来挖掘出数据价值,这是大数据时代亟须解决的问题。

4. 速度快时效高(Velocity)

第四个特征是数据增长速度快,对数据处理速度、数据时效性要求更高。比如搜索引擎要求几分钟前的新闻要能够被用户及时查询得到,这就要求个性化算法尽可能实时完成推荐。这就是大数据技术与传统数据挖掘技术的显著差别。

5. 数据是在线的(Online)

数据是永远在线的,并且是能随时调出和计算的,这就是大数据与传统数据的最大区别。大数据不仅仅是海量的数据,更重要的是数据是在线的数据,这就是互联网高速发展背景下大数据的特点。举个例子,对于打车软件,客户的数据和出租车司机的数据都必须是实时在线的,这样客户才能及时打到车。而如果客户数据和司机数据是放在磁盘里而且是离线的,那客户要打到车是要很长的时间的。由此可以看出,在线数据的商业价值是远远高于离线数据的。

(四)发展

1996 年,SGI 公司的 John Mashey 首次提出了大数据的概念。2001 年,Gartner 公司的分析师 Doug Laney 第一次定义了大数据的三个维度(3V):数据容量、速度和种类。随着大数据的发展,如今业界把 3V 扩展到了 11V,但主要包括 Volume、Velocity、Variety、Value 等方面。

大数据技术是一种新一代的技术和架构,可以用来以非常经济的方式来进行高速的捕获、发现和分析,从而得以从各种超大规模的数据中提取价值。根据全世界权威 IT 咨询公司研究报告预测,全世界未来 15 年数据量将从 2009 年的 0.8ZB 增长到 2025 年的 175ZB,0.8ZB 内存的 DVD 堆起来够地球到月球一个来回,而 175ZB 内存的 DVD 堆起来够从地球到火星两个半来回。面对未来急剧增长的数据量,新的数据处理技术手段被迫切需要。

2007 年,数据库领域的先驱人物吉姆.格雷(JimGray)指出大数据将成为人类触摸、理解和逼近现实复杂系统的有效途径,并认为在实验观测、理论推导和计算仿真等三种科学研究范式后,将迎来第四范式——“数据探索”,后来同行学者将其总结为“数据密集型科学发现”,开启了从科研视角审视大数据的热潮。2012 年,牛津大学教授维克托·迈尔-舍恩伯格(Viktor Mayer-Schnberger)在其畅销著作《(BigData: A Revolution That Will Transform How We Live, Work, and Think)》中指出,数据分析将从“随机采样”“精确求解”和“强调因果”的传统模式演变为大数据时代的“全体数据”“近似求解”和“只看关联不问因果”的新模式,从而引发商业应用领域对大数据方法的广泛思考与探讨。

大数据于2012、2013年达到其宣传高潮,2014年后概念体系逐渐成形,对其认知亦趋于理性。大数据相关技术、产品、应用和标准不断发展,逐渐形成了包括数据资源与API、开源平台与工具、数据基础设施、数据分析、数据应用等板块构成的大数据生态系统,并持续发展和不断完善,其发展热点呈现了从技术向应用、再向治理的逐渐迁移。经过多年来的发展和沉淀,人们对大数据已经形成基本共识:大数据现象源于互联网及其延伸所带来的无处不在的信息技术应用以及信息技术的不断低成本化。大数据泛指无法在可容忍的时间内用传统信息技术和软硬件工具对其进行获取、管理和处理的巨量数据集合,具有海量性、多样性、时效性及可变性等特征,需要可伸缩的计算体系结构以支持其存储、处理和分析。

大数据的价值本质上体现为:提供了一种人类认识复杂系统的新思维和新手段。就理论上而言,在足够小的时间和空间尺度上,对现实世界数字化,可以构造一个现实世界的数字虚拟映像,这个映像承载了现实世界的运行规律。在拥有充足的计算能力和高效的数据分析方法的前提下,对这个数字虚拟映像的深度分析,将有可能理解和发现现实复杂系统的运行行为、状态和规律。应该说大数据为人类提供了全新的思维方式和探知客观规律、改造自然和社会的新手段,这也是大数据引发经济社会变革最根本性的原因。

(五)主要应用领域介绍

1. 教育领域

通过大数据技术对学生的各项信息进行分析,通过相应的算法,为每个学生量身设定个性化的课程,为学生的学习历程提供一个更加适合自己、更加具有挑战性、更加全面的学习计划。

2. 政府领域

“智慧城市”已经在多地开通或者尝试运营,取得了不错的反响。通过大数据,政府部门得以感知社会发展变化的需求,了解各个地区对相应公共设施的使用情况,从而能够更加合理、科学、精准地为广大市民提供相应的公共设施、服务以及资源的配置。

3. 医疗领域

医疗行业可以借助大数据,通过临床数据的对比、实时患者数据的统计分析、远程患者的数据分析、就诊行为分析等等,构建患者的医疗数据画像,辅助医生进行临床决策，规范诊疗的流程，缓解医生的工作压力，提高医生的工作效率。

4. 传媒领域

传媒的相关企业，通过收集读者、用户各式各样的信息，进行分类筛选、数据清晰、深度加工，从而能够实现对读者和相关受众需求的准确把握与定位。同时通过对用户浏览习惯的不断追踪，不断对相关信息进行优化。

5. 电商领域

大数据在电商领域的应用，极大促进了电商的发展。淘宝、京东、拼多多等电商平台，利用大数据技术，对用户信息进行分析，并且通过用户的浏览偏好、购买产品的意愿，为用户推送其感兴趣的产品，从而增强了用户的购买欲，从而刺激了消费。

6. 电信领域

电信行业拥有庞大的数据量。电信行业通过使用大数据技术，实现了对网络管理、客户关系管理、企业运营管理等方面的规范化、科学化、合理化，并且使得数据可以对外商业化，从而实现单独盈利。

7. 安防领域

安防行业可以通过大数据实现图形的模糊查询、快速检索、精准定位，并且能够通过大数据技术进一步挖掘海量视频监控数据背后的价值信息，从而辅助决策与判断。

8. 金融领域

银行根据用户的年龄、资产规模、理财偏好、消费倾向等，构建出相应的用户画像，在此基础上对用户进行精准定位，从而分析出其潜在的金融服务需求。

9. 交通领域

现在的手机地图上，用户可以查询到自己路线的未来交通状况，从而选择交通状况最好的时间出发。这得益于大数据技术。大数据技术可以用来预测未来的交通情况，为改善交通提供优化方案，有利于交通运输部门提高对道路交通状况的把握能力，从而采取应对措施来缓解和防止交通拥堵，为市民提供更加优质的服务。

二、医疗大数据的相关政策与意义

自从我国将大数据纳入国家战略以来，健康医疗领域便成为发展重点。对医疗领域大数据国家战略发展的研究，有利于完善相应的政策与战略，并为战略的实施提供相应的指导。

（一）医疗大数据相关的政策

2015 年 9 月，国务院印发《促进大数据发展行动纲要》（以下简称《纲要》），开始系统部署大数据发展工作。

《纲要》明确，推动大数据发展和应用，在未来 5 至 10 年打造精准治理、多方协作的社会治理新模式，建立运行平稳、安全高效的经济运行新机制，构建以人为本、惠及全民的民生服务新体系，开启大众创业、万众创新的创新驱动新格局，培育高端智能、新兴繁荣的产业发展新生态。

2016 年 6 月，国务院办公厅印发《关于促进和规范健康医疗大数据应用发展的指导意见》，明确“将健康医疗大数据应用发展纳入国家大数据战略布局”。此后，原国家卫计委先后确定福建、江苏、山东、安徽和贵州为五大区域数据中心试点省份，并推动组建五大集团公司担任健康医疗大数据建设国家队，承接数据中心和产业园建设（见表 13－1）。

表 13－1　全国部分省市医疗大数据政策

区域	时间	政策名称	主要内容
福建	2018.12	《关于加快推进“互联网—医疗健康”发展的实施意见》	加快推进福州、厦门健康医疗大数据中心及产业园区建设，支持已动工建设的东南健康医疗大数据中心发展，争取国家健康医疗大数据南方中心落地福建。
福州	2017.4	《福州市健康医疗大数据资源管理暂行办法》	它确定了资源目录，包括基础信息、公共卫生、计划生育、医疗服务、医疗保障、药品管理、综合管理、新型业态等八大类。安全方面提出，数据开放应用立足于中国东南大数据产业园范围之内，并依托国家健康医疗大数据平台，以国家的标准来规范采集和存储健康医疗大数据。

（续表）

区域	时间	政策名称	主要内容
福州	2017.12	《福州市健康医疗大数据开放开发实施细则》	从数据申请、加工和交付、开放监督、安全保障、责任追究等几个方面详细说明了福州市健康医疗大数据开放开发实施的相关细则。
	2018	《福州市大数据产业发展规划(2017—2020)》《中国东南大数据产业园暨数字福建(长乐)产业园发展规划(2017—2020)》	均对健康医疗大数据的发展提出了规划和支持。
厦门	2017.3	《厦门促进大数据发展工作实施方案》	鼓励和规范有关企事业单位开展医疗健康大数据创新应用研究，构建综合健康服务应用。推进健康医疗大数据中心和产业园国家试点工程建设工作。
江苏	2016.8	《大数据发展行动计划》	支持健康医疗大数据应用，充分利用大数据开展疾病监测以及健康危害因素相关监测预警，探索个性化医疗、精准医疗和大数据健康管理。
	2018.9	《智慧江苏建设三年行动计划(2018—2020年)》	实施健康医疗大数据工程、提升医疗云服务、打造互联网健康医疗服务云平台、发展“互联网+医疗健康”，推进健康医疗大数据发展与应用。

(二)医疗大数据的意义

1. 有利于提高临床决策的准确性

临床决策的准确性与医疗服务质量息息相关，但是由于医务人员的临床经验和病理知识有限，会影响到决策的正确性。而在大数据技术分析的支持下，能够为医务人员提供更多的临床病例分析和治疗选择，并且将其余医疗费用、治疗结果等因素进行综合考虑，从而优化临床路径，为医务人员进行临床决策提供可靠的依据。

2. 有利于实现个性化医疗

个性化医疗的出现，打破了传统的医疗模式。个性化医疗强调根据患者个体的具体情况进行相应的治疗服务，覆盖到了病情诊断、用药、诊疗的全过程，这是医疗服务发展的重要方向。在大数据技术的支持下，可以将更多的用户数据纳入数据库中，从而进行全面分析，并结合传感技术、基因测序技术等先进的技术，为实现个性化医疗提供有力的保障。

3. 有利于不断改进医疗系统

医疗系统运行效率的高低直接关系到患者能否得到快速、有限的治疗。现如今，医院普遍面临着患者人数增多、医疗过程透明度缺乏、医患矛盾加深等问题，严重阻碍了医疗系统运行效率的提升。而在大数据技术的支持下，能够将大数据分析作为辅助手段，帮助解决医疗服务中遇到的问题，不断改进医疗系统内的各项功能，从而不断提高医疗系统的运行效率。

三、大数据对研究型医院建设的启示

随着医疗信息化的发展，研究型医院实时更新的医疗数据呈几何级数上升，已具备大数据的特征：首先，数据量大，从 GB 到 TB 甚至发展到 PB，数据量增长快；其次，数据种类多，包括医疗机构信息系统数据库所产生的结构化数据，以及利用数据库接口产生的其他半结构化或非结构化数据，如 XML 文档、Word 和 PDF 文档、音视频等；再次，价值高，研究型医院医疗大数据的挖掘对患者健康研究提供有效的信息化工具和科学决策支持辅助手段具有重要的意义；最后，产生快、处理快，日益增长的动态数据产生大量的实时数据。如何挖掘出医疗数据隐藏的巨大价值，给研究型医院提出了更高的要求。

（一）构建信息模型，统一数据管理

虽然研究型医院的业务系统里拥有海量的数据，但大部分的数据普遍存在局限性：临床数据库相互独立、数据获取不及时、多是非结构化数据、难以重复应用等。对此，依托大数据技术建立新型科研模式：以研究型医院业务系统数据为基础，建立全量数据中心，对数据进行聚合处理，最终形成大数据中心，为临床研究提供实时、全面的数据支持。

（二）合理配置资源，有效监督医疗质量

用大数据分析可实现对院内疾病趋势和公共卫生状况的全面分析，为优化配置医疗资源提供可靠依据。在医疗资源配置方面，利用大数据分析可评估各

科室对医疗资源的需求，根据需求对医疗资源进行合理分配。同时，医院还可利用大数据分析对各个科室的医疗服务质量进行监控，对比分析医疗手段的有效性，督促各科室不断提高医疗水平。

（三）提升研究型医院的运营效率

对于研究型医院而言，其对大数据分析的应用主要体现在如下几个方面：临床决策支持、用药与医嘱自动报错、医疗服务水平评估、异地病患监控等，由此大幅度提升了医院的运营效率。随着电子病历不断完善，借助大数据分析相关的医疗数据，以此来对各种干预措施进行比较，可为临床决策提供信息支撑，这样能有效解决过度治疗或治疗不足的情况；用药与医嘱自动报错能够减少处方误开的可能性，可以降低医疗纠纷的发生概率；通过对病历等数据的分析，可给出相应的治疗路径，从而为医疗人员提供参考；利用大数据分析，能够找出医院服务质量、费用支出以及绩效等方面存在的差异，为医疗机构精简业务流程提供参考，除能够使成本降低之外，还能使医疗服务质量有所提升；在家中的病患，可通过传感器将测得的心率、血压等数据传给医院，为医疗人员的诊断提供参考；对患者档案进行大数据分析，可确定出某类疾病的易感染人群，从而制订有针对性的预防方案和治疗模式，由此可使治疗效果获得提升。

（四）研究型医院医药医疗产品研发

医药医疗产品的研发对大数据分析的应用具体体现在对药物的研发、测试以及临床实验过程予以支撑。借助预测模型，能够对产品的安全性、可能存在的副作用等进行评估，由此可使新药的研发时间大幅度缩短，这样能够使研发资源的配置效益得以提升；依托临床试验数据及其他相关数据，并通过大数据分析，可选取出最佳的药品剂量，能促使临床试验的成功率进一步提高；利用大数据分析，可对一些药物的不良反应进行监测，从而快速找出药物可能存在的不良反应，给用药人群的安全提供了保障。

第二节　研究型医院大数据的应用

随着国家相继出台分级诊疗、互联网＋ 医疗、精准医疗等战略方针，未来大型三甲医院将向专科化发展，而在专科化发展的道路上，临床科研能力和疾病诊疗能力将成为未来医院角逐的根本。为此，研究型医院将更注重临床科研能力的提升和疾病诊疗模式的创新，但医疗业的技术革新却比其他行业更为复杂，医院的特殊性带来数据共享的困难、对数据质量的高要求以及患者隐私等问题，使得临床大数据领域的研究进展遇到了不小的阻力。各业务信息系统的数据标准也同样存在问题，软件厂商仍使用自家的数据字典，通过传统共享表的方式来解决数据传输和共享问题，但这些数据随着业务结束而结束，并未给后期的临床研究提供任何有效的支撑。因此，医院需要按照数据的共享需求对信息系统进行重新梳理，建立临床大数据研究平台；串联患者的完整诊疗信息，并以患者为中心对数据流程进行再造，打破患者数据整合的技术壁垒，更好地利用诊疗数据，为患者提供长期的数据跟踪和个性化的诊疗服务，同时帮助医院的科研人员进行真实世界中的临床研究，为研究型医院的发展积累科研资本。

一、研究型医院大数据平台的规划

（一）建设目标

（1）提升平台的先进性，实现医院数据信息的统一标准化管理。

（2）采用信息化手段完成对研究型医院现有数据的有效管理。

（3）通过大数据平台的建设，充分利用数据资源，深入挖掘分析数据潜在价值，对可以实现高效汇聚存储、数据资产可视化、高性能数据处理和分析和数据全生命周期有效管理。

（二）建设内容

1. 数据仓库建设

数据仓库是数据中心数据的进一步应用，是对中心库中的数据按主题分维度重新组织规划，可以形成以总量、分布、结构为主题的主题库，也可以按研究型医院的科室、床位、人力、设备、经费，划分适合业务分析需要的主题，并将数据重新组织，来方便对数据的统计、分析、挖掘。

数据仓库的建设基于以下原则建设：

（1）需在中心库的基础上按使用需要进行建设，通常按主题需求建立数据仓库。

（2）需对中心库的相关数据进行重新组织，并建立对应的字典代码表。

2.大数据分析

基于大数据平台建设进行数据分析、智慧应用和展示系统，满足医院相关业务管理人员及各级领导对数据的查询、统计及分析。能全面了解大数据平台信息情况、各数据更新状态，为管理决策提供有力的数据信息支撑。

3.云计算平台

云计算平台将充分考虑研究型医院各业务系统的通用、共性的技术与类似的需求，对其进行提炼与抽象，搭建统一的开发与运行环境，构建各系统共用的应用组件，实现跨系统的数据、流程的交互，解决各业务应用系统建设在技术层面的统一布局问题，实现各业务系统的快速搭建的同时保障稳定性、扩展性，保障各系统的互联、互通、互操作，满足应用系统变化快、要求高的发展需要，并形成可供复用的软件资源，减少重复开发和投资，为实现智能化综合业务平台提供基础支撑。

（三）设计原则

研究型医院运用大数据、物联网、云技术等手段搭建大数据云平台，充分体现现代系统建设智能思想，为达到建设安全稳定、性能先进、技术成熟、功能完善的研究型医院大数据平台的目标要求，在平台设计构建中，坚持以下原则。

1.先进性

平台建设采用主流的、符合发展方向的技术、设备和系统集成化、模块化的理念。深度了解医院数据信息的特点，在满足医院系统业务的同时，又要在设计中把先进的技术与现有成熟的技术和标准结合起来，充分考虑到医院数据应用的需求和未来技术发展的趋势。

2.可靠性

系统建设需采用成熟的、稳定的和通用的技术、设备，使系统具有一致性、易升级和完善的技术支持，能够长期保证可靠稳定运行，有完备的技术培训和质量保证体系。

3.实用性

系统建设符合研究型医院日常工作的实际需要，其构架简洁，功能完备，能有效提高研究型医院的现代化水平并且能满足业务工作需求。

4.经济性

在满足先进性、可靠性的前提下，采用性价比较高的技术和设备，充分利用现有的设备和资源，综合考虑系统的建设、升级和维护成本。

5. 安全性

系统建设要充分考虑其安全性和保密性。系统网络、设备、中心机房和前端设备应能防御病毒黑客攻击，具有防范雷击、过载、断电和人为破坏的安全措施。

6. 扩展性

系统、设备、接口具有可扩展、可兼容性，系统规模和功能应易于扩充，系统配套软件具有升级能力。能兼容已有设备，并具有扩展性。在设计时必须考虑到核心、汇聚交换机插槽和接入设备端口的冗余，为将来研究型医院业务增长带来的终端数量的增长接入作必要的预留。同时在医院网络化建设中既要考虑有线网络接入，也要考虑医师、护士移动查房的应用需求带来的无线网络的建设。

7. 统一性

系统具有统一和开放的控制协议、编码协议、接口协议、压缩格式、传输协议，提供透明传输通道。所有子系统可以整合到统一的平台下，实现信息共享、灵活联动。有利于保证与其他网络(互联网、公共数据网、教育网等)及设备之间平滑连接与互通，以此保证将来医院网络自身的扩展。

8. 冗余性

医院对大数据平台要求 7×24 小时不间断稳定运行，而网络是信息系统运行的基础，这就要求网络具有估值自愈的能力。在设计中除了对采用的高带宽、高性能、高交换容量与交换能力的核心交换机要运用虚拟化技术做好冗余备份机制，保证当一台网络核心设备出现问题时另一台能迅速进行接管，从而最大限度地保证大数据平台的稳定运行。

二、研究型医院大数据平台的构建

(一)平台总体架构

大数据平台建设将从研究型医院现有各业务系统中抽取相关数据信息，并基于数据交换系统进行数据清洗、整合、标准化，形成中心数据库，最终在中心数据库之上根据业务需求建立相关数据仓库。

本平台将基于数据仓库建模系统、数据治理系统、数据交换平台、资源目录系统、数据可视化系统进行数据的管理和维护，并通研究型医院大数据分析应用平台对外进行数据应用服务。

数据存储和高可用方面，以主备搭建 2 节点集群，实现数据备份和数据恢复。系统架构图如图 13-1 所示。

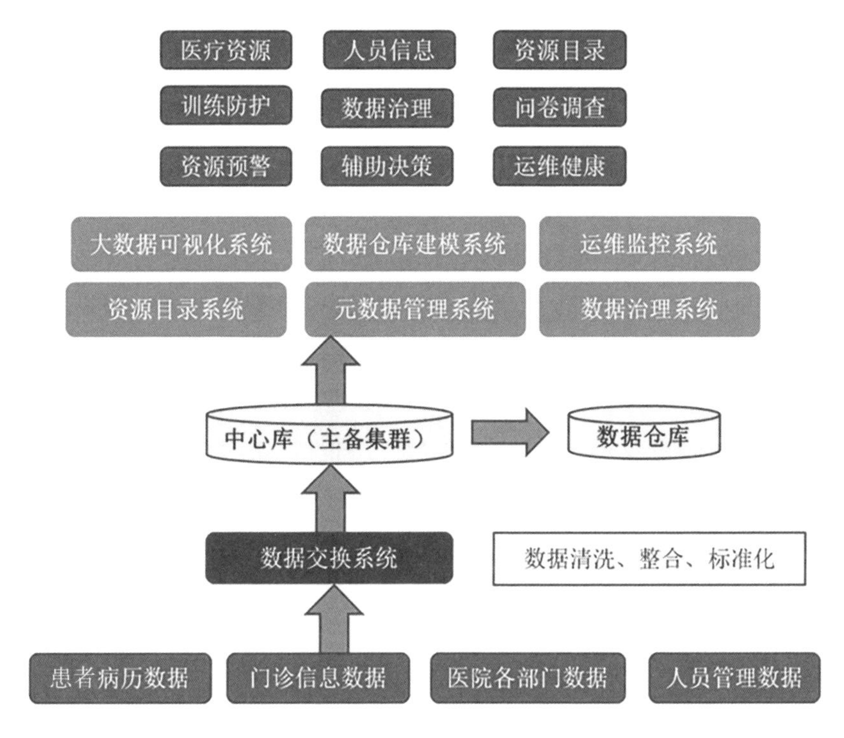

图 13-1 研究型医院大数据云计算平台

（二）研究型医院数据仓库建模

仓库建模是用于数据仓库模型的建设，用于辅助数据仓库实施人员完成数据仓库概念设计到最终物理实现的整个过程。不同于一般的通用型建模系统，数据仓库建模系统功能定位有很强的针对性，专门用于数据仓库建模。它提供一个易于使用的图形用户界面，简化数据仓库的设计以及后台关系数据库的生成等过程，提高工作效率和资源的重复利用率，使决策分析人员能够便捷、合理的设计并建立各种面向主题的数据仓库（见图 13-2）。

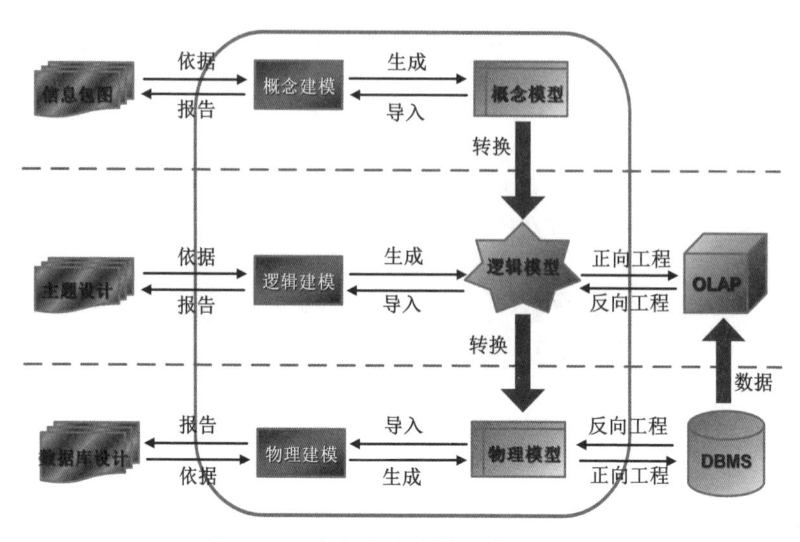

图 13-2 数据仓库建模系统总体架构

(三)研究型医院数据交互系统

将传统的ETL工具(extract、transform、loading)与分布式消息平台相结合,实现了对数据抽取、传输、整合以及装载的一站式支持,是构建数据中心、数据仓库、数据交换平台、数据同步复制应用的理想工具,同时也可以作为数据加工处理工具由医院信息部门人员直接使用。

(四)大数据分析

通过大数据可视化系统,能够支持不同来源的数据资源进行统一的数据分析处理,支持交互式的数据分析探索过程,以图表的形式对大数据进行可视化的展现,打造各种大数据应用解决方案。

大数据可视化展现系统为大数据决策分析平台进行服务,实现对数据模型和大数据决策分析结果的多维动态展示,可以让医生和医院领导能快速理解数据与分析结果的含义,为医生和医院领导决策提供直观、形象、丰富的交互式可视化呈现与分析,提升医生对患者病情的分析决策能力,为医院领导掌握医院情况、作出相应决策提供辅助支持(见图 13-3)。

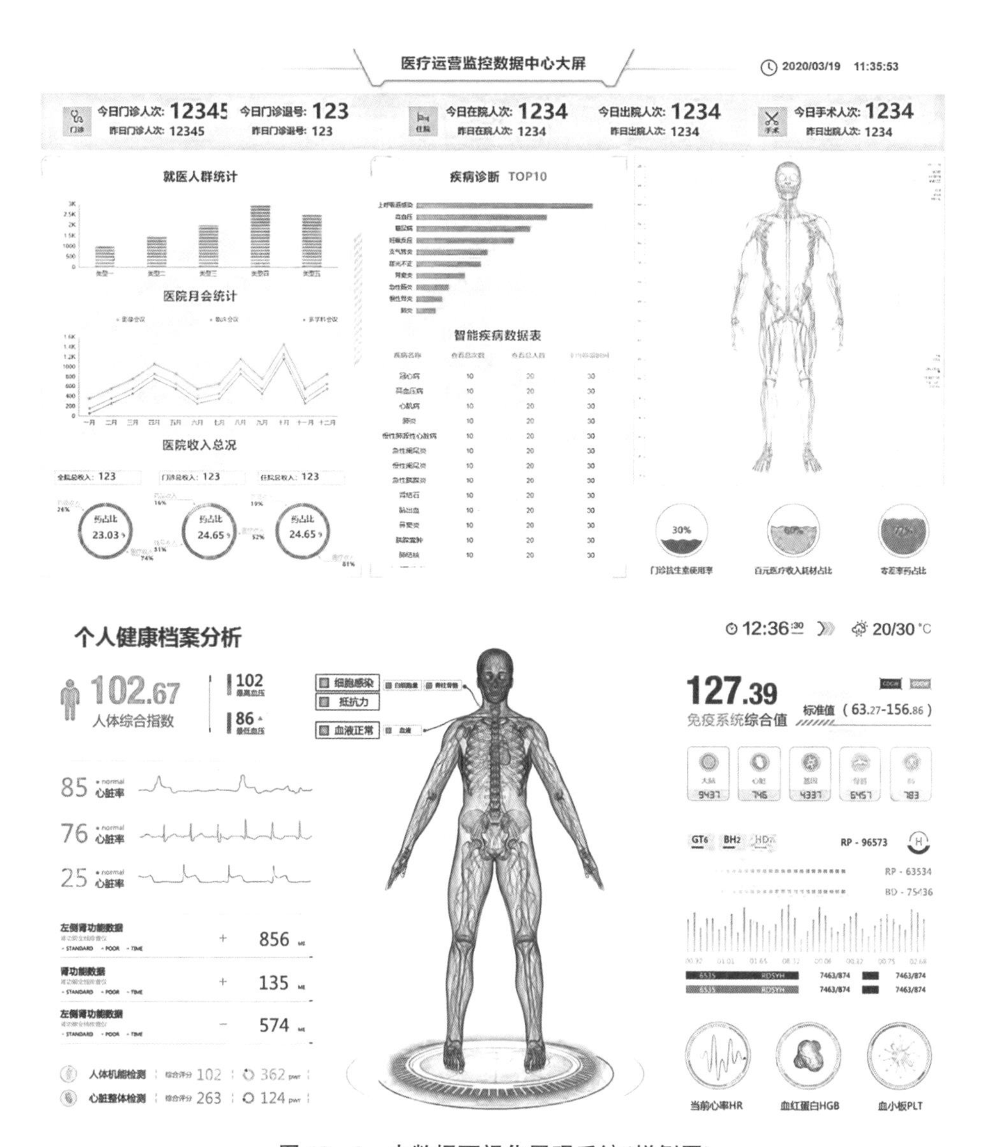

图 13－3　大数据可视化展现系统（样例图）

（五）云计算平台

云计算平台是分布式计算的一种，是通过网络“云”将巨大的数据计算处理平台分解成无数个系统，然后通过多部服务器组成的方式来进行处理和分析这些系统得到结果并返回给用户（见图 13－4）。

研究型医院云计算平台可分为两大层次：数据服务层和应用服务层。

1. 数据服务层

数据服务层主要是对现有各系统及整合后的数据进行展现，包含基于数据的统计分析、数据资料的查询、数据的实施监控、数据资源目录等多方面的服务内容。

2. 应用服务层

应用服务层主要是作为现各个业务系统接口，通过统一认证登录到此云平台后，就能在各个业务系统中进行跳转。

界面基于 HTML5 设计开发，具有以下特点：

(1) 支持应用模块的动态扩展。

(2) 支持自定义桌面风格、背景及布局，提供默认的模板素材库。

(3) 自适应响应各终端设备。

研究型医院大数据云计算平台 11:20

医疗资源 人员信息 资源目录系统 数据治理系统

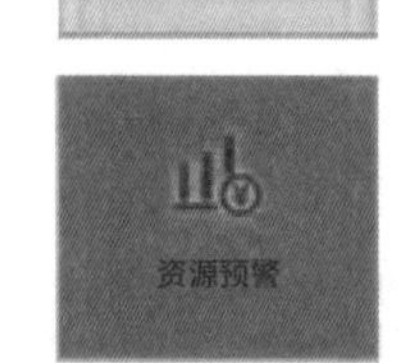

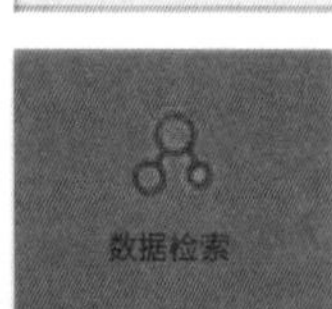

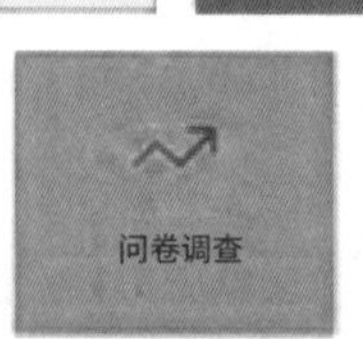

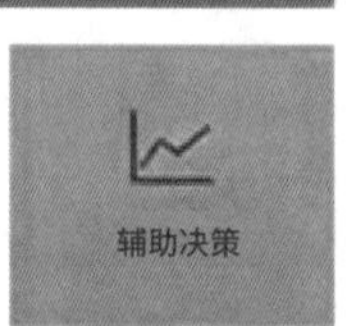

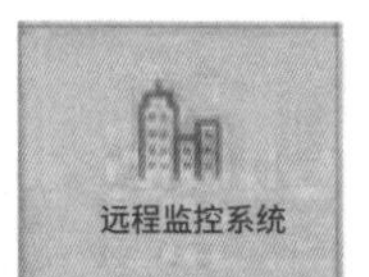

图 13-4 研究型医院大数据云计算平台界面(样例图)

三、研究型医院大数据平台的管理

坚持研究型医院的战略定位，基于宽带化、智能化为特征的新一代互联网与医疗行业的融合，建设新型临床研究管理平台，转变临床研究数据管理的模式。

(一)数据标准管理

根据国家、地方和行业的标准规范，针对研究型医院信息化建设规范，包括数据分类编码规范、服务接口规范、元数据管理及数据目录规范等，制订特定的数据标准，满足研究型医院的业务需要。

1. 数据整合

对研究型医院各职能部门业务系统数据资源的整合。数据资源整合依照“统一领导，统一规划，统一标准，统一建设、统一管理”的原则，进一步把数据资源按照特定的标准整合。

2. 数据分类

根据研究型医院业务系统数据资源内容分析认为数据资源层将覆盖现有主要业务系统，包括科室、床位、人力、设备、经费数据等多方面的数据资源信息进行采集，在采集过程中要严格按照制订的标准进行解读各个业务系统数据采集，把各个业务数据采集到医院相关的信息资源库中。

3. 数据迁移

对现有各种与研究型医院系统相关的数据进行数据迁移，包含结构化数据、半结构和非结构化数据等。

4. 数据统计

把分析出的数据，形成不同的统计报表，包括数据的合格率统计及不合格率统计，按月、日统计数据资源的数据总交换量、正常数据量、数据合格率以及相关图表等，根据各种图标分析，可以分析出数据质量提高的趋势。

(二)数据模型管理

设计的逻辑模型和数据模型能够以文件的形式独立存放。数据仓库建模系统应支持模型的导入、导出等基本操作。

1. 模型导入

支持从模型文件中读入建模信息，并根据模型类型在相应设计窗口中还原设计现场。

2. 模型导出

支持将设计窗口中当前的设计现场导出到文件中，实现设计结果的保存。同时，导出文件应能区分不同类型的模型。

(三)资源目录管理

在数据资源的汇集过程中，数据往往具备容量大、种类多、不断递增、物理分散等特性，这些数据无法进行物理集中，因为通常情况下没有足够的存储空间去集中存储如此巨大的数据，而且在数据的管理、维护、实时性方面存在问题。因此，为这些数据资源建立分布式资源目录，便成为一种切实可行的方案，同时符合当前云计算架构的演化路径，使得数据中心整合的数据资源逻辑集中，物理分散，用户通过资源目录系统，在任何时间、任何地点使用数据中心的资源(见图 13-5)。

资源目录通过挂载了各类数据资源，并可以通过目录为纽带实现数据的定位和数据的理解。资源目录管理系统包含目录分类、目录编制、目录审核、目录发布、目录修改、目录下线、质量检查、级联管理、资源管理、目录服务等功能。

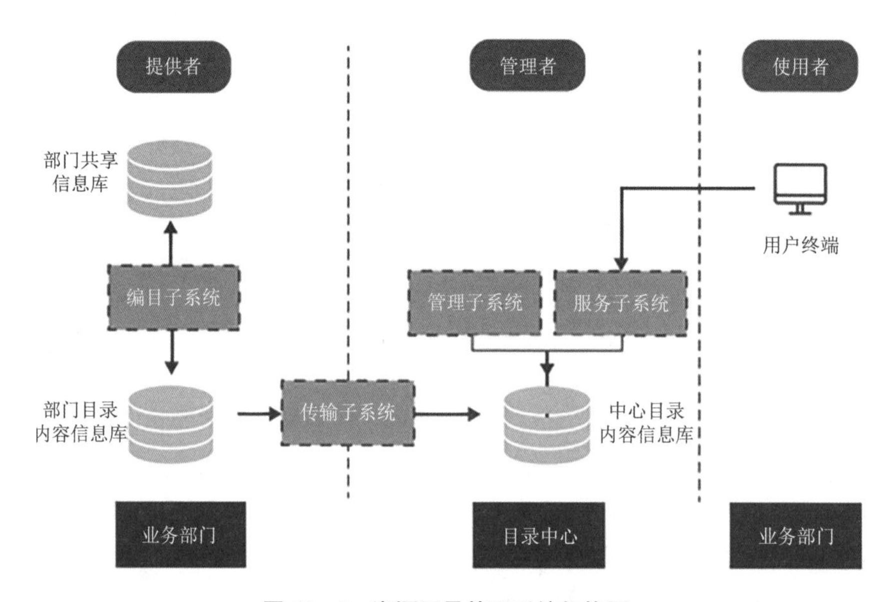

图 13-5　资源目录管理系统架构图

资源目录系统对目录内容采用灵活的多级目录配置方式，根据数据资源具体形式的不同，分类订制信息资源目录，对允许访问的数据资源进行可视化的管理，并可对特定的数据资源进行独立维护操作。

通过资源目录系统能够形成数据资源物理分散、逻辑集中的统一利用及管理的模式。数据资源的需求方可以从统一的入口浏览到所有可提供的数据资源，实现对数据资源的集中登记和管理。发布后的数据资源通过统一的数据门户聚合展示给用户，为用户提供简单、一致的数据资源展现模式。

1. 资源编目

为建立研究型医院相关信息的资源目录，首先要对各部门提供的共享信息资源和信息交换服务进行分析，厘清共享信息资源的结构和相互关系。为方便使用，采用规范的方法和技术，建立科学合理的信息分类体系，对共享信息资源和服务建立分类目录和索引。

2. 资源元数据管理

资源元数据是描述资源属性的基本信息，包括核心元数据和扩展元数据，核心元数据是各种类型资源共同拥有的基本属性，如资源名称、发布日期、摘要、提供方、关键字等，扩展元数据是不同类型的资源所拥有的特有的元数据。

3. 目录分类管理

研究型医院数据资源目录分类是根据数据资源的属性或特征，将信息按一定的原则和方法进行区分和归类，并建立起一定的分类体系和排列顺序。目录分类可按照分类要求管理各种分类，如部门分类、主题分类、资源形态分类等。

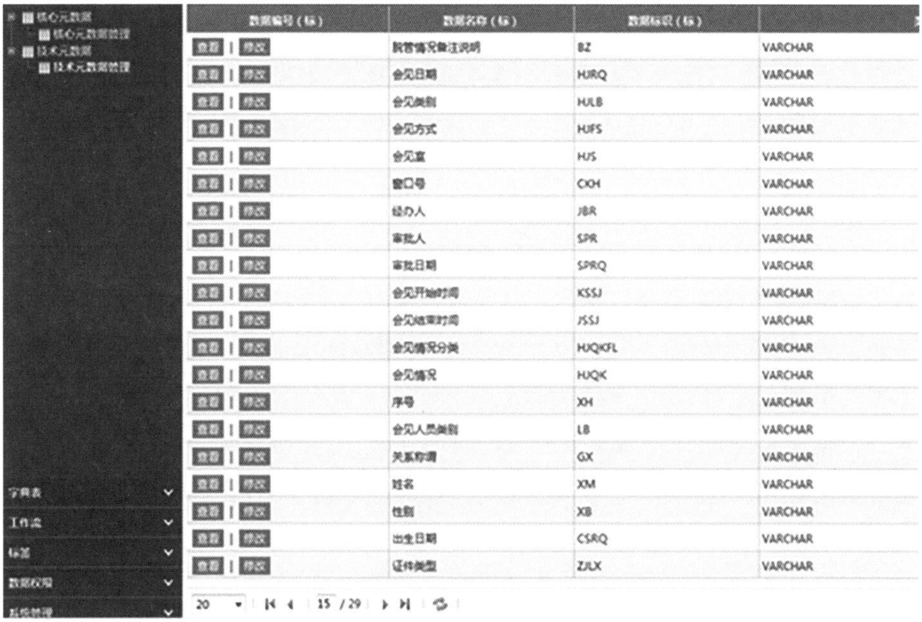

数据编号(标)	数据名称(标)	数据标识(标)	
	脱管情况备注说明	BZ	VARCHAR
	会见日期	HJRQ	VARCHAR
	会见类别	HJLB	VARCHAR
	会见方式	HJFS	VARCHAR
	会见室	HJS	VARCHAR
	窗口号	CKH	VARCHAR
	经办人	JBR	VARCHAR
	审批人	SPR	VARCHAR
	审批日期	SPRQ	VARCHAR
	会见开始时间	KSSJ	VARCHAR
	会见结束时间	JSSJ	VARCHAR
	会见情况分类	HJQKFL	VARCHAR
	会见情况	HJQK	VARCHAR
	序号	XH	VARCHAR
	会见人员类别	LB	VARCHAR
	关系称谓	GX	VARCHAR
	姓名	XM	VARCHAR
	性别	XB	VARCHAR
	出生日期	CSRQ	VARCHAR
	证件类型	ZJLX	VARCHAR

20　15 / 29

图 13－6　资源目录分类(样例图)

4. 资源检索

资源信息建立索引划分为索引信息的规划和索引信息的建立。索引信息的规划是建立在目录资源信息元数据的基础上，根据用户查询和检索的需要，设定需要建立索引的信息。比如：标题、内容、类型、来源等；索引信息的建立是在索引信息规划的基础上，根据数据更新的规则建立索引信息。

（四）数据治理系统

数据治理系统覆盖数据资源管理、资源目录管理、资源交换管理、数据服务、数据可视化、数据质量等各种数据资源相关的管理过程，是企业事业单位实现数据资源整合、共享、服务的基础系统。数据治理系统涵盖了数据资源管理、资源目录、数据服务、数据质量、数据监控、共享交换、数据门户等功能（见图13－6）。

1. 数据资源管理

数据资源管理为企事业提供统一的元数据管理系统，包括数据源管理、数据集管理、数据维护、数据主题管理、数据访问发布等一整套元数据管理及数据共享发布功能。该产品支持多数据源，支持主流关系数据库，支持主流大数据的管理、维护、发布功能。元数据是整个数据治理系统运行的核心基础数据，为资源目录、数据交换、数据监控、数据质量等功能提供数据支持，保持系统间元数据的一致性。

2. 信息资源目录

信息资源目录是研究型医院梳理信息资产的管理平台，系统遵循《GBT 21063—2007 政务信息资源目录体系》的国标规范设计，支持研究型医院统一管理数据资源、文档资源、服务资源等不同形式的信息，支持对信息资源做部门编目和主题编目，支持下级部门离线编目，支持对接符合国标规范的上级资源目录挂接。

3. 数据质量

数据质量是针研究型医院的数据来源比较广、数据量大、各种数据质量问题的情况，协助医院检测并管理这些数据、提高数据质量的工具。数据质量系统用于数据抽取、数据清洗过程中识别问题数据，保证入库的数据的质量，能够管理问题数据，通过反馈机制反馈给数据来源单位，督促修改和提高数据质量。

4. 数据共享交换

数据共享交换对常见的同构迁移及简单的清洗工作，可以屏蔽复杂的 ETL 工具细节操作，在 WEB 上和业务流程中完成相关工作；依托数据交换系统的强大功能，支持质量插件、支持任务调度、支持全量和增量的推送过程；提供交换服务接口，支持第三方应用基于服务的方式使用本系统；提供可视化的监控界面，实时了解数据交换的节点状态、进展情况、数据量级等信息。

5. 数据服务

数据服务对数据治理系统管理中的数据资源，支持 REST API 服务、WebService 服务、数据推送服务、文件下载服务等多种服务形式，同时提供服务调用过程中的全流程跟踪，支持服务调用的权限控制和流量控制，提供完善的调用日志。

(五)运维监控系统

数据运维监控系统以服务团队、服务流程为基础，整合监控工具的一体化解决方案，通过多视角对全医院数据共享交换运维工作的综合管理，提升运维效率，朝着以服务保障为基础，服务主动化、自动化方向发展。主要包括：数据全生命周期监控、数据质量监控、数据归集异常监控等内容(见图 13-7)。

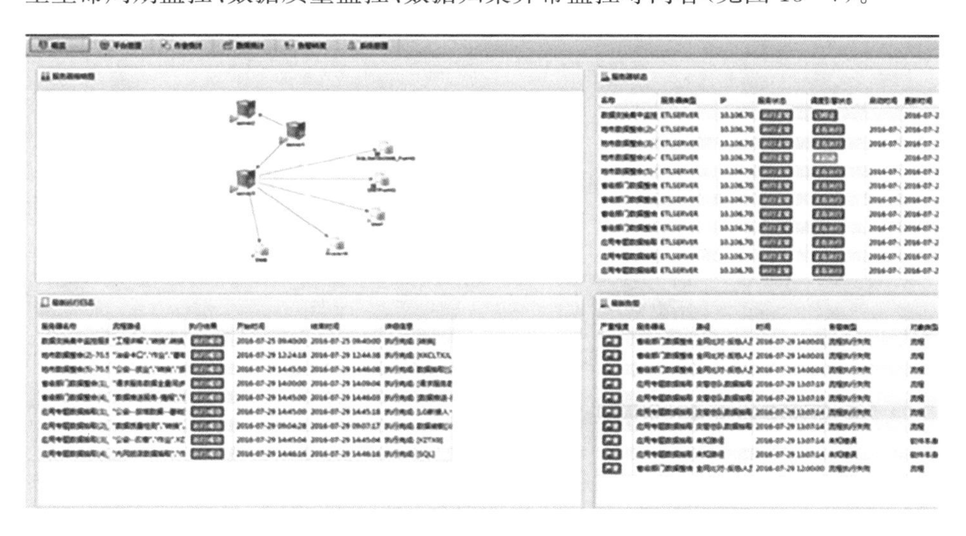

图 13-7　运维监控(样例图)

1. 数据全生命周期监控

监控流程节点包括：数据源(前置系统、数据文件、问卷调查等) → 中心数据库 → 数据仓库 → 上层应用。

监控内容包括：各个节点数据执行的节点信息、开始时间、结束时间、归集方式、推送方式、成功数据量、失败数据量、数据增量条数等。

2. 数据质量监控

通过数据质量平台，获取相关数据质量信息接口，形成数据质量监控内容。监控内容主要包括：质量规则、治理前后数据差异、统计报告、问题数据查看。

3. 数据归集异常监控

对于数据归集过程中出现的主要异常情况包括：数据源连接异常、接口连接异常、数据量为零等情况。

4. 服务器状态监控

服务器监控是实时掌握服务器工作状态，包含 CPU、内存、硬盘、带宽等状态指标，服务器监控将远程服务器运行数据通过各种方式记录下来，并在需要时可以随时调用监控记录进行查看(见图 13-8)。

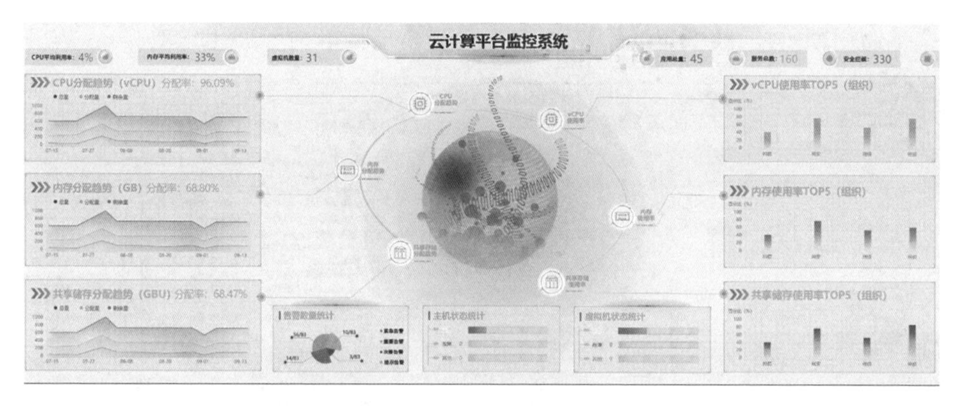

图 13-8　运维监控系统(样例图)

第三节　对策与建议

大数据时代已经来临，在大数据时代临床资源的价值如何体现，成为研究型医院跨越发展的关键点。通过探索“互联网＋大数据”的临床研究管理新模式，实现临床资源的高效整合，将使中国临床研究实现弯道超车，形成国际竞争新优势，掌握国际话语权的难得机遇，对践行创新驱动发展战略、建设世界科技强国具有重要战略意义。

一、优化大数据的发展环境

（一）研究型医院应进一步提高数据的质量

质量是数据的生命。任何一个部门或科室在使用大数据进行分析之前，都需要对掌握的数据进行甄别、筛选、检查，保障其使用的数据的质量。大数据背景下，我们都处在数据的海洋之中，各科室要在享受大数据带来的充足资源的同时，也要客观地认识大数据。数据本身是可以存在缺陷的，特别是在互联网时代，人人都有手机，人人都有麦克风，人人都是数据的接受者、消费者和传播者，有些数据本身就是错误的，有些数据相互之间存在冲突，在使用数据时这些错误的或冲突的数据就会成为“数据噪声”，干扰分析和决断。有些数据还有可能被恶意利用，有些人或组织为了一己私利或达到自己的某种目的，故意篡改数据，掩蔽真相，欺骗数据获取者和使用者。大数据背景下，这就需要医院及有关部门在医院治理过程利用大数据来提高善治能力和水平。一方面，医院要改进数据统计、分析的方法和技术，推动大数据自动检测和修复技术的深入研究，为数据质量提供技术保障，另一方面，应完善医院的考核机制，转变政绩观念，并建立完善的检查监督机制，严惩数据造假和统计违法行为。

（二）要及时优化医院工具箱，提高大数据在医院发展中的地位

医院要有文化自觉精神，有种自知之明精神，有一种创新精神，要及时弥补短板，要及时调整和优化工具箱，以确保大数据在推动医院治理体系和治理能力现代化中的正能量作用。作为医院的各级领导干部也要做到文化自觉。大数据思维强调“不断追求创新”及时“改善技术与提升服务”，各级领导干部要充分审视自己的工作价值观。工作上要不断有新思路、新举措、新方法，把创新作为工作的动力。

（三）以大数据技术对抗大数据平台安全威胁

加强信息安全机制建设，要加强数据信息保护技术研究。支持和引导大数据信息保护技术研究与开发，给予相应的政策和资金支持，为大数据相关技术研究创造宽松的环境，保障数据透明、开放的同时，能够保护需要被保护的隐私和机密，保障信息安全。

利用大数据技术应对 DNS 安全威胁，积极推动基础软硬件自主控制。针

对大数据平台这种重要目标的网络攻击，其技术手段的先进性、复杂度、隐蔽性和持续性，以及背后的支持力量，都已经超出了传统网络安全技术的应对能力。要对重要大数据应用或服务进行网络安全审查。大数据背景下，无论是公共部门、私营机构还是社会公众个人，对信息安全问题都十分担忧。如果在出现信息安全问题或数据方面的争端、矛盾时，缺乏相应的制度规范和法律，将严重制约大数据利用的稳定、持续发展。政府应加快大数据相关法律、制度规范建设的步伐，为大数据发展提供必要的法律制度保障。对于涉及国计民生、政府执政的重要大数据应用或服务，应纳入国家网络安全审查的范畴，尽快制订明确的安全评估规范，确保这些大数据平台具备严格可靠的安全保障措施，防止被黑客入侵并窃取数据。

（四）加强大数据人才的开发与应用

在大数据背景下，我们要加强大数据人才的开发应用与培养。要培育一支既具备大数据理念又善于把控治理进程的新型领导队伍，以及大批的大数据分析人才。教育部门和广大教育工作者要认真贯彻国家决策部署，加大培养大数据技术相关人才培养的力度，从2014年开始，国内有多数高校把招生名额用于“大数据”、电子政务云、电子商务云、智慧旅游云、工业云、智能交通云、智慧物流云、“战略性新兴产业”、电子信息产业以及建筑业、运输业、现代服务业等急需的专业。积极培养政、产、学、研、用相结合的创新体系。政府应对大数据相关产业在政策上给予积极的支持，加快大数据产业基地建设；在财税政策上给予大力支持，建设以政府投入为引领的大数据融资机制；鼓励科研机构、高等院校及企业联合开展高新技术的研究开发，支持建设一批重点实验室、工程技术研究中心、企业技术开发中心，集中力量掌握关键核心技术，增强技术创新能力，引领数据仓库、数据挖掘、人工智能等领域的技术变革。加强大数据领域的国际交流与合作，建立科技合作平台。

（五）积极培育大数据文化

提高驾驭大数据的本领，积极培育大数据文化，营造良好的大数据文化环境，为推进医院治理能力现代化提供有效的驱动能量。各级领导及医务人员要创造有利条件，积极开展探讨大数据文化及其社会功能，不断追求探索创新。

（六）要进一步建立和完善与大数据发展相适应的法规

当今信息社会，互联网、物联网等都也有一定的规则条款，但是都要在依法治国前提下行驶。在大数据条件下，法治的力量必须与大数据相融合才能发挥出极致的效果。这涉及一系列的规范公共权力运行和维护公共秩序的制度和程序，不但包括规范行政行为，还包括规范市场行为、规范社会组织行为、规范社会行为和个人行为等。在大数据条件下，政府要坚持依法决策、依法行政，各级领导干部要坚持法治思维和法治领导方式。各级领导干部要运用法治的思维与大数据思维协同推进国家治理现代化。坚持依法决策、依法执政、依法行政、依法治国，把政府治理、国家治理、社会治理、生态治理等纳入常态法治轨道。

二、创建大数据的应用模式

新阶段，研究型医院医疗数据的应用范围越发广泛，涉及到公共卫生、健康管理等多个方面，可为医院、患者、社会提供极大的便利。

（一）主要应用

1. 提高临床诊断智能性

在临床领域中，医疗数据的应用可使决策更加科学，在海量文献的参考下使错误得以纠正，医疗辅助系统的引入可帮助医生做出最佳诊断决策。在国外，最为典型的便是IBM沃森机器人医生，每秒钟可处理500GB的数据，拥有最强计算能力、语言处理能力与海量知识库，可根据患者病理、临床、基因等为医生提出系统化的医疗建议，最大限度地提高诊疗质量，减少医疗差错发生。现阶段，该机器人已经成为癌症中心的助理医生，可通过与患者信息进行深入研究，为其定制多样化诊疗方案。我国卫生统计中心与电子科技大学构建合作关系，二者共同建设出医疗健康大数据研究院，采用“大数据＋深度融合”的模式，对色素皮肤病进行诊断。为了利用计算机对疾病特征进行识别，研究者在海量信息的参考下绘制出色素性皮肤病图像训练集，对此病种进行识别、训练，在神经网络训练完毕后，患者只需利用智能手机便可对患病处进行拍照，然后将照片上传到平台中，平台接收照片后进行预处理，根据图像特征对病灶进行提取，发挥计算机作用进行疾病分类，并做出初步诊断。

2. 确保医保精准定价

在医保领域中，医疗数据的主要作用在于实现索赔请求时进行智能化处理，有效预防医保诈骗情况发生。通过大数据分析，可对医保理赔中存在的风险问题进行有效控制，例如分解住院、不合理高值医用耗材、药品超剂量超标等，通过机器审核等方式，可在较短的时间内有效查验出内部存在的欺诈风险，降低欺诈成功率。同时，还可与患者自身情况相结合，确保医保精准定价，例如，众安保险将用户运动量作为重大疾病保险定价依据，利用用户的运动步数来抵扣保费，使医保和运动联系起来，吸引更多的热爱运动的用户参与其中，使出险、理赔的概率降低。

3. 提高疫情防控能力

在医疗卫生行业中，大数据监测模式的应用可使疾控部门对卫生监测效率得以提升。早在 2014 年国外便有研究者利用跨领域数据关联分析等方式，对巴基斯坦登革热的蔓延趋势进行分析，利用该项技术还可将地区差异作为关键变量，对任意城市进行建模，使传染类疾病得到动态监控，群众可实时掌握自身面临的疾病风险，并有效进行风险预防，使发病率得到有效控制。医疗机构还可摸索出流感病情的发生时间与程度，事先做好应急准备、做好预防分配、资源储蓄等。医院还可根据预测结果，更有针对性地制订出疾病的疫苗，提早准备好药品与资源，使患者的用药需求得到充分满足。

(二)应用案例

1. 阿里健康

现阶段，阿里集团主要面向医药电商、医疗服务、产品追溯等领域开展健康业务，通过阿里健康 APP 的形式为用户提供药店地址查询、营业时间、电话、是否支持医保消费等情况，用户可用相机将处方拍摄下来上传到 APP 中，对相应药品信息进行咨询，以用户位置为中心，由附近多家药店做出响应，为用户提供便捷高效的药品服务；用户也可在“医碟谷”栏目中对其他科室的名医进行访问，通过线上线下互动互联的方式，为患者带来最为优质贴心的服务体验。

2. 百度健康

百度健康有手机端和电脑端两种使用方式，具有百度医聊、疾病预测、医疗大脑三个模块，在百度医聊中将医生与患者分为两个端口，可实现医患之间的线上问诊；疾病预测是在大数据基础上，以地域差异为变量，对不同城市进行建模，与 CDC 流感监测结果为参考，面向全国 331 个地级市、2870 个区县进行疾病态势监督；在医疗大脑中，可发挥人工智能的优势进行数据挖掘。该平台一经推出受到许多医患的关注，目前已经成为集健康应用、管理平台于一身的综合型平台,可通过手环、血压计、手表等设备对用户健康信息进行传输,由云平台进行接收,经过社区医生、健康专家等分析后,为用户提供针对性、科学的健康指导。

三、关注大数据的伦理问题

(一)有利与无伤原则问题

医学大数据具有价值密度低的特征,但作为一种潜在的资源,数据共享使用可以最大限度地发挥其价值效益。但数据共享可能会带来一些个人隐私泄露和信息安全以及国家安全问题。比如遗传信息数据包含大量隐私、科研机密及潜在的用途,特别是族群或种群的基因数据,具有特殊性和敏感性,不正当地共享和使用会导致个人隐私或与国家安全有关的数据泄露。基因隐私信息泄露会给个人的生活、就业、保险等带来一系列问题,如因基因歧视导致被拒绝医疗保险。从国家层面看,遗传资源是国家的一种战略资源,如果泄露则会威胁到国家未来高新科技的发展,损害到国家的利益。此外,含有丰富种族遗传信息的数据一旦被极端分子获取,制造生物武器,其后果将不堪设想。此外,数据的不正当共享将会使个人隐私和与国家安全有关的数据暴露,使得原来认为无害的数据变得敏感。基于医学大数据的分析无疑会产生更多的新知识和新理论,以指导人们远离疾病,然而有利和无伤的对象应该是谁,是每条数据的拥有者、还是大数据的提供者或使用者,甚至是大数据的决策者,这些都是要慎重考虑的。

(二)尊重原则问题

知情同意是指主体在充分知晓自己个人信息被利用的范围、方式和后果后,自主做出如何处理个人信息的决定。原则上,各机构在利用资料提供者的数据时,不论是基于尊重资料提供者的人格,还是基于保护其利益,都应该取得资料提供者的知情同意。医学大数据的价值不仅来源于其基本用途,更来源于它的二次利用。但是在大数据时代,数据的收集之初并不能完全确定数据的所有用途,而尚未想到的数据用途无法告知个人,也就无法得到个人的同意,这些数据在后续的使用中可能会违反知情同意原则。在实践中,泛知情同意被很多医院、机构和生物样本库采纳,但宽泛也意味着可能对研究说明不够精确,让受试者产生误解。

此外，部分医院和机构仅把知情同意书作为一种形式，并没有完全按照知情同意书的内容进行操作，同时也缺乏监管，知情同意书犹如一张“废纸”。例如，2003 年美国哈瓦苏派部落的印第安人将一位遗传学家和她原来所在的大学告上法庭，因为他们怀疑这位遗传学家把他们的 DNA 样品用于他们不知道的领域，有可能对他们的名誉造成损害。那么医学大数据在临床和科研使用中被多次利用，超出了原知情同意的范围时，应如何处理？有学者提出在泛知情同意的基础上结合动态知情同意的方法，就是每次把数据用于新研究之前会向受试者说明，并且申请获得受试者同意。这的确让数据使用变得更加透明，风险管理也得到了改善，但是告知受试者需要面临时间压力和成本压力两重困难，特别是数据个体数量巨大的时候，更是难以实现。

（三）公正原则问题

对于医学大数据的提供者来说，它们投入大量的时间、资源和精力去收集、整合，最后汇聚创建成可用数据。医学大数据的使用者要求完全公开共享大数据可能对大数据的提供者来说是不公正的。因此，目前作为医学大数据主要提供者的医院大部分将医学大数据进行公开共享的积极性是偏低的。此外，基于大数据的分析结果而进行决策时人们采用何种数据分析所得的结论作为依据同样面临着公正选择的问题。医学大数据的共享涉及多方的利益，只有公正处理各方利益，才能推进医学大数据的共享，充分挖掘大数据的价值。

参考文献

[1] 张琳，孟霞，李娜，等.大数据时代研究型医院构建新型临床研究管理平台的探索与实践[J].中国卒中杂志，2017，12(3)，294 - 296.

[2] 何萍，殷亦超，高炬.研究型医院的临床大数据管理应用与实践探索[J].中国数字医学，2019，14(2)：34 - 36.

[3] 殷亦超，徐铖斌，刘珉，等.研究型医院临床大数据研究平台的建设[J].上海中医药杂志，2016(S1)：5 - 7.

[4] CSDN.你还不知道大数据[EB/OL]？https://blog.csdn.net/qq_40769121/article/details/110532340，2020 年 12 月 3 日.

[5] 搜狐网.解秘梅奥：数据如何成就研究型医院未来[EB/OL].https://www.sohu.com/a/140123799_397305，2017 年 5 月 12 日.

[6] 大数据的起源，36氪[EB/OL]. https://www.36kr.com/p/1490634958366337,2021年11月23日.
[7] CSDN.大数据的定义[EB/OL]. https://blog.csdn.net/zhaosansao/article/details/82862254. 2018年9月27日.
[8] 腾讯云.大数据的特征[EB/OL]. https://cloud.tencent.com/developer/article/1403825. 2019年3月15日.
[9] 中华人民共和国人力资源和社会保障部.国务院印发《促进大数据发展行动纲要》[EB/OL]. http://www.mohrss.gov.cn/SYrlzyhshbzb/dongtaixinwen/shizhengyaowen/201509/t20150907_219864.html，2015年9月7日.
[10] 中国政府网.国务院办公厅关于促进和规范健康医疗大数据应用发展的指导意见[EB/OL]. https://www.gov.cn/zhengce/content/2016-06/24/content_5085091.htm，2016年6月24日.
[11] 生物探索.百度的野心：疾病数据谱[EB/OL]. https://biodiscover.com/industry/111556.html，2014年8月6日.
[12] 健康界.北医三院计虹：如何以大数据建立临床科研“新模式”[EB/OL]? https://www.cn-healthcare.com/article/20200728/content-540124.html,2020年7月28日.

第十四章 智能医疗与研究型医院

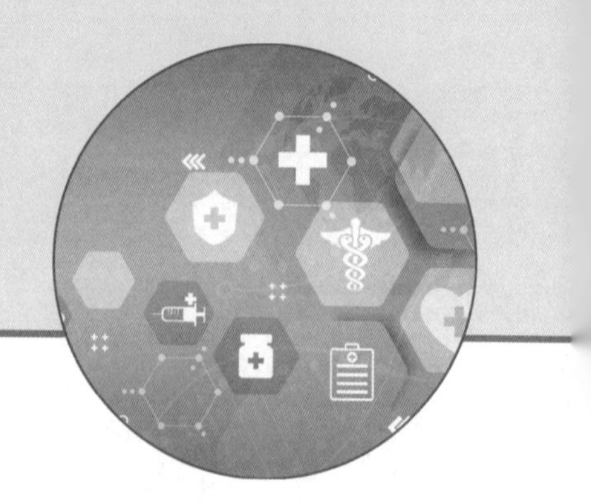

随着信息技术的发展，智能医疗成为医疗领域的发展趋势。本章节通过介绍智能医疗的发展、智能医疗在研究型医院中的应用，以及人工智能在研究型医院中的应用，为研究型医院的发展趋势提供思路和参考。

第一节　智能医疗的发展

一、智能医疗的概述

（一）定义

智能医疗是以医疗云数据中心为核心，以电子病历和规范化电子健康档案为基础，融合互联网、物联网、云计算和大数据等现代信息技术，通过感知化、物联化、互联化、智能化的方式，利用有线、无线、移动、传感等仪器设备，跨越时间和空间的限制，将与医疗卫生相关的人员、机构和资源链接起来，构建形成一个智能化的医疗卫生服务和管理监督体系，实现个性化的疾病防治、健康管理、健康促进等目的的医疗生态圈，使得其中的患者、公众、医护人员、公共卫生人员、行政管理人员、基层计生人员、卫生计生监督执法人员等都可从中获益。

（二）组成部分

智能医疗由三部分组成，分别为智慧医院系统、区域卫生系统以及家庭健康系统。

1. 智慧医院系统

由数字医院和提升应用两部分组成。数字医院包括医院信息系统(即hospital information system, HIS)、实验室信息管理系统(laboratory information management system, LIS)、医学影像信息的存储系统(picture archiving and communication systems, PACS)和传输系统以及医生工作站四个部分。实现患者诊疗信息和行政管理信息的收集、存储、处理、提取及数据交换。

医生工作站的核心工作是采集、存储、传输、处理和利用患者健康状况和医疗信息。医生工作站包括门诊和住院诊疗的接诊,检查、诊断、治疗、处方和医疗医嘱、病程记录、会诊、转科、手术、出院、病案生成等全部医疗过程的工作平台。提升应用包括远程图像传输、大量数据计算处理等技术在数字医院建设过程的应用,实现医疗服务水平的提升。比如:

(1)远程探视,避免探访者与病患的直接接触,杜绝疾病蔓延,缩短恢复进程。

(2)远程会诊,支持优势医疗资源共享和跨地域优化配置。

(3)自动报警,对病患的生命体征数据进行监控,降低重症护理成本。

(4)临床决策系统,协助医生分析详尽的病历,为制订准确有效的治疗方案提供基础。

(5)智慧处方,分析患者过敏和用药史,反映药品产地批次等信息,有效记录和分析处方变更等信息,为慢性病治疗和保健提供参考。

2. 区域卫生系统

由区域卫生平台和公共卫生系统两部分组成。区域卫生平台包括收集、处理、传输社区、医院、医疗科研机构、卫生监管部门记录的所有信息的区域卫生信息平台;包括旨在运用尖端的科学和计算机技术,帮助医疗单位以及其他有关组织开展疾病危险度的评价,制订以个人为基础的危险因素干预计划,减少医疗费用支出,以及制订预防和控制疾病的发生和发展的电子健康档案(Electronic Health Record, HER)。比如:

(1)社区医疗服务系统,提供一般疾病的基本治疗,慢性病的社区护理,大病向上转诊,接收恢复转诊的服务。

(2)科研机构管理系统,对医学院、药品研究所、中医研究院等医疗卫生科研机构的病理研究、药品与设备开发、临床试验等信息进行综合管理。

(3)公共卫生系统,由卫生监督管理系统和疫情发布控制系统组成。

3. 家庭健康系统

家庭健康系统是最贴近市民的健康保障,包括针对行动不便无法送往医院进行救治病患的视讯医疗,对慢性病以及老幼病患远程的照护,对智障、残疾、传染病等特殊人群的健康监测,还包括自动提示用药时间、服用禁忌、剩余药量等的智能服药系统。

(三)特点

通过无线网络,使用手持PDA便捷地联通各种诊疗仪器,使医务人员随时掌握每个患者的病案信息和最新诊疗报告,随时随地地快速制订诊疗方案;在医院任何一个地方,医护人员都可以登录距自己最近的系统查询医学影像资料和医嘱;患者的转诊信息及病历可以在任意一家医院通过医疗联网方式调阅……随着医疗信息化的快速发展,这样的场景在不久的将来将日渐普及,智慧的医疗正日渐走入人们的生活。智能医疗具有以下特点:

1. 互联的

经授权的医生能够随时查阅患者的病历、患史、治疗措施和保险细则,患者也可以自主选择更换医生或医院。

2. 协作的

把信息仓库变成可分享的记录,整合并共享医疗信息和记录,以期构建一个综合的专业的医疗网络。

3. 预防的

实时感知、处理和分析重大的医疗事件,从而快速有效地做出响应。

4. 普及的

支持乡镇医院和社区医院无缝地连接到中心医院,以便可以实时地获取专家建议、安排转诊和接受培训。

5. 创新的

提升知识和过程处理能力,进一步推动临床创新和研究。

6. 可靠的

使从业医生能够搜索、分析和引用大量科学证据来支持他们的诊断。

二、智能医疗的政策支持以及发展趋势

(一)政策支持(见表14-1)

原卫生部信息办副主任高燕婕曾表示:“物联网在卫生领域有着非常广阔的应用前景,因为它可以通过这种传感设备、扫描和追述对于患者的身份进行管理,对药品和食品进行管理,这种技术对于整个医疗安全和提升医疗服务的质量是一个很好的技术支撑。通过这个技术优势,可以实现智能化的识别定位、跟踪、监控和管理。”同时,高燕婕也指出:物联网应用也应该和医院的信息化建设有机结合,包括在远程医疗协作和医疗普惠网络的建设进行应用,帮助解决边缘地区的患者就医难的问题,包括付费、网上诊断、远程病理切片等,应用非常广泛。另外对于家庭监护,由于看病难、看病贵,如何延伸医疗服务半径,可以通过物联网实现这个目标,物联网的传感监控设备和通信模块可以帮助解决社会医疗资源紧张的状况。物联网还可以加入诊疗过程的管理中。

原卫生部针对物联网在卫生领域的应用提出的目标:

①建立智能医疗体系,提升医疗安全;

②医院设备管理自动化;

③对医疗器械的管理;

④对采供血机构血液自动识别跟踪治理;

⑤社区服务站应用“电子便携医疗随访仪”;

⑥药品追溯;

⑦医疗废物的电子监管;

⑧医疗环境安全。

表14-1　2020年国家颁布的政策

2020年互联网医疗行业十大政策			
时间	发布单位	政策名称	主要内容
4月	国家发改委、中央网信办	《关于推进“上云用数赋智”行动培育新经济发展实施方案》	在卫生健康领域探索推进互联网医疗医保首诊制和预约分诊制,开展互联网医疗的医保结算、支付标准、药品网售、分级诊疗、远程会诊、多点执业、家庭医生、线上生态圈送诊等改革试点实践探索和应用推广

（续表）

2020年互联网医疗行业十大政策			
时间	发布单位	政策名称	主要内容
5月	国家卫健委	《关于进一步推动互联网医疗服务发展和规范管理的通知》	开展互联网医疗，各地要坚守医疗质量和患者安全底线，在开展任何试验探索时，不得突破现有法律法规和《关于推进新冠肺炎疫情防控期间开展"互联网＋"医保服务的指导意见》明确的有关规定
5月	卫健委、中医药局	《关于做好公立医疗机构"互联网＋医疗服务"项目技术规范及财务管理工作的通知》	发挥"互联网＋医疗服务"在疫情防控中的优势作用，规范医疗机构"互联网＋医疗服务"价格行为，维护患者与医疗机构的合法权，做好财务管理工作，促进"互联网＋医疗服务"新模式的长远发展。
5月	国家卫健委	《关于进一步完善预约诊疗制度加强智慧医院建设的通知》	指导各地和各医院在疫情常态化防控下，进一步建立完善预约诊疗制度，加强智慧医院建设，加快建立线上线下一体化的医疗服务新模式。
9月	国务院办公厅	《关于以新业态新模式引领新型消费加快发展的意见》	积极发展互联网健康医疗服务，大力推进分时段预约诊疗、互联网诊疗、电子处方流转、药品网络销售等服务。
10月	国家卫健委	《关于加强全民健康信息标准化体系建设的意见》	加强全民健康信息基础设施标准化建设，推进互联网、大数据人工智能、区块链、5G等新兴技术与医疗健康行业的创新融合使用。
11月	工信部、国家卫健委	《关于进一步加强远程医疗网络能力建设的通知》	提出扩大网络覆盖、提高网络能力、推广网络应用、加强组织保障等四方面十六项举措。
11月	医保局	《关于积极推进"互联网＋"医宁服务医保支付工作的指导意见》	《关于积极推进"互联网＋"医宁服务医保支付工作的指导意见》

（续表）

2020年互联网医疗行业十大政策			
时间	发布单位	政策名称	主要内容
12月	卫健委、医保局、中医药局	《关于深入推进“互联网＋医疗健康”“五个一”服务行动的通知》	包括推进“一体化”共享服务“一站式一码通”融合服务、结算服务、“一网办”政务服务、“一盘棋”抗疫服务等5个方面14项重点举措。
12月	国家卫健委	《关于进一步推进“互联网＋护理服务”试点的通知》	将“互联网＋护理服务”与家庭医生签约、家庭病床、延续性护理等服务有机结合、为群众提供个性化、差异化的护理服务。

（二）发展趋势

将物联网技术用于医疗领域，借由数字化、可视化模式，可使有限医疗资源让更多人共享。从医疗信息化的发展来看，随着医疗卫生社区化、保健化的发展趋势日益明显，通过射频仪器等相关终端设备在家庭中进行体征信息的实时跟踪与监控，通过有效的物联网，可以实现医院对患者或者是亚健康患者的实时诊断与健康提醒，从而有效地减少和控制病患的发生与发展。此外，物联网技术在药品管理和用药环节的应用过程也将发挥巨大作用。

随着移动互联网的发展，未来医疗向个性化、移动化方向发展，到2015年超过50%的手机用户使用移动医疗应用，如智能胶囊、智能护腕、智能健康监测产品将会广泛应用，借助智能手持终端和传感器，有效地测量和传输健康数据。

未来几年，中国智能医疗市场规模将超过一百亿元，并且涉及的周边产业范围很广，设备和产品种类繁多。这个市场的真正启动，其影响将不仅仅限于医疗服务行业本身，还将直接触动包括网络供应商、系统集成商、无线设备供应商、电信运营商在内的利益链条，从而影响通信产业的现有布局。

随着安全防范体制和技术的进一步完善和提高，使得医疗行业完全有条件、有能力应用最新的新科技成果，带领全行业步入一个新的台阶，提供最先进最及时的医疗服务，树立自己的行业形象，并能够高效地为用户服务。为促进医院实现现代化、高效管理的具体要求，现提出结合现今行业发展水平，利用先进技术，采用安全可靠的网络监控解决方案，将监控系统“集成化、网络化”是符合医院保卫工作发展需要的。

三、智能医疗的应用

(一)物联网方案在智能医疗的应用

(1) 医院的耗材管理(加拿大医院采用 RFID 技术补充耗材)。

(2) 血液管理(RFID 在血液管理中的应用)。

(3) 药品的追踪溯源(德国制药厂商使用超高频标签追踪药品)。

智能医疗结合无线网技术、条码 RFID、物联网技术、移动计算技术、数据融合技术等,将进一步提升医疗诊疗流程的服务效率和服务质量,提升医院综合管理水平,实现监护工作无线化,全面改变和解决现代化数字医疗模式、智能医疗及健康管理、医院信息系统等问题和困难,并大幅度体现医疗资源高度共享,降低公众医疗成本。

通过电子医疗和 RFID 物联网技术能够使大量的医疗监护的工作实施无线化,而远程医疗和自助医疗,信息及时采集和高度共享,可缓解资源短缺、资源分配不均的窘境,降低公众的医疗成本。

(二)智能医疗的七个应用层次

(1) 业务管理系统,包括医院收费和药品管理系统。

(2) 电子病历系统,包括患者信息、影像信息。

(3) 临床应用系统,包括计算机医生医嘱录入系统(CPOE)等。

(4) 慢性疾病管理系统。

(5) 区域医疗信息交换系统。

(6) 临床支持决策系统。

(7) 公共健康卫生系统。

总体来说,中国处在第一、二阶段向第三阶段发展的阶段,还没有建立真正意义上的(计算机化医生医嘱录入系统(computerized physician order entry, CPOE),主要是缺乏有效数据,数据标准不统一,加上供应商欠缺临床背景,在从标准转向实际应用方面也缺乏标准指引。中国要想从第二阶段进入第五阶段,涉及许多行业标准和数据交换标准的形成,这也是未来需要改善的方面。

第二节 智能医疗在研究型医院建设中的应用与探索

研究型医院与智能医疗的目标和宗旨，均以提高医院质量、保证患者安全为核心。研究型医院关注基础向临床的转化以及创新能力，智能医疗则更关注实现其核心目标的手段，将全员、全程、全面的信息化建设作为智慧医院实现的基础要求。在数字医院基础上，智能医疗要进一步实现移动、协同、识库以及智能辅助决策。智能医疗无疑对研究型医院理念的深化，形成强大的技术支撑。

一、智能医疗在研究型医院建设中的体系构建

(一)医疗业务和管理系统数字化

以电子病历为核心的医院信息系统是数字医院的基础。信息系统应贯穿门急诊、住院、各类检查、治疗等全程临床业务；同时，人员、财务、物资管理等也需全面信息化，建成医院业务软件、数字化医疗设备、网络平台组成的三位一体的综合系统。无纸化、无胶片化、无线网络化，是数字医院建成的主要标志。

(二)系统有效集成

医院业务系统多为不同时期分步骤上线，既往系统规划缺乏，系统间数据格式不一致，阻碍了进一步的信息共享和数据利用。研究型医院从医疗质量、转化和创新能力等各方面，对多年各类信息系统中积累的数据有诸多的利用需求，集成平台是多元异构系统有效集成可以尝试的途径之一。平台技术在工业、企业领域应用较为成熟，其采用国际统一标准，包括界面集成、数据集成和流程集成，覆盖医疗所有业务，可以最大限度地实现系统间的同步与共享。

(三)标准化数据仓库建立

数据中心建设应遵循“先整合后专业划分”的原则，即保证所有临床数据在医院层面互联互通，建立集实验室科研样本数据与门诊、住院、体检、随访业务数据于一体的临床数据中心。在此基础上，建立临床专科、专病数据库，为进一步分析做铺垫。临床数据中心需要来自业务系统的数据真实、可用，故而对数据源的设置、采集及医务人员的规范系统操作均有一定的要求。

(四)知识库建设

知识库是人工智能与数据库相结合的产物。临床和管理中各种逻辑规则的整理,以及规则转化为计算机能处理的数据结构,是知识库建立的难点。知识库内容的完善也是一个长期积累的过程。

(五)信息安全

信息建设作为研究型医院建设路径,必将与临床业务和管理结合更为深入。信息安全是数字医院建设的重要基础建设。根据信息安全等级保护三级要求,要从物理环境安全、网络安全、主机安全、数据安全、应用系统安全等5个维度综合考虑。物理环境安全分为设备、环境和系统的物理安全,包括机房温湿度、机房场地环境、消防以及设备抗磁辐射、系统灾难备份、防非法外联等具体内容;网络安全则包括身份鉴别、访问控制、安全审计、可行路径、防抵赖等项目;主机安全涉及身份鉴别、访问控制、审计安全、入侵防范、资源控制等;数据安全包括数据本身安全及数据防护安全;应用系统安全包括应用系统架构设计、模块间数据通信、数据存储设计、访问控制、身份认证等主要方面。

二、智能医疗在研究型医院应用中的实践

智能医疗在辅助诊疗、疾病预测、医疗影像辅助诊断以及智慧医院等领域发挥重要作用,正在迅速发展成为临床医疗实践的解决方案。

(一)辅助诊疗

智能医疗可以辅助医疗诊断并充当决策支持系统,为医生提供专业建议和参考。通过分析大量的医学文献、临床实践数据等信息,为医生提供最新的诊疗指南和药物选择建议,辅助他们做出更优化的决策。这对于提高临床决策的科学性和准确率至关重要,并且有助于降低误诊和漏诊率。

比利时布鲁塞尔自由大学(Libre de Bruxelles)的医学信息学专家乔凡尼·布里甘蒂(Giovanni Briganti)和奥利维尔·勒·莫因(Olivier Le Moine)等对RT-PCR(逆转录酶聚合酶链反应)检测,病毒学与发病机制(蛋白质组学、基因组学),房颤、癫痫发作和低血糖的检测,基于组织病理学检或医学影像学的疾病诊断等临床辅助诊断进行了广泛的分析研究,并就应用智能医疗的益处以及在医生、医疗机构、医学教育和生物伦理学的临床实践的机会和风险进行深入研究,提出应用建议。

（二）疾病预测

智能医疗在疾病预测领域的发展历程是一个不断完善和优化的过程，研究型医院需要不断收集、整理、预处理和特征提取数据，并使用先进的算法和模型进行训练和测试，来提高预测的准确性和可靠性。

加拿大健康监测平台 BlueDot，将医疗和公共卫生专业知识与 NLP 等人工智能技术结合，每天监测新闻报道、动植物疾病报告和各类官方公告的近 10 万篇文章，跟踪 100 多种传染病网络信息。利用这个监控平台，该公司早在 2019 年 12 月 31 日就对新型冠状病毒发出警告，并正确预测了该病毒的后期扩散路径。

智能医疗在疾病风险预测领域的应用已经取得了一定的进展，并且在未来的发展中，将会扮演越来越重要的角色。

（三）医疗影像辅助诊断

智能医疗和医学影像的结合与发展，可以快速精准地对人体生理结构、组织功能甚至病理状态进行成像的方法学保障，是实现智能影像识别、病理分型和智能多学科会诊的前提，也是研究型医院研发人员努力并不断突破的重要方向。

美国麻省总医院 Athinoula A Martinos 生物医学影像研究中心的研究人员利用英伟达（NVIDIA）的智能医疗基础构架 NVIDIA DGX™ A100 加速智能模型训练，用于分割和对齐多个胸腔扫描的模型，以计算肺部疾病的严重程度。英国伦敦国王学院和 NVIDIA 联合推出 MONAI，是一种基于 Python 的可续计算应用程序，且针对医疗健康领域进行优化的开源医学影像智能医疗框架。

湖南自兴人工智能研究院与湖南光琇医院联合开发的人类染色体影像智能处理系统，在 2018 年 4 月全球首次“人机大战”中，智能系统全胜医疗专家；2018 年 10 月 29 日人类染色体核型智能分析云平台 AICKS 在长沙全球首发，代替人工操作，已在多所医院/妇幼保健院临床使用实现分析业务的转型升级。该分析平台现已拥有千万量级的带标签人类染色体中期图像训练数据、超百万张测试数据和每年超十万测试病例。

（四）智慧医院

智能医疗在智慧医院的建设，会不断提高医疗服务的能力、质量和效率，也会不断提升医院的管理水平和工作效率，而且会使医疗健康服务变得更加可及、适宜、便捷、高效、安全、有序。

上海市儿童医院围绕5R模型在智慧医院建设方面进行了大量实践探索，并取得了一定成效。早在2012年，上海市儿童医院就率先提出了非常具有前瞻性的“5R”智慧医院发展战略。基于“5R”模型，上海市儿童医院从五大方面全方位打造智慧医院：一是面向患者的智慧服务，核心是建设互联网化的患者关系管理系统PRM；二是面向医护人员的智能医疗，核心是建设智能化的电子病历系统EMR；三是面向科研的智慧研究，核心是建设一体化的临床大数据科研平台SRIS；四是面向医院管理者的智慧管理，核心是建设精细化的医院资源管理系统HRP；五是面向医联体的智慧协同，核心是建设平台化的区域医疗信息系统RHIS(见图14-1)。

医院充分发挥“互联网＋”在医疗资源整合、医疗信息共享、患者注册管理及儿科人才培养四个方面的优势作用，聚焦于提高基层儿科医疗服务水平、落实分级诊疗制度和推进医疗资源合理配置，开发建设了儿科联合体云平台，着力打造远程医疗中心、医疗协作中心、人才培训中心和健康数据中心。

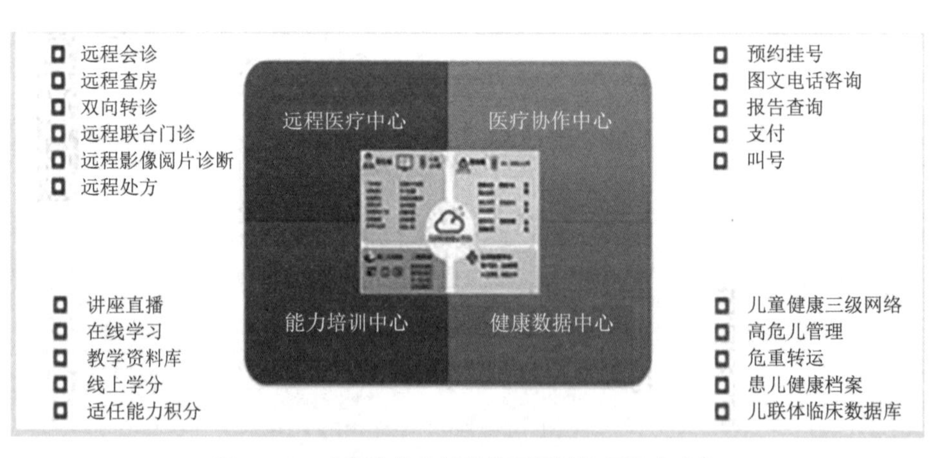

图14-1 上海市儿童医院儿科医联体云平台功能

智能医疗在研究型医院的建设是大势所趋，如今，越来越多的医院正在加入这个行列，相信在不久的将来，智能医疗定会推动研究型医院的发展，促进我国医药卫生体制改革的成功，为我国卫生事业发展做出积极贡献。

三、智能医疗在研究型医院建设中的难点与对策

（一）信息建设规划

医院信息建设规划是在医院战略目标与业务规划指导下，基于医院管理和信息建设现状的分析和评估，结合医院信息领域的实践经验和最新信息技术发展趋势，提出信息化建设的远景、目标和战略。制订信息规划，首先应理解医院战略，例如医院组织目标、组织目标的实现路径、IT如何支持组织目标实现等。既往的医院信息化建设往往缺乏统一规划，信息建设与医院发展战略、经营战略及工作流程衔接不力，导致医院一些信息项目上线和更替相对随意，信息建设投入没有取得预期效果。研究型医院明确了其核心是医疗质量、转化医学以及创新能力，信息规划应当围绕核心要素，以医疗业务流程和管理流程为主线，根据医院自身特点制订；同时，应当具备一定程度的可扩展性和灵活性，以应对医院不断调整的经营战略和不断优化的业务流程。信息建设规划在医院战略框架下，应体现系统建设与医院当前业务及未来业务的同步，应考虑医院近期、中期及长期发展，统一规划、分步实施。

（二）信息与医疗和管理的互动

信息技术作为一种工具，受命于医疗和管理的具体要求。一方面，临床对于信息系统能给予的支持不敏感，比如知识库规则的归纳，需要临床和管理部门确定，进而通过信息系统可以给予更多的辅助决策支持，但临床却很少主动提出相关需求。另一方面，对于由制度变化导致的流程变更，需要信息部门与医疗及管理部门充分沟通磨合，确定整体上最优的逻辑关系和流程。然而，各部门代表各方利益，信息部门往往只能静观各方博弈得出结论后，方启动进一步工作。

第三节　人工智能与研究型医院建设

习近平总书记指出："加快发展新一代人工智能是我们赢得全球科技主动权的重要战略抓手，是推动我国科技跨越发展、产业优化升级、生产力整体跃升

的重要战略资源”。对研究型医院来说，学习贯彻这一重要论述，就是要紧紧抓住人工智能突飞猛进的时代机遇，高点谋划，担当作为，科学应对，扎实推动人工智能与医疗服务、医学科研、医学教育、医院建设和健康管理的深度融合，全力实现医疗体系的革命性飞跃，为全面建成“健康中国”作出战略性、支柱性、历史性贡献。

一、人工智能在医疗领域的发展与应用

（一）定义

人工智能(artificial intelligence, AI)是指计算机像人一样拥有智能能力，是一个融合计算机科学、统计学、脑神经学和社会科学的前沿综合学科，可以代替人类实现识别、认知、分析和决策等多种功能。

（二）发展

人工智能的发展经历了三个阶段：第一个阶段是50～70年代，代表是利用逻辑推理实现人工智能。这个时期，人们认为机器只要有逻辑推理就是人工智能，后来发现仅仅是逻辑推理机器远远达不到智能的水平；第二阶段是70～90年代，代表是知识工程、专家系统、知识总结与挖掘。虽然解决了机器学习的问题，但是让机器能够理解这些知识却很困难；第三阶段是2000年至今，代表是机器学习、深度学习、数据分析、数据挖掘。这个时期图像识别、深度学习、神经网络等关键技术的突破带来了人工智能技术新一轮的发展。大大推动了以数据密集、知识密集、脑力劳动密集为特征的医疗产业与人工智能的深度融合。

（三）政策支持

2016年4月国务院印发《关于促进和规范健康医疗大数据应用发展的指导意见》支持研发健康医疗相关的人工智能技术、生物三维(3D)打印技术、医用机器人、健康管理助手、可穿戴智能设备等。

2016年10月，国务院印发《关于加快发展康复辅助器具产业的若干意见》要求推动“医工结合”，支持人工智能、脑机接口、虚拟现实等新技术在康复辅助器具产品中的集成应用。

2017年1月，国家卫生计生委印发《“十三五”全国人口健康信息化发展规划的通知》充分发挥人工智能、虚拟现实、增强现实、生物三维打印、医用机器人、可穿戴设备等先进技术和装备产品在人口健康信息化和健康医疗大数据应

用发展中的引领作用。

2017 年 7 月，国务院印发《新一代人工智能发展规划》要求：一是发展便捷高效的智能服务、智能医疗，推广应用人工智能治疗新模式新手段，建立快速精准的智能医疗体系；二是智能健康和养老，加强群体智能健康管理，建设智能养老社区和机构，加强智能产品适老化。

（四）应用领域

“人工智能＋医疗”无论是从政策上的支持还是经济上的表现，都承载着“改善医疗现状”的使命。从 IBM 的沃森机器人协助医生进行癌症诊断和治疗，到“智医助理”机器人通过执业医师考试，人工智能正在深刻改变人们的生活，在提升医生工作效率、提高医生服务能力等方面展现出巨大优势。目前，“人工智能＋医疗”也呈现优良发展势头，主要体现在以下五个领域。

1. 医疗机器人

临床医疗用机器人包括智能假肢、外科手术机器人、辅助诊疗机器人、医疗保健机器人和导诊机器人等。目前应用较为成熟的医疗机器人主要有：

(1)外用骨骼。ReWalk 系列机器人是目前世界上最成功的外骨骼康复机器人之一。机器人主要由三个部分组成：软件控制系统、机械支撑和动力系统和传感器系统。机器人使用体感芯片，时刻感知患者的肢体动作，辅助其活动。并且在患者行走过程中可以感应患者重心的变化，模仿其自然行走的动作，保持平衡。

(2)手术机器人。世界上最有代表性的手术机器人就是达芬奇手术系统。达芬奇手术系统分为三个部分：机械臂塔、高精度 3D 视觉系统和医生控制台。机械臂塔拥有 4 只机械手，每一个机械手的灵活性都远远超过人。机械手带有的摄像机可以进入人体，因此不仅手术的创口非常小，而且能够实施一些人手无法完成的手术。高精度 3D 视觉系统将摄像机拍摄的二维画面转换为 3D 画面，便于医生监控整个手术过程。通过医生控制台，医生可以精确的控制械手臂的运动，以完成手术。

2. 智能药物研发

目前我国新药研发面临研发时间、成本及资金等问题。人工智能通过计算机模拟，可以对药物活性、安全性和不良反应进行预测。大大缩短药物研发时间、提高研发效率并控制研发成本。借助深度学习，人工智能已在心血管药、抗肿瘤药和常见传染病治疗药等多领域取得了新突破。2015年，Atomwise利用AI技术，在不到一天的时间内对现有的7000多种药物进行了分析测试，成功地寻找出能控制埃博拉病毒的两种候选药物。根据该公司的统计，如果利用传统方法，这项分析需要花费数月甚至数年才能完成。

3. 精准医疗

计算机优于人脑的地方在于其强大的运算能力，避免了人类医生由于经验不足引起的误判，计算机还能够发现人眼难以察觉的细节。通过深入学习和大数据比对，寻找出一些规律，从而不断提高自身判断力，推进精准医疗的发展。

贝斯以色列女执事医学中心（BIDMC）与哈佛医学院合作研发的人工智能系统，对乳腺癌病理图片中癌细胞的识别准确率能达到92%，尤其是当这套技术与病理学家的分析结合在一起时，它的诊断准确率可以高达99.5%。

在国内，阿里云的ET医疗大脑学习了2万张甲状腺片源，成功帮助人类将判断甲状腺结节点的准确率由60%～70%提升到85%。经过一年多的研究训练，ET医疗大脑已经能在医学数字影像、精准医疗等多领域担任医生助手的角色。

4. 智能影像识别

智能医学影像是指运用人工智能技术识别及分析医疗影像，主要包含两个部分：图像识别和深度学习。图像识别用于图像感知，通过影像分析，得到一些有价值的信息。深度学习用于学习和分析，通过大量的影像数据和诊断数据，不断地优化自身算法，提高自身诊断能力和诊断速度。目前医疗数据中有超过90%来自医疗影像，这些数据通过智能影像识别，能够极大降低医学误诊，帮助做出准确诊断。

科大讯飞的人工智能医学影像辅助诊断系统在安徽省立医院以及中国医学科学院/北京协和医学院等著名机构的顶级专家的协助下，人工智能系统学习了近百万张医学影像资料、53本专业医学教材、200万去标识化真实电子病历和40万医疗文献及病历报告等。

5. 个人健康管家

(1)运动检测。通过可穿戴设备把用户每天行走的步数详细而准确地记录下来，并上传到手机或者服务器终端，用户可以事实查看运动数据，主要有当天运动的时间、空闲时间、运动路程、走路步数和能量消耗等情况。根据用户的年龄、性别、身高、体重以及活动的强度和时间来计算消耗的热量，并通过智能算法给出运动量、饮食建议。

(2)睡眠追踪。通过身体睡眠和清醒时生理特征的变化，可穿戴设备可清晰记录入睡时间、深度睡眠时间、浅度睡眠时间和清醒时间，除了记录当天的睡眠数据之外还有本周的睡眠情况，并将最近一段时间的睡眠使用图表表示。智能设备根据这些数据给出睡眠质量结果，用户根据分析结果对自己的睡眠进行适当的调整。

(3)远程医疗。目前传统医疗行业面临挂号难、医疗资源分配不均、看病体验差等问题。随着“人工智能＋医疗”的发展，这些问题正在得到解决。通过远程医疗 APP，用户可以根据自己的病情和需要，自主选择医生问诊。除了简单的图文咨询，用户还可以通过视频来同医生交流。视频问诊的形式，不仅同医院问诊形式相同，还使用户避免了繁琐的挂号等待过程。更重要的是，通过个人档案的建立，医生可以查看患者的历次检查检验数据，更好地为用户服务。

二、人工智能在研究型医院的问题与对策

人工智能在医疗领域的应用存在许多伦理问题、社会非常关注的安全问题。人工智能在研究型医院的应用将深刻改变现有医疗体系，不可避免会冲击已有的社会和伦理秩序。研究型医院需要在道德约束下发展人工智能，做好领头羊，能让公众信任这项技术，了解它带来的好处，同时准备好伦理和安全方面问题的应对措施。

(一)研究型医院发展人工智能可能遇到的问题

人工智能技术可提升现有诊疗效率，如智能影像辅助诊断技术极大方便医生快速判断患者病情。人工智能的伦理问题主要由算法的自主学习能力所衍生。在隐私安全方面，人工智能技术的发展依托云计算、大数据技术的发展，数据挖掘和收集是其主要的动力来源。目前人工智能是否会伤害人类，取决于赋予其任务的人类是否有伤害人类的目的，可能遇到的问题如下。

1. 公平受益问题

人工智能医疗系统有助于分析基因组学、蛋白质组学和新陈代谢组学等的实验数据，收集、分析电子病历等健康数据。借助聚类分析可帮助医护人员判断新综合征，而模式识别技术能将疗法与疾病相匹配。鉴于现有医疗条件的不

平衡分配，仅少部分人能受益于人工智能的先进诊疗技术，即人工智能医疗是只适用于相对小众群体的先进医疗手段。不能从受众群体的层面判定人工智能的道德问题，毕竟人工智能的医疗代价，如带来的社会问题也应考虑。公平受益存在的壁垒可能间接地拉大医疗领域的贫富差距。大部分患者可能对人工智能医疗有抵触情绪，毕竟自身并未切身感受到高科技医疗的好处。甚至医护人员也会在人工智能辅助下显得诊疗日渐“精准”，毕竟人类无法具备人工智能的大数据处理能力和精确的医学影像识别能力，但也可能导致医护人员对人工智能产生依赖性，最终降低自身的诊疗水平。

2. 失业问题

人工智能可帮助医护人员摆脱以往一些重复性强、高强度或危险的医疗负担，这是人工智能发展的福祉。绝大部分人看好人工智能发展的经济影响，人工智能会消灭部分旧的体力和脑力劳动岗位，也能创造新的工作岗位。在新旧转换之间，相关部门必须做好失业者的职业再教育工作，以保证就业稳定。人工智能医疗应用之初的定位是辅助医疗，可见在解决好此问题后，工作替代的问题也会迎刃而解。

3. 患者隐私问题

发展人工智能需大量数据的积累，利用大量数据训练算法，可提高人工智能解决问题的能力；但这也威胁到个人隐私，成为开发数据资源价值过程中最突出的伦理挑战。对医疗健康数据的威胁也是人工智能发展的安全隐患，这些数据一旦被泄露，将直接影响个人隐私。人工智能不同于人，人工智能医疗系统收集的患者信息保存于云端或存储器，就算人工删除也能被恢复；人工智能的“保密性”不像人那样存在情感，任何人均可从中调取信息，加密措施也无法完全阻止信息的调取。因此，患者隐私信息有可能被非法窃取，人工智能医疗系统对患者的隐私问题并没被周全地考虑。谷歌旗下的 DeepMind 在 2017 年 5 月获取了英国皇家慈济英国国家医疗服务体系信托基金运营的 3 家医院 160 万患者的英国国家医疗服务体系数据，包括艾滋病病毒感染状况、堕胎信息和过去的吸毒过量等私密数据。若想得到更精准的个体化医疗服务，共享医疗记录是必要的。设想的两种极端情况是：①完全摒弃保护隐私，全部数据均用于发展人工智能；②隐私的绝对保护，不顾数据可能会带来人工智能的进步。两种极端情况之间取一平衡点是最理想的，但不同数据类型的平衡点可能完全不同。如骨折患者可能不会特别介意医疗数据的泄露,更愿意贡献数据来发展人工智能;但乙肝患者会比较担忧诊断数据的泄露会影响其就业、择偶和保险等,更倾向于保密个人信息。

4. 医疗安全问题

人工智能应用于医疗领域的安全问题包括信息安全和其自身的医疗安全。有别于外科医生,医疗机器人特别是手术机器人是通过机械驱动的手术机器,在手术过程中无思考、无情感投入,也无自我意识。医生操作也无法确保机器人的运行无任何差错。对机械的远程操控是否会特别精准以及手术时细菌隔离和控制都是需要考虑的问题,无法保证彻底对金属机器消毒,也无法确保清除其他有害物质的感染。

5. 责任划分问题

医疗机器人在减少医疗成本的同时,也带来了责任问题。手术机器人在提高手术成功率方面表现优异,但安全风险一样存在。如果机器人在手术中发生系统故障,将直接危及患者的健康甚至生命安全,此类医疗事故存在责任认定的困难。人工智能产品也存在误诊、漏诊损害患者健康等的责任主体划分困难问题。一般认为人工智能产品本身不具备承担责任的能力。若是人工智能产品质量问题导致的损失应由设计制造厂家负责,厂家需严格定期培训、考核医务使用者,颁发合格培训、考核证书才能上岗,也要提供定期维护、升级与更新系统;医务使用者也应详细告知患者使用人工智能产品潜在的风险,尽最大可能追究问题的责任者。

6. 监管问题

人工智能应用于医疗领域的发展需有效的监管机制,包括政府、技术和公众对其的监管。目前世界上尚无国家拥有完整的监管体系对人工智能技术的发展进行有效管理。若不加强监督和管理,人工智能将会严重影响人类的人身、财产安全,并破坏伦理道德。2016 年 9 月,Facebook、谷歌和亚马逊专门成立了一个监督人工智能研发的联盟,旨在探索人工智能安全隐私问题的解决办法。这些都需技术专家和企业揭开人工智能技术的面纱,否则其带来的恐惧感不会有明显下降。

(二)研究型医院的对策与建议

2018 年 4 月 17 日,英国上议院的报告提出,应确立一个适用于不同领域的“人工智能准则”，其中主要包括5个方面：①人工智能应为人类共同利益服务；②人工智能应遵循可理解性和公平性原则；③人工智能不应用于削弱个人、家庭乃至社区的数据权利或隐私；④所有公众都应有权利接受相关教育，以便能在精神、情感和经济上适应人工智能发展；⑤人工智能绝不应被赋予任何伤害、毁灭或欺骗人类的自主能力。发展人工智能并非没有风险，上述准则将有助于减少这些风险，在道德约束下发展人工智能能让公众信任这项技术，了解它带来的好处，同时准备好质疑对它的滥用。针对人工智能医疗系统存在的上述伦理问题，研究型医院可尝试从以下几方面采取措施加以解决：

1. 明确人类优先

2016年12月，电气和电子工程师协会发布《以伦理为基准的设计指南》，鼓励科研人员将伦理问题置于人工智能设计和研发的优先位置，强调人工智能应当符合人类价值观，服务于人类社会。2018年4月，英国上议院也明确提出人工智能必须遵守“为人类利益服务，绝不伤害人类”的原则。

2. 故障透明且可追溯

人工智能作为一项新技术，其系统运行的稳定和安全直接关系医疗应用领域的安全。如果人工智能系统出现了故障或者遭到损害，造成损害的原因是可以被查明的，应该由人类监管机构来审核人工智能系统的安全性和故障，即人类参与司法决策，要求故障透明和司法透明。这样有利于增加公众对人工智能技术的信任，如果发生事故，故障透明原则有助于事故调查人员查明事故原因。联合国关于机器人伦理的报告认为，在对机器人及机器人技术的伦理与法律监管中，一个至关重要的要素是可追溯性，可追溯性的确立才能让机器人的行为及决策全程处于监管之下。它让人类的监管机构不仅能够理解智能机器人的思考决策过程和作出必要的修正，且能在特定的调查和法律行动中发挥它本来应有的作用。只有保证人类能够全面追踪机器人思考及决策的过程，才有可能在监管机器人的过程中占据主动权或者事后进行全面的追踪调查。

3. 选择代表性样本和研究者以规避偏见

为防止训练人工智能数据中潜藏的价值偏好或风俗习惯，应尽可能采用不同国家不同区域代表性医院的数据，更大的代表性样本量有助于降低潜藏的价值偏好或风俗习惯被人工智能学习所继承。人工智能研究者应当是不同性别的，不同种族的，人工智能学术界不应当存在对于研究人员的任何歧视。

4. 全过程监管

要通过立法形式明确人工智能医疗系统的生产、销售、使用和售后服务的规范。科学管理人工智能医疗产品可解决很多无法追责的问题。为每个人工智能产品配置唯一身份标识号码，一是可通过设置该身份标识号码来查找产品的责任人(产品设计者、制造商、检测员等)，甚至附上产品设计者、成品检测员的信息，这不仅有助于保证每个产品的质量，一旦出现问题也可方便查找问题及其责任者；二是可防止山寨产品。还须配一份详细的使用说明书，包括注意事项、产品操作手册等。使用人工智能产品的医疗机构要定期维护、升级与更新系统，进一步减少误诊和漏诊发生率等。用于训练人工智能的医疗数据和资料应通过所在医疗机构伦理委员会的审查批准。在人工智能医疗实施进程中，必须制订一系列的安全标准，就护理方案、供应商以及数据中心如何以电子邮件的形式来访问、传送和存储受保护的患者信息作出详细规定。

5. 规范以明确道德伦理边界

应将科学研究与伦理制度科学研究相结合，制订人工智能技术开发、研究、应用的完整伦理规范。人工智能技术领域的科学家与哲学家、伦理学家、法学家的交流学习，使人工智能技术融入更多的交叉学科思想，从而使人工智能技术更加人性化、生态化、和谐化，这将有助于缓解甚至解决人工智能技术的某些伦理问题。

6. 立法以健全监督管理体系

众多人工智能伦理问题超出了现有法律的制约范围，要加强立法研究，完善人工智能的权利、义务、责任相关的法律。将法律融入人工智能研究、开发和应用的全过程，使得人工智能技术在法律的规范下发展。同时，相关部门应制订一套包含相关机构、技术和公众监督的完整监管体系，并对其进行科学有效的监管，严惩发展过程中的不法行为。着眼于人工智能的运行和应用层面，要研发类似于电子警察的人工智能系统，即用人工智能监管人工智能，防止人工智能技术被非法利用或偏离正常运行。

尽管人工智能医疗系统的快速发展引发了公平受益、失业、患者隐私、医疗安全、责任划分和监管等伦理问题，但对于这项正在快速发展中的新技术所带来的伦理问题不必过度担心或恐慌。针对其形成的原因采取相应解决对策，在确保医疗领域应用人工智能以“为人类利益服务，绝不伤害人类”为原则，在减少医护人员重复劳动以提升效率,减少误诊、漏诊的前提下,切实提升医疗服务质量。可见,清醒地认识人工智能技术的伦理问题并施以相应的对策,对人工智能技术更好地为人类造福具有非常重要的实践意义。

三、加强人工智能与医疗技术实践的深度结合

拥有《柳叶刀》和《细胞》等顶级医学学术期刊的信息分析公司爱思唯尔近日发布《未来医生白皮书》,描绘了全球医疗发展的三大趋势:数字技术与医疗手段的深度融合,患者健康素养的全面提升,多元化医疗场景对医护人员能力提出全新挑战。这表明未来人工智能将与医疗技术深度融合,并为医护人员的诊疗决策提供重要支撑。

研究型医院将人工智能深度融入人口健康管理、科研数据、电子病例和医疗设备互联后,采集信息将不断积累,有助于医生制订更精准的诊疗方案,提高决策效率。医生将更多使用由人工智能辅助的临床决策工具进行决策,实现更精准和科学的诊断和治疗。

为更好地推进人工智能与医疗技术的深度结合,助力优质医疗资源下沉,需要积极推进从疾病早期辅助诊断、辅助决策、疾病愈后以及随访管理的全链路人工智能医疗服务体系,提升整体医疗服务水平,并结合 5G、远程技术为基层赋能,辅助基层医务工作者提高工作效率和诊断精度,更好地惠及患者。

参考文献

[1] 修燕,李勇,梁敏,等. 研究型医院智慧医疗体系构建的初步实践[J].中华医院管理杂志,2016,32(1):58-61.

[2] 秦银河.研究型医院的人工智能思考[J].中国研究型医院,2019,6(06):1-6.

[3] 蔡自兴.智慧医疗的临床应用与技术[J].医学信息杂志,2021,42(10):48-53.

[4] 聚焦网. 上海市儿童医院院长于广军:创新“5R”模型打造全方位的智慧医院[EB/OL]. http://www.cbfau.com/m/cbf-2015119304.html,2021 年 8 月 17 日.

[5] 人民网.研究显示:未来十年数字技术将与医疗深度融合[EB/OL].

http://finance.people.com.cn/n1/2022/0406/c1004-32392550.html, 2022年4月6日.

[6] 搜狐网.人工智能与疾病预测[EB/OL]. https://www.sohu.com/a/662468342_121221720, 2023年4月3日.

[7] 人民网.拓展人工智能应用场景 让数字技术促进医疗服务转型升级[EB/OL]. http://finance.people.com.cn/n1/2022/0312/c1004-32373402.html,2022年3月12日.

[8] 健康界.智慧医疗应用现状分析[EB/OL]. https://www.cn_healthcare.com/articlewm/20170906/content-1017298.html,2017年9月6日.

[9] 搜狐网.智慧医疗提供"以患者为中心"的个性化医疗体验[EB/OL]. https://www.sohu.com/a/273377394_100286389, 2018年11月5日.

[10] 搜狐网.【年终盘点】政策助推2020年互联网医疗行业十大政策[EB/OL]. https://www.sohu.com/a/443030635_120491808,2021年1月7日.

[11] 中国政府网.关于进一步推进以电子病历为核心的医疗机构信息化建设工作的通知[EB/OL]. https://www.gov.cn/zhengce/zhengceku/2018-12/31/content_5435418.htm,2018年8月22日.

[12] 搜狐网.人工智能与疾病预测[EB/OL]. https://www.sohu.com/a/662468342_121221720,2023年4月3日.

[13] 求是网.关于人工智能，总书记这样强调! [EB/OL]. http://www.qstheory.cn/zhuanqu/2020-07/10/c_1126220449.htm, 2020年7月10日.

[14] 腾讯云.腾讯AI Lab张潼主任带你轻松get AI新知识[EB/OL].https://cloud.tencent.com/developer/article/1005143, 2017年10月18日.

[15] 央广网.爱思唯尔发布《未来医生白皮书》分析医疗三大趋势[EB/OL]. https://tech.cnr.cn/techyw/technews/20220331/t20220331_525781472.shtml,2022年3月31日.